EL PODER DESCONOCIDO DE LAS HORMONAS

Max Nieuwdorp

EL PODER DESCONOCIDO DE LAS HORMONAS

Cómo las hormonas influyen en nuestra vida diaria

Traducción del holandés de
Maria Rosich

miradas
salamandra

Papel certificado por el Forest Stewardship Council®

MIXTO
Papel | Apoyando la silvicultura responsable
FSC® C117695

Penguin Random House Grupo Editorial

Título original: *Wij zijn onze hormonen*
Primera edición: mayo de 2024

Nederlands letterenfonds dutch foundation for literature

Printed in Spain – Impreso en España

ISBN: 978-84-19851-43-7
Depósito legal: B-6.003-2024

Impreso en Egedsa
Sabadell, Barcelona

SM51437

Para mis padres y suegros,
Willemijn, Hannah, Matthias y Leah

Contenido

Prólogo

> Estaba (y estoy) insegura en cuanto a mi relación con mi antiguo yo, o conmigo misma de año en año. El perfil hormonal de una persona determina en gran parte su personalidad externa. Si se te desequilibra el sistema endocrino, pierdes el camino hacia ti mismo. Si el patrón endocrino cambia, afecta a tus pensamientos y sentimientos. Un cambio en la pauta suele desencadenar otro.
>
> HILARY MANTEL,
> *Los fantasmas de una vida*[1]

Estas palabras de Hilary Mantel sobre su enfermedad hormonal, la endometriosis, subraya cómo los cambios hormonales afectan también a la imagen que las personas tienen de sí mismas. Por eso me gusta tanto mi profesión de médico. En la consulta se vislumbra la intimidad de la vida de una persona y de qué modo la enfermedad afecta a su carácter.

Me hice médico porque muchos miembros de mi familia trabajaban en el sector sanitario, y aunque en el instituto me había interesado más hacer carrera diplomática o ser historiador, el destino (y el sistema de sorteo con el que se elige la matrícula en algunas facultades de los Países Bajos) tenía otros planes y acabé estudiando Medicina en Utrecht, como hicieron mis familiares antes que yo.

En la facultad, además de disfrutar muchísimo de la vida de estudiante, hice amistades que todavía me duran y encontré al amor de mi vida. Y la carrera que escogí resultó ser la adecuada, porque, contrariamente a lo que me había figurado, la profesión implica mucho más que recetar pastillas u operar a la gente. Aprendí a hacer pruebas de laboratorio y ver lo útiles que éstas son para los médicos me supuso una fuente de inspiración. Esas pruebas ayudan a entender mejor las enfermedades que no son evidentes y los síntomas que provocan y que traen a la gente a nuestras consultas.

La Facultad de Medicina de Utrecht ofrecía algo más que formación en biomedicina. Guardo un grato recuerdo de las clases del profesor Sijmen Duursma sobre medicina y arte, en las que analizaba cuadros famosos que representaban a enfermos.

Al final de mi formación me decanté por la medicina interna, pues me atraía la interacción con los pacientes y la intimidad de la consulta. También me interesaba la ciencia, en concreto todo lo que quedaba por descubrir en el campo de las hormonas y las bacterias intestinales. Impulsado por el hecho de que en mi familia casi todo el mundo padece algún tipo de enfermedad hormonal (de diabetes a trastornos tiroideos, pasando por tumores suprarrenales), decidí especializarme en endocrinología, el estudio de las hormonas.

Cuando llevaba ya casi veinte años en la profesión, alentado por las preguntas que me hacían mis pacientes, y para las que no siempre tenía respuesta, concebí el plan de escribir este libro. No sólo para hacer más accesible el fascinante sistema endocrino a cualquier persona interesada en él, sino también para aclarar de qué son capaces las hormonas.

El título de este libro, *El poder desconocido de las hormonas*, hace referencia al hecho de que las hormonas dirigen nuestro cuerpo. Y el título original neerlandés, *Wij zijn onze hormonen* («Somos nuestras hormonas») es un guiño al fantástico libro que escribió mi colega Dick Swaab, *Somos nuestro cerebro*. Mientras que nuestro cerebro es importante en todas las decisiones que tomamos y las elecciones que hacemos, las hormonas influyen en el funcionamiento del cerebro. (Recuerdo, por ejemplo, a una paciente que perdió toda inhibición sexual porque la glándula tiroides le funcionaba demasiado rápido, y se metía en la cama con todos los pacientes varones. No volvió a ser la que era hasta que se le extirpó la glándula quirúrgicamente.) El desequilibrio hormonal puede alterar nuestra personalidad y nuestra manera de actuar en la vida diaria.

He escrito este libro por la mañana y por las noches, porque mi jornada laboral está completamente ocupada con la atención a los pacientes, la investigación y la gestión. También he tenido que dedicar tiempo a la vida privada: una familia con niños pequeños y una esposa que trabaja a tiempo completo como comadrona. Sin embargo, escribir resultó ser una fantástica y muy necesaria fuente de energía durante la pandemia del COVID-19, en la que traté a pacientes ingresados, y también vi morir a algunos.

El poder desconocido de las hormonas combina historia y medicina en su sentido más amplio. No me propuse escribir un libro de texto, pero sí he intentado desmentir afirmaciones pseudocientíficas sobre el uso de hormonas como respuesta a dolencias comunes. Desde luego, no pretendo afirmar que somos esclavos de nuestras hormonas (ni de nuestro cerebro): en todo momento existe una interacción entre el entorno, el cuerpo y la mente. Las hormonas pueden enturbiar nuestra capacidad para tomar decisiones, pero no nos eximen de la responsabilidad sobre nuestros actos.

Escribir este libro me ha servido para respetar todavía más nuestro magnífico sistema endocrino. Como médicos, no debemos intentar manipularlo demasiado, pero, sobre todo, no debemos quedarnos cruzados de brazos. Además, deberíamos seguir esforzándonos por comprender cada vez mejor estas fascinantes sustancias de nuestro cuerpo, y no dejar de buscar mejores tratamientos, porque como ya dijo el brillante terapeuta Salvador Minuchin: «La certidumbre es enemiga del cambio.»

Ámsterdam, agosto de 2022

Introducción

En 2001 yo trabajaba en un hospital rural de Pretoria, Sudáfrica. Las mujeres embarazadas llegaban con contracciones al humilde hospital de maternidad desde los *townships*, suburbios que aún se remontan a la época del apartheid. Tumbadas sobre cajas de cartón sobre la hierba frente a la clínica, controlaban sus contracciones hasta que pasaban a una cama dura detrás de una cortina en el hospital y empezaba el parto. Solía atender a una media de veinte mujeres. Cada noche nacían varios niños, yo corría de sala en sala. Al cabo de un tiempo volví a ver en el ambulatorio a uno de esos recién nacidos, una niña llamada Muna, debido a un retraso en el crecimiento. Apenas respondía a los estímulos, tenía la cara un poco hinchada y los reflejos lentos. Tenía un contenido bajísimo de hormona tiroidea en la sangre, por lo que decidí administrársela inmediatamente en comprimidos para compensar la deficiencia.

Años más tarde asistí a un congreso en Sudáfrica y volví a visitar esa misma maternidad, y una enfermera me contó que Muna tiene una discapacidad grave y que la cuidaba su abuela. Aquellos primeros meses de vida sin tratamiento le habían pasado factura. Nunca podrá llevar una vida independiente y tiene un mayor riesgo de sufrir escaras o morir prematuramente de neumonía.

La historia de Muna demuestra lo importantes que son las hormonas para nuestro desarrollo. Sencillamente, necesitamos estas sustancias que el cuerpo fabrica por sí mismo y que viajan a través del torrente sanguíneo para controlar órganos y tejidos y regular todo tipo de funciones corporales. Al principio, el feto depende de las hormonas de la madre. No desarrolla las células y órganos necesarios para que la producción hormonal funcione correctamente hasta pasados tres meses de desarrollo. La glándula tiroides se forma en el primer trimestre del embarazo, lo que ilustra la importancia de este órgano para nuestra vida: de hecho, interviene en muchos procesos del organismo.

Debido a un trastorno en la primera etapa del embarazo, Muna no desarrolló la glándula tiroides, y por tanto sufría una deficiencia congénita de hormona tiroidea, también conocida como «hipotiroidismo congénito» (HC). En los Países Bajos nacen unos ochenta niños al año con esta enfermedad. No es fácil establecer este diagnóstico en recién nacidos, y como demuestra la historia de Muna, si se descubre relativamente tarde, tiene consecuencias graves. Sabiéndolo, Hans Galjaard, catedrático emérito de Genética Humana de la Universidad Erasmus de Róterdam, decidió incluir en la agenda política la posibilidad de hacer una prueba a todos los bebés para detectar trastornos congénitos en los Países Bajos. Gracias a sus esfuerzos, desde 1974 se extrae sangre a los recién nacidos pinchándoles en el talón. En parte porque su hermano murió de niño por las consecuencias de una enfermedad congénita,[1] Galjaard, después de una agotadora labor de presión política, empezó a hacer la «prueba del talón», con la que actualmente se analiza la presencia de treinta y dos enfermedades congénitas. Como dijo Galjaard: «Más vale prevenir que curar.»

Esta prueba ha permitido que miles de niños se hayan librado del destino de Muna. Personas que a sus treinta y tantos años vienen a mi clínica, llenos de energía; personas a las que una píldora de hormona tiroidea al día (y la previsión de Galjaard) ha cambiado la vida radicalmente.

Breve historia de las hormonas

En 1902, Ernest Starling y William Bayliss, fisiólogos británicos que además eran cuñados, dieron por primera vez el nombre de «hormona» a una sustancia. Juntos estudiaron el funcionamiento del sistema digestivo y cómo los alimentos se descomponen y absorben gracias a ciertas sustancias presentes en el intestino.[2, 3]

Dos años más tarde, Iván Pávlov ganó el Premio Nobel de Fisiología o Medicina por sus investigaciones sobre la digestión.[4] Este médico ruso, más conocido por sus investigaciones sobre el condicionamiento, en cuyo honor se dio nombre a la famosa reacción de Pávlov (1897), demostró con sus experimentos que nuestro sistema nervioso interviene en la digestión.

Sin embargo, Bayliss y Starling observaron que animales de laboratorio con el sistema nervioso dañado también hacían la digestión; concretamente, liberando en la sangre unas sustancias especiales procedentes de las glándulas cercanas. Llamaron a una de esas sustancias «secretina» (del inglés *to secrete*, «secretar»), la primera de un grupo de sustancias, actualmente muy numeroso, que regulan nuestras vidas de forma invisible pero espectacular.

Bayliss y Starling también propusieron el término «hormona» (que en griego antiguo significa «empujar» o «poner en movimiento») como denominación genérica de estas sustancias. Las hormonas son sustancias mensajeras producidas por las glándulas endocrinas que viajan a través de la sangre y otros fluidos corporales hasta su destino (ciertas células u órganos), donde realizan su función, que en la mayoría de los casos es reguladora: las hormonas pueden iniciar o inhibir procesos. Además, también se influyen mutuamente.

La oficina principal de nuestro sistema endocrino se encuentra en el centro del cerebro, justo detrás de las cuencas de los ojos: son el hipotálamo y la hipófisis, del tamaño de una fresa y un guisante, respectivamente. Ambos cúmulos de células nerviosas especializadas forman parte de nuestro cerebro emocional, el sistema límbico (del cual hablaremos con más detalle en el capítulo 5). Controlan nuestros sistemas nervioso y hormonal, como generales que no pierden de vista a sus tropas.

Sin embargo, los efectos de estas importantes sustancias mensajeras ya se habían observado cincuenta años antes de que lo hicieran Starling y Bayliss. En un estudio de 1849, el científico alemán Arnold Berthold comparó gallos castrados (capones) con sus hermanos no castrados, y demostró que el primer grupo sufría cambios físicos y de comportamiento.[5] Sorprendentemente, si se reimplantaban o trasplantaban testículos a los capones, de modo que se reiniciaba la producción de la hormona testosterona (que se descubriría más adelante), los gallos volvían a poder cacarear. Estos experimentos siguen cautivando la imaginación de escritores y científicos, sobre todo porque sugieren la existencia de un «elixir de la juventud eterna».

La ópera *Corazón de perro*, del compositor Alexander Raskatov, es un buen ejemplo. Inspirada en una novela de Mijaíl Bulgákov de 1925,[6] la ópera narra la historia de Sharik, un perro callejero al que implantan la glándula pituitaria y los testículos de un delincuente famoso. Como resultado, el animal se convierte en un criminal sin escrúpulos llamado Sharikov, y todos sus comportamientos y decisiones se derivan de sus impulsos (controlados por las hormonas). Sólo una segunda operación puede ofrecer redención a este perro víctima de la testosterona.

Incluso en la literatura más antigua, como el Antiguo Testamento, encontramos referencias a la existencia de las hormonas. Aunque en aquella época no se disponía de técnicas para detectar la presencia de hormonas en la sangre, la Biblia describe su «empuje» como «la vida de la carne [que] en la sangre está» (Levítico, 17, 11). Es muy probable que algunos personajes de la Biblia padecieran trastornos hormonales congénitos, como el exceso de la hormona del crecimiento del gigante Goliat. Del mismo modo, el enanismo del dios egipcio Bes y la irritabilidad y la ingente energía de Cleopatra podrían muy bien tener su origen en un comportamiento anormal de la glándula tiroides.

Volvamos a la fascinación por la hormona masculina de la eterna juventud. En 1889, el neurólogo mauritano-francés Charles Brown-Séquard, de setenta y dos años, experimentó consigo mismo, administrándose un extracto obtenido de testículos animales.[7]

> En las inyecciones que yo mismo me administraba, utilizaba un líquido acuoso con los tres extractos siguientes: en primer lugar, sangre de los vasos sanguíneos testiculares, en segundo lugar, semen, y, en tercer lugar, líquido de un testículo recién extirpado a un perro o un cerdo.

Aunque la salud del profesor era razonablemente buena para su edad, en la época anterior al experimento acababa fatigado después de un duro día de trabajo, y decía padecer acidez estomacal y dolores articulares y musculares. Esto último probablemente se debía a un desgaste por artrosis, algo habitual en las personas mayores.

En mayo y junio de ese año, Brown-Séquard llegó a administrarse diez (¡!) inyecciones diarias. Pareció que casi enseguida recuperaba la energía y la fuerza; se encontraba mejor y volvía a ser capaz de subir las escaleras corriendo, literalmente. Además, la envergadura de sus bíceps aumentó de forma considerable, no se cansaba tanto y, según se dice, recuperó la virilidad. Sin embargo, la testosterona (de la que hablaremos en los capítulos siguientes) es una hormona liposoluble y, dado que las inyecciones de Brown-Séquard eran acuosas, es muy posible que se tratara de un efecto placebo.[8]

Este y otros casos han acelerado nuestro conocimiento de las hormonas en los últimos cien años. Los avances tecnológicos permiten aislar hormonas a partir de material animal e inyectarlas para observar sus efectos en humanos y animales. El descubrimiento de las hormonas más conocidas hoy en día, el estrógeno (hormona femenina), la testosterona (hormona masculina) y la progesterona (que desempeña un papel importante en la implantación del embrión en el endometrio), galardonado con varios premios Nobel en la década de 1920, no sólo dio lugar a numerosos e importantes avances científicos, sino que también ha tenido importantes repercusiones sociales y económicas. Por ejemplo, el desarrollo de la píldora anticonceptiva en la década de 1950 supuso un enorme avance para la emancipación y la independencia de millones de mujeres jóvenes. Además, gracias al éxito de los tratamientos hormonales, la carga global de morbilidad de muchas afecciones se ha reducido mucho. Y eso, a su vez, ha supuesto enormes oportunidades para la industria farmacéutica.

Por desgracia, nuestros ayudantes hormonales también pueden tener efectos negativos sobre la salud. Desde la publicación en 1962 del libro *Primavera silenciosa* de la bióloga estadounidense Rachel Carson (en el que señalaba el desastroso impacto de los pesticidas agrícolas sobre el medio ambiente, la calidad de nuestros alimentos y nuestro cuerpo), sabemos hasta qué punto estas toxinas pueden alterar el equilibrio hormonal.[9] Por ejemplo, las inyecciones de hormona del crecimiento obtenida de glándulas cerebrales de cadáveres humanos tuvieron el lamentable efecto de transmitir a un buen número de pacientes la enfermedad de Creutzfeldt-Jakob, una enfermedad contagiosa y mortal más conocida como «enfermedad de las vacas locas».[10] También se descubrió que el fármaco DES (dietilestilbestrol), un estrógeno artificial que se recetó a muchas mujeres embarazadas en los Países Bajos en la década de 1950 y 1960 para prevenir abortos, tenía importantes efectos en la salud de sus hijas, como un mayor riesgo de cáncer e infertilidad; de hecho, incluso podía provocar anomalías en sus nietos.[11]

Nuestra salud y la de nuestra descendencia dependen en gran medida de un equilibrio hormonal adecuado, como demuestra el caso de Muna, el bebé que sufrió discapacidad mental y física debido a un defecto en la producción de hormonas tiroideas. En este libro explicaré la influencia de las distintas hormonas y su interrelación en las distintas etapas de la vida (desde la cuna hasta la tumba), detallando las consecuencias de una deficiencia o un exceso de hormonas, así como el efecto (a veces devastador) que estas potentes sustancias corporales tienen sobre nuestro bienestar mental y físico. Espero que el maravilloso papel que desempeñan las hormonas en nuestro cuerpo y en nuestra vida os resulte tan fascinante como a mí.

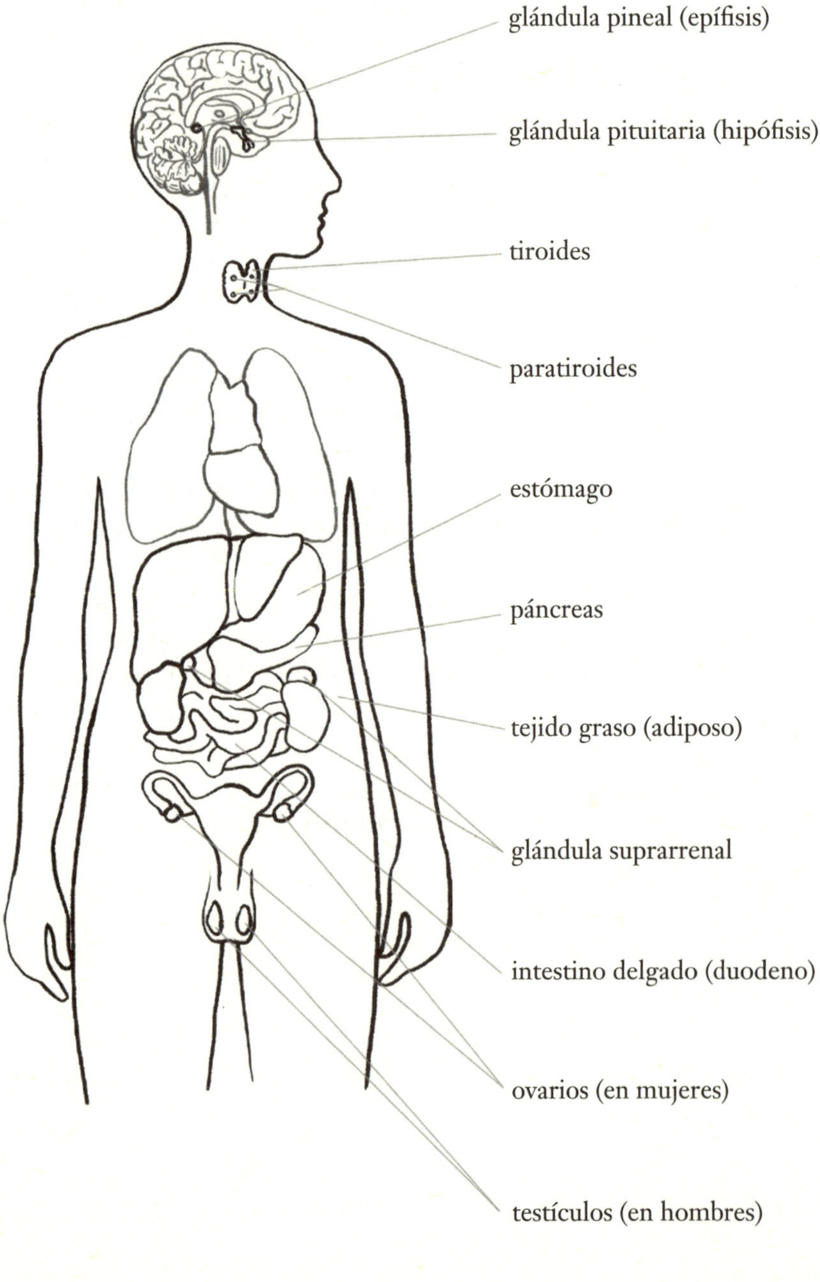
glándula pineal (epífisis)
glándula pituitaria (hipófisis)
tiroides
paratiroides
estómago
páncreas
tejido graso (adiposo)
glándula suprarrenal
intestino delgado (duodeno)
ovarios (en mujeres)
testículos (en hombres)

Nuestras glándulas endocrinas y su funcionamiento

Glándula pituitaria (hipófisis), directora de nuestro cuerpo; cantidad: 1, tamaño 1 x 1 cm, tiene un aspecto parecido a un guisante. Produce hormona del crecimiento, prolactina, hormona luteinizante (LH), hormona foliculoestimulante (FSH), hormona adrenocorticotrópica (ACTH) y hormona antidiurética (ADH), también conocida como vasopresina. Función: ordena a otras glándulas que produzcan hormonas.

Glándula pineal (epífisis cerebral); cantidad: 1, tamaño 0,5 x 0,5 cm, tiene un aspecto parecido a una piña de pino. Produce melatonina. Función: ritmo diurno y nocturno, calidad del sueño, inhibe la producción de hormonas sexuales hasta la pubertad.

Glándula tiroides; cantidad: 2, tamaño 5 x 3 cm, tiene un aspecto parecido a las alas de una mariposa. Produce T4 y T3 (mediante TRH y TSH de la hipófisis); regula el metabolismo, el ritmo cardiaco y la temperatura corporal.

Glándula paratiroides; cantidad: 4, tamaño 0,5 x 0,5 cm, tiene un aspecto parecido a un granito de arroz. Produce hormona paratiroidea (PTH), importante para la calidad ósea y para metabolizar el calcio.

Estómago; cantidad: 1, tamaño 30 x 10 cm, tiene un aspecto parecido a una pera cabeza abajo. Produce ghrelina (la hormona del hambre) y gastrina. Función: digestión.

Páncreas; cantidad: 1, tamaño 14 x 3 cm, tiene un aspecto parecido a una pera plana. Produce insulina y glucagón. Función: niveles de azúcar y metabolismo de los lípidos.

Tejido adiposo; presente en todo el cuerpo, especialmente en la región abdominal; tamaño variable. Aspecto: papillas de sémola. Produce leptina y estradiol (a partir de la testosterona). Función: suministro de energía, elasticidad de la piel.

Glándula suprarrenal; cantidad: 2, tamaño aprox. 1 x 1 cm, aspecto parecido a un dedal. Por influencia de la CRH (hormona liberadora de la corticotropina) del hipotálamo y la ACTH de la hipófisis, produce aldosterona, cortisol, estrógeno DHEA (deshidroepiandrosterona) y testosterona. Importante para: la tensión arterial, el equilibrio de azúcar y sal, el sistema inmunitario y la libido. La médula suprarrenal produce (nor)adrenalina, importante para la respuesta al estrés.

Duodeno; cantidad: 1, tamaño 20-25 cm; aspecto parecido a un neumático de bicicleta. Produce colecistoquinina (CCK), serotonina, péptido similar al glucagón (GLP-1). Función: digestión.

Ovarios; cantidad: 2, tamaño 5 x 3 cm, aspecto parecido a croquetas. Producen estrógeno, progesterona y testosterona bajo la influencia de la GNRH (hormona liberadora de gonadotropina), FSH y LH a través de la hipófisis. Función: ciclo menstrual, desarrollo mamario, reproducción, y masa y calidad ósea.

Testículos; cantidad: 2, tamaño entre 4 y 5 cm, aspecto parecido a huevos de Pascua en una bolsita. Producen testosterona. Importante para el esperma, la reproducción, el deseo sexual, la masa muscular, el crecimiento de la barba, y la masa y la calidad ósea.

1

Primero el huevo, luego la gallina

Embarazo y nacimiento

Hoy atiendo en mi consulta a Anna, una mujer de treinta y cinco años de aspecto impecable. Viene con su novio porque no consigue quedarse embarazada. Además, hace dos años que no le baja la regla, aunque se quitó el DIU. Durante la pubertad tuvo reglas normales, pero desde que empezó a estudiar Derecho no han sido regulares. Otros médicos, como el ginecólogo, no le han encontrado ninguna anomalía, y el psiquiatra descartó que la causa fuera anorexia nerviosa. Algo avergonzada, Anna revela que es una persona muy ambiciosa y exigente consigo misma: perfeccionista, pero con baja autoestima. Enseguida se siente inferior a otras mujeres, y lo compensa esforzándose al máximo. Lleva un año acudiendo a un psicólogo, pero cree que ese tratamiento no la está ayudando.

Según cuenta, en su trabajo de abogada en Ámsterdam, a veces sufre «cierta» presión: a menudo hace jornadas de doce horas en el despacho, y los fines de semana suele trabajar un día. No es de extrañar que duerma mal: apenas concilia el sueño entre cuatro y cinco horas por noche. Para mantener su buen aspecto y su esbelta figura hace ejercicio en el gimnasio cinco veces por semana bajo la dirección de un entrenador personal.

La examino y todo parece normal, así que en mi próxima visita no puedo sino decirle que no tengo ningún tratamiento para conseguir que le venga la regla. Pero mientras tanto Anna y su novio no se han quedado de brazos cruzados, y, tras una búsqueda en internet, deciden acudir a una clínica de fertilidad para congelar los óvulos de Anna y poder planificar mejor un posible embarazo.

En el mundo de la medicina llamamos a un caso así «infertilidad idiopática»: una infertilidad inexplicable, probablemente causada por el estrés psicosocial de nuestro estilo de vida occidental, con su alta presión de rendimiento y eficiencia. Para muchas parejas, esto es una fuente de angustia. Y la solución, de hecho, es sencilla: comer más (mantener un peso normal) y relajarse (reducir el estrés).

En internet se puede encontrar mucha información sobre este tema. En el mundo animal este fenómeno se conoce desde hace tiempo. Las hembras de los mamíferos que desempeñan un papel subordinado en el grupo pueden dejar de ovular.[1] Las investigaciones han demostrado que el estatus de una hembra y el estrés que éste le provoca tienen un fuerte impacto en su fertilidad. Las hembras de chimpancé que ocupan los puestos jerárquicos más altos no sólo tienen más crías, sino que éstas tienen más probabilidades de sobrevivir, seguramente por su acceso a una mejor alimentación.

La primatóloga estadounidense Sarah Blaffer Hrdy estudió los langures en el noroeste de la India.[2] En los jardines de los templos, la gente ofrece comida deliciosa a esta especie de mono: en comparación con sus congéneres silvestres, estas langures privilegiadas tienen el doble de crías, y paren más gemelos.[3] Dado que parir es una actividad que requiere mucha energía, la naturaleza sólo la permite si hay suficiente comida disponible durante un largo periodo de tiempo. Es como si la especie hubiera «aprendido» cuándo es seguro tener gemelos, un proceso subconsciente.

En los seres humanos este fenómeno es menos conocido, pero sabemos que después de una elevada mortalidad femenina nacen más niñas que niños. La causa de este desequilibrio entre sexos no está clara, pero es posible que influyan factores ambientales. En la ciencia económica, por ejemplo, se sabe desde hace tiempo que durante las guerras nacen relativamente más niños que niñas, probablemente para restablecer el equilibrio entre los sexos.[4] En resumen: la interacción entre el entorno, la dieta, el estrés (psicosocial) y el funcionamiento de nuestros órganos reproductores es compleja. Y aunque no tengo intención de comparar a Anna con un chimpancé, su historia también demuestra que nuestra salud física y mental están estrechamente relacionadas. Un buen punto de partida para mostrar el funcionamiento de nuestras hormonas.

Este capítulo explica el papel que desempeñan las hormonas en el embarazo y el parto: desde el desarrollo de óvulos y espermatozoides, la implantación del embrión, el sexo del bebé y el sistema inmunitario de la madre, al bienestar físico y mental durante y después del parto. Y, por último, los cambios hormonales en los (futuros) padres.

Hormonas, reproducción y entorno

Las hormonas desempeñan un papel fundamental en el proceso de creación de una nueva vida. Probablemente se trata de la función más importante que tienen en nuestra existencia: sin hormonas, no hay nueva vida. Como en un milagro, actúan minuciosamente en una compleja red de sustancias que se estimulan e inhiben mutuamente. Se ocupan de que se generen óvulos y espermatozoides, y de que se encuentren en el lugar y el momento adecuados, un proceso que no sólo tiene lugar por debajo de la cintura: el sistema hormonal controla nuestro cuerpo desde las profundidades del cerebro, como una red de telefonía móvil con antenas transmisoras.

Es ahí donde empieza la reproducción: la hipófisis y el hipotálamo son los centros reguladores del sistema hormonal (y del sistema nervioso). A partir de la pubertad, el hipotálamo produce, tanto en hombres como en mujeres, la sustancia GnRH (hormona liberadora de gonadotropina),[5] que provoca que la otra glándula hormonal, la hipófisis, produzca FSH (hormona foliculoestimulante) y LH (hormona luteinizante). Esta última estimula la ovulación y permite que el óvulo fecundado se implante en el útero. Ambas hormonas entran en el torrente sanguíneo y viajan a las gónadas (testículos y ovarios), donde estimulan la producción de las hormonas sexuales que contribuyen a hacer posible la reproducción.

¿Cómo funciona esto en los hombres? En el destino de las hormonas FSH y LH, los testículos, se encuentran las células de Leydig que, estimuladas por la LH presente en la sangre que pasa, producen testosterona y una dosis menor de la hormona femenina estradiol. Los testículos también contienen células de Sertoli que, a su vez estimuladas por toda esa testosterona, controlan la maduración de los espermatozoides, que dura setenta días, y pueden regular la producción de testosterona mediante la producción de la hormona inhibina B.

Con cada eyaculación salen unos cinco mililitros de esperma (una cucharilla llena), que contienen entre cien y trescientos millones de espermatozoides que pueden sobrevivir en el cuerpo femenino una media de dos días. Los espermatozoides menos afortunados, que no son expulsados durante la eyaculación, se almacenan en el

Testículos

Hormona:
testosterona

Funciones:
esperma
reproducción
libido
masa muscular
masa y calidad ósea
barba

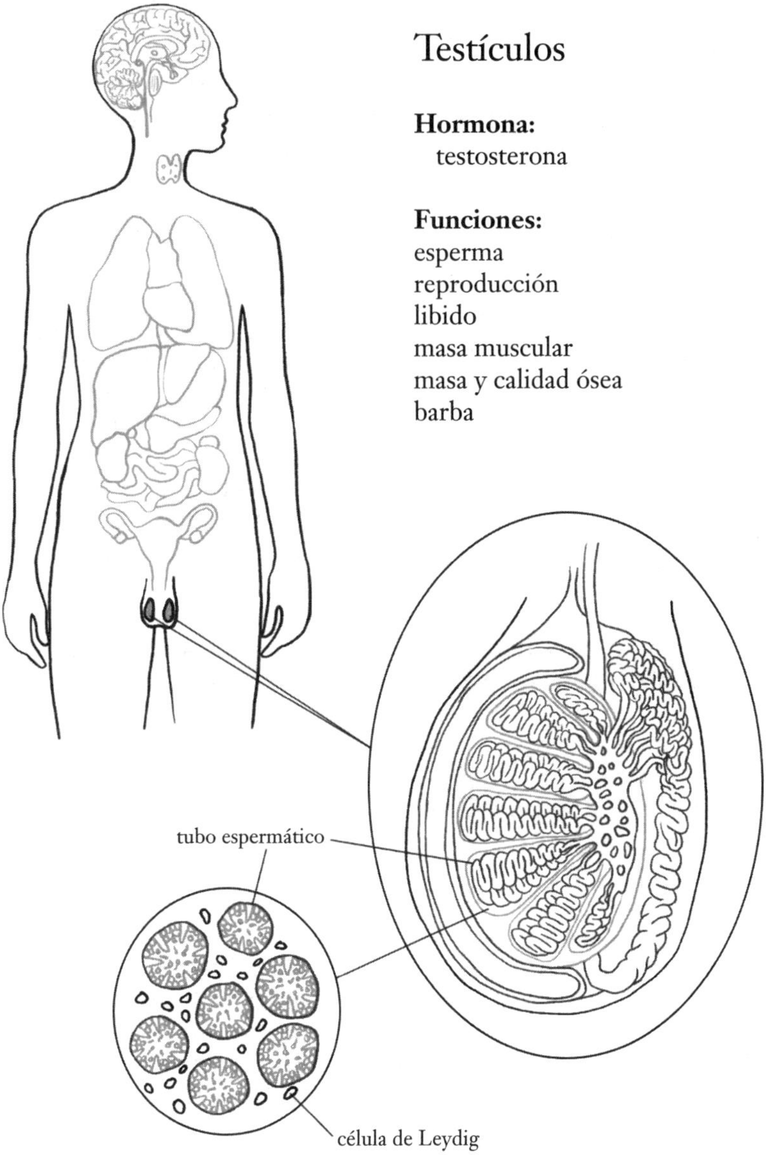

epidídimo y se descomponen al cabo de un mes aproximadamente. Este proceso comienza en la pubertad y continúa hasta el final de la vida, por eso los hombres pueden concebir a una edad tardía sin problemas. Esto encaja perfectamente con el objetivo biológico de la reproducción masculina en la naturaleza: fecundar al mayor número posible de hembras fértiles sin ser selectivo.

¿Crisis de esperma?

Ya en la década de 1960 Rachel Carson predijo que nuestro modo de vida occidental, con alimentos transgénicos, exposición a sustancias químicas y contaminación atmosférica, es una amenaza para nuestra supervivencia.[6] Y, efectivamente, treinta años después aparecieron los primeros informes alarmantes sobre el descenso de la calidad y la producción de esperma. Se calculó que, debido a la mala calidad del esperma, uno de cada cinco hombres sólo podría tener hijos mediante fecundación in vitro, y si esta tendencia se mantenía, en 2110 se habría acabado la reproducción (masculina).[7] Aunque esta afirmación debe tomarse con cautela, sí es cierto que los hombres occidentales parecen estar sufriendo un significativo descenso del número de espermatozoides por eyaculación. Mientras que hacia 2010 había 47 millones de espermatozoides en la cucharadita de semen que produce un hombre por descarga, en 1973 había el doble (casi 99 millones de espermatozoides).[8] Y también disminuye la motilidad del semen,[9] de modo que cada vez hay menos espermatozoides y de peor calidad para realizar la labor reproductora. Aunque el número total no es tan importante: hace tiempo que sabemos que sólo el 0,1 % de los espermatozoides acaban llegando a las trompas de Falopio tras una eyaculación, y apenas unas pocas docenas alcanzan el óvulo.

Y no todo corrobora esta hipótesis tan catastrofista. Por ejemplo, los métodos utilizados para hacer el recuento de espermatozoides pueden variar considerablemente, así que las cifras pueden ser erróneas. Y lo mismo podemos decir sobre la forma de medir la motilidad espermática: los métodos han ido mejorando, así que las mediciones realizadas en distintas épocas no siempre son comparables.

Ahora bien, es un hecho que el hombre y el semen son un eslabón débil en la reproducción humana. El sobrepeso constituye un factor de riesgo: la grasa corporal convierte la testosterona en estrógenos, de modo que, a efectos prácticos, los hombres se privan de su propia fertilidad.[10] Lo mismo ocurre con la paternidad en etapas tardías de la vida. Aunque se producen espermatozoides continuamente (a diferencia de los óvulos, que ya están formados cuando las niñas nacen), se ven más afectados por factores ambientales, y debido a la contaminación ambiental, la exposición a sustancias químicas, la radiación radiactiva y los plastificantes, la calidad y cantidad de espermatozoides disminuyen de forma drástica.[11] Esto no sólo reduce la fertilidad del hombre, sino que también hace que sus hijos tengan más probabilidades de presentar rasgos de comportamiento autista.

En resumen: cuando el río suena, agua lleva. Por tanto, es importante investigar para evitar una posible crisis de semen. Si eres un hombre que quiere tener hijos, no esperes demasiado y mantén un peso saludable.

Gengis Kan, emperador mongol del siglo XII, se tomó esta misión al pie de la letra. En los sesenta y cinco años que vivió, además de los cuatro hijos nacidos en el seno de su «feliz» matrimonio, tuvo muchos más, de modo que hoy, según demuestran los datos genéticos del cromosoma Y, viven nada menos que 16 millones de descendientes suyos.[12] ¿Cómo es posible? En su época, violar a las mujeres de los pueblos derrotados era una recompensa habitual para los soldados, y el general era el primero en elegir.

También en la mujer, los órganos sexuales, los ovarios, son la última parada del proceso reproductivo. Más o menos a partir de los diez años, la hipófisis de las niñas libera FSH, y esta hormona hace lo que su nombre promete: estimular los folículos. En los ovarios, empiezan a crecer unas vesículas (llamadas folículos) que contienen óvulos inmaduros. Más adelante, estos folículos producen estrógenos y también progesterona, lo que debería ayudar a implantar el óvulo en el útero.

La gran diferencia con el desarrollo del esperma es el momento en que tiene lugar el proceso. Los óvulos (inmaduros) ya existen antes del nacimiento, cuando la niña todavía está en el útero. ¡Los embriones tienen varios millones de estas células! Por razones desconocidas, la mayoría desaparecen antes de que la niña nazca. En el momento del parto, quedan entre uno y dos millones. Y no se «usan» hasta que empieza la menstruación, unos trece años después. A aquellas alturas quedan unos quinientos mil, y en cada ovulación mueren varios miles más. Por tanto, no es extraño que la edad más fértil de las mujeres sea antes de los treinta años y que, al igual que ocurre con los hombres, las posibilidades de procrear disminuyan con la edad. Mientras duran las existencias, todo va bien; cuando se agotan, se inicia la menopausia (véase el capítulo 8).

Fertilidad y factores ambientales

Como hemos dicho, la reserva de esperma de los hombres se renueva constantemente, pero la de los óvulos no. Esto significa que las influencias externas (perjudiciales) que reciba, tanto durante la estancia en el útero como durante los primeros veinte años de vida de una mujer, no salen a la luz hasta un posible embarazo. Y como ese óvulo contiene el 50 % del material genético de las generaciones siguientes, las consecuencias de ese daño pueden transmitirse a muchas generaciones.

Esta hipótesis fue expresada por primera vez por el profesor David Barker, de la Universidad de Southampton, fallecido en 2013.[13] En la década de 1960, Barker trabajó como médico tropical en Uganda, donde trató a muchas mujeres desnutridas y a sus hijos, y desarrolló la hipótesis de que algunos factores externos como la desnutrición y el estrés crónico durante el embarazo pueden tener efectos a largo plazo en los niños. Sin embargo, seguían faltando pruebas, hasta que un grupo de investigadores neerlandeses se dio cuenta de que en nuestro país también se había vivido una situación horrible, comparable a la de Uganda: el Invierno del Hambre de 1944. La hambruna holandesa de 1944-1945 les permitió demostrar la hipótesis de Barker, pues las mujeres que se quedaron embarazadas en el último año de la ocupación alemana sufrían desnutrición crónica, y casi todos los bebés nacieron con bajo peso.

Bajo la dirección de la catedrática Tessa Roseboom, los investigadores buscaron en los archivos de los hospitales de la región de Ámsterdam, recopilaron los registros de los niños nacidos en el invierno de 1944-1945, y los citaron para examinarlos. Curiosamente, se descubrió que estas mujeres y hombres eran menos fértiles de media, y más propensos a padecer obesidad y enfermedades cardiovasculares. Además, su equilibrio hormonal también estaba alterado, y llamaba la atención que sus hijos y nietos eran más propensos a padecer obesidad, diabetes y enfermedades cardiovasculares, a pesar de haber nacido, respectivamente, veinte y sesenta años después del Invierno del Hambre, y en mejores circunstancias.[14]

Afortunadamente, en gran parte del mundo los días de hambruna han quedado atrás, y los occidentales vivimos en nuestra versión del paraíso bíblico: hay tanta comida que en los Países Bajos casi uno de cada dos adultos tiene sobrepeso. En Estados Unidos, serán uno de cada dos en 2030.[15] En comparación con cincuenta años atrás, hoy el doble de mujeres embarazadas padece obesidad y diabetes. No hace falta mucha imaginación para suponer que esta abundancia puede tener un efecto perjudicial sobre nuestra fertilidad y nuestras hormonas sexuales.

Algo similar se observa en los ratones. Si los ratones madre siguen una «dieta de comida rápida», a base de alimentos poco saludables y poco variados, y sufren estrés crónico, tienen un mayor riesgo de diabetes, enfermedades cardiovasculares y reducción de la fertilidad.[16, 17, 18]

¿Hasta qué punto es relevante para los humanos esta investigación con animales? En todo caso, hay pruebas claras de que los factores ambientales no sólo pueden afectar a nuestra propia reproducción y esperanza de vida, sino también a la de nuestros hijos (y nietos). El proceso de quedarse embarazada y dar a luz a un bebé sano está sometido a muchas fuerzas externas e internas. Se trata de una compleja interacción de factores: no es de extrañar que a muchas parejas (recordemos a Anna y su estrés crónico) las cosas no siempre les salgan tan bien como esperaban.

El ciclo menstrual… ¿cómo era?

El ciclo de la mujer consta de dos fases de unas dos semanas (véase también la ilustración de la pág. 223).

Fase 1: de la menstruación a la ovulación
La FSH hace que el ovario desarrolle folículos. Estas vesículas, que contienen líquido y un óvulo inmaduro, liberan estrógenos. En respuesta, el útero se prepara para el embarazo: la mucosa se espesa con nutrientes y otras sustancias necesarias para la implantación del óvulo. Además,

el estrógeno indica a la glándula pituitaria que libere más LH. Este aumento repentino de LH determina qué folículo será el ganador, es decir, cuál de ellos suministrará el óvulo para la fecundación.

Fase 2: de la ovulación a la menstruación
La vesícula se rompe, el óvulo se desprende y atraviesa la trompa de Falopio hasta el útero. La vesícula rota (también llamada «folículo residual») produce progesterona, que mantiene el «nido caliente». Si el óvulo es fecundado por un espermatozoide, anida en la pared uterina. Si el óvulo no encuentra ningún espermatozoide, la vesícula se agota, los niveles hormonales se reducen y la mucosa del útero se desprende: la menstruación.

Quedarse embarazada

De media, en los años fértiles se libera un óvulo cada veintiocho días. Este óvulo crece en un entorno protegido en el interior del ovario, y luego tendrá que dar el salto a la trompa de Falopio por sí solo. Una vez ahí, irá avanzando lentamente hacia el útero mientras espera que llegue un espermatozoide. Si el óvulo es fecundado, el embrión recién formado puede anidar en la pared uterina.

Cuando el óvulo y el espermatozoide se fusionan, producen HCG, la hormona del embarazo: gonadotropina coriónica humana. Esta hormona hace que la prueba de embarazo dé positivo, y tiene la importante función de mantener vivo el folículo residual: esto es crucial, porque esta vesícula (de la que ha salido el óvulo) es la principal productora de la hormona progesterona durante las primeras semanas de embarazo.

La progesterona tiene dos funciones importantes: provoca un aumento del tejido endometrial, lo que permite que el óvulo fecundado se aferre y se desarrolle de forma segura, y también indica a la hipófisis que reduzca la producción de LH y FSH para evitar que maduren múltiples óvulos.

Empecemos por la primera función: si el cuerpo no produce suficiente progesterona, la importancia de esta hormona sale a la luz enseguida. Al fin y al cabo, así es como funciona la píldora del día después: este fármaco para prevenir embarazos no deseados bloquea la producción de progesterona, lo que en esta fase provoca un aborto espontáneo. Una baja producción de progesterona también puede deberse a que un folículo residual no haya madurado correctamente, lo que le impide favorecer el embarazo, pero también se observa en mujeres estresadas o con bajo peso o con sobrepeso, factores de riesgo de aborto bien conocidos. En ambas situaciones, el organismo parece dar prioridad a la producción de otras hormonas (en concreto, cortisol y estrógenos), de modo que quedan menos componentes básicos para producir progesterona. Si las mujeres con niveles bajos de progesterona reciben suplementos de esta hormona, vuelven a tener tantas (o tan pocas) posibilidades de abortar como cualquier otra. Los dos primeros meses son los más críticos en este sentido; después la placenta pasa a hacerse cargo de la producción de progesterona.

La segunda función de la progesterona, que consiste en inhibir la maduración de múltiples óvulos a la vez, es evidente en las mujeres que se acercan a la menopausia. Los ciclos menstruales disminuyen y no son tan potentes, de modo que se produce menos progesterona. La mujer sigue siendo fértil (al fin y al cabo, sigue ovulando), pero como la progesterona disminuye, no se reprime tanto la producción de FSH de las glándulas cerebrales, y el proceso está menos regulado, por lo que pueden liberarse varios óvulos al mismo tiempo. Seguramente por eso los embarazos

Ovarios

Hormonas:
estrógeno
progesterona
un poco de
testosterona

Funciones:
reproducción
ciclo menstrual

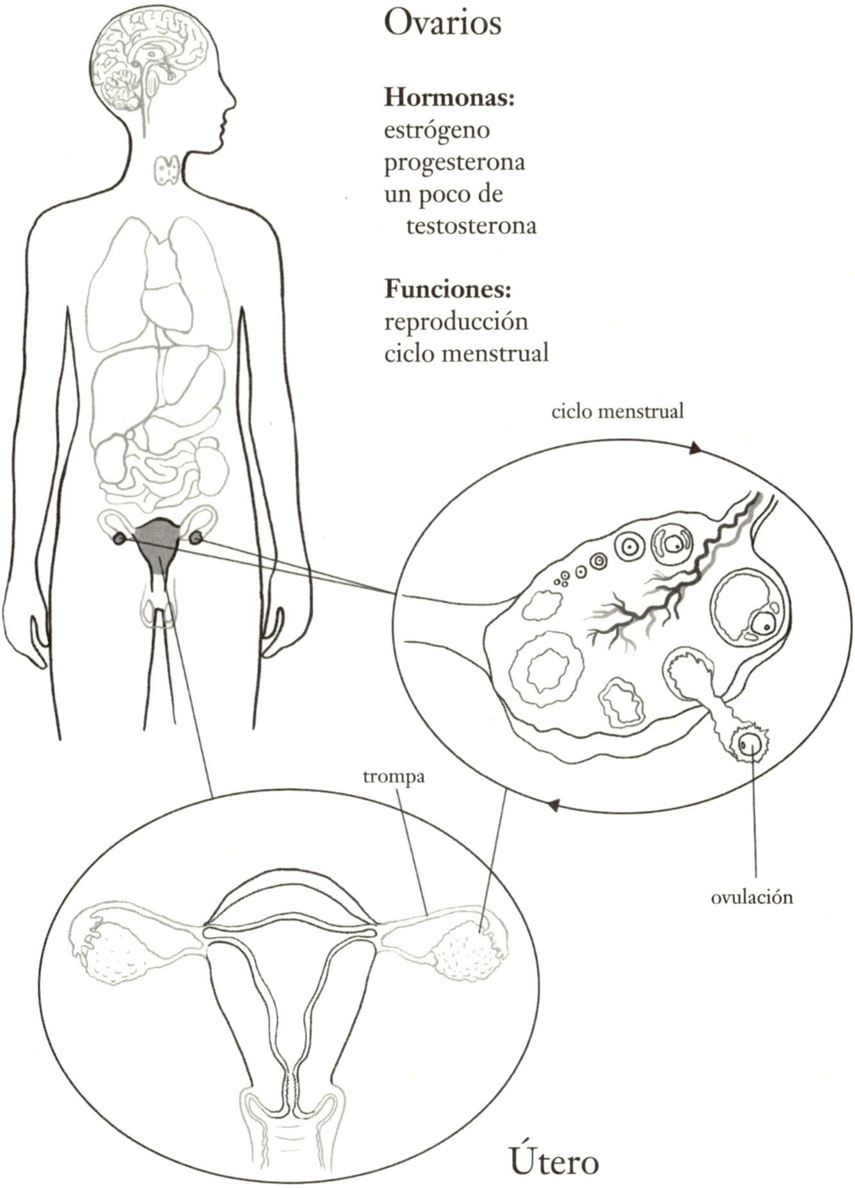

Útero

Hormonas:
hormona del embarazo (hCG)

Función:
implantación del óvulo

múltiples (gemelares) son más frecuentes entre las madres de más edad.[19]

Así pues, la progesterona es muy importante para las mujeres que desean tener hijos. Una deficiencia, aunque no siempre se detecte, provoca una reducción de la fertilidad en aproximadamente una de cada siete mujeres, como las que tienen muchos quistes en los ovarios. El síndrome de ovario poliquístico (PCOS) es una afección que hace que las glándulas suprarrenales produzcan más sustancias similares a la testosterona. Como es lógico, la competencia con una hormona masculina en la sangre empeora el funcionamiento de las hormonas femeninas.

Los antiguos egipcios ya conocían el PCOS y lo describían como una «masculinización» de la mujer:[20] la menstruación disminuye o desaparece, aumenta la vellosidad (crece la barba), cambia la voz e incluso la personalidad. Lo más curioso es que las mujeres con esta afección son físicamente más fuertes, tienen más masa muscular y soportan mejor la escasez continua de alimentos y agua; posiblemente la evolución «elige» la supervivencia a expensas de la fertilidad. Lo cual demuestra una vez más que existe una jerarquía (que todavía no comprendemos del todo) entre las hormonas de nuestro cuerpo, y que en esta jerarquía a veces la supervivencia tiene prioridad sobre la reproducción.

Echar una mano a la naturaleza

Cuando no se consigue el embarazo de manera natural debido a problemas hormonales o de cualquier otro tipo, las intervenciones artificiales (hormonales) pueden ofrecer una solución. Dependiendo de la causa, puede tomarse la decisión de echar una mano al óvulo, al esperma o a ambos.

En la inseminación intrauterina (IIU), los espermatozoides se inyectan con una jeringuilla directamente en el útero (en lugar de en la vagina, como ocurre durante una eyaculación normal), con lo que se salva el primer obstáculo. Aquí nos ayuda el conocimiento de las hormonas: el momento adecuado (la ovulación) viene determinado por el pico de LH en sangre. Al principio, el tratamiento puede reforzarse mediante hormonas artificiales: estimulando la producción de FSH, o inyectándola directamente. Las hormonas artificiales también se utilizan en otros tratamientos de fertilidad, como la fecundación in vitro (FIV). En estas técnicas, los espermatozoides y los óvulos se extraen del cuerpo y se juntan en el laboratorio. Si en el tubo de ensayo se desarrolla un embrión, éste puede transferirse al útero.

El primer bebé concebido en un tubo de ensayo fue la inglesa Louise Brown. Sus padres llevaban nueve años intentando concebir en vano, y ella finalmente vino al mundo en 1978 tras un tratamiento de fecundación in vitro. Este método había sido descubierto por el británico Robert Edwards, que más tarde ganaría el Premio Nobel por ello, aunque inicialmente sus colegas se reían de él en los congresos y lo acusaban de falta de ética. Cuando varios hospitales empezaron a utilizar esta técnica y resultó que los niños se desarrollaban con normalidad, el cinismo pronto dio paso al entusiasmo.

El nivel técnico de este proceso es asombroso, pero solamente funciona si las hormonas se utilizan de la forma adecuada. En un tratamiento de FIV o IIU, se empieza prescribiendo la píldora anticonceptiva para suprimir el ciclo menstrual y controlar mejor el momento de la ovulación. A continuación se inyectan hormonas FSH, que imitan las señales que envía el propio cuerpo para hacer que los óvulos maduren, y después, durante la ovulación, se extraen óvulos del ovario mediante una aguja guiada por ecografía.

Dado que las hormonas son potentes mensajeros, este proceso no está exento de peligros: además de efectos secundarios de todo tipo, como náuseas, fatiga y cambios de humor, esta tormenta hormonal inducida desde el exterior también puede sobrecargar el cuerpo. En dos de cada mil tratamientos de FIV se produce el infrecuente síndrome de hiperestimulación ovárica (SHO),[21] que provoca que se desarrollen demasiados folículos ováricos maduros. A veces, más de veinte. Como consecuencia, los ovarios se agrandan y el líquido y las proteínas pueden filtrarse a la cavidad abdominal, provocando dolor, y a veces, hasta un fallo orgánico.

En resumen: quedarse embarazada es un trabajo de precisión, tanto si la naturaleza necesita que le echen una mano como si no. Tal vez esto explique por qué, cuando un embarazo prospera, hablamos de un pequeño milagro.

Estar embarazada

Que ese pequeño milagro adopte la forma física de un niño o una niña viene determinado desde el momento en que el espermatozoide se fusiona con el óvulo. El padre «determina» el sexo del bebé. Si el material genético de su espermatozoide transmite un cromosoma Y, el feto se convertirá en un niño. Si la fusión proporciona un segundo cromosoma X, será una niña.

Al principio del embarazo, los genitales de niños y niñas son iguales. En primera instancia, el feto tiene estructuras femeninas, pero el cromosoma Y hace que desaparezcan y se desarrollen estructuras masculinas.[22] El cromosoma Y es responsable de producir sustancias que forman los órganos sexuales masculinos. ¿Cómo funciona exactamente este proceso? A principios del embarazo, los órganos sexuales del feto ya producen hormonas, entre ellas la llamada hormona antimülleriana (AMH). En los dos primeros meses tras la concepción, la AMH reduce las estructuras que podrían convertirse en órganos reproductores femeninos (vagina, útero y trompas de Falopio). Ello da rienda suelta a la testosterona y permite que nueve meses más tarde nazca un varón.

Pero ése no es el único papel de la AMH: después de descomponer los órganos reproductores femeninos, los niveles de esta hormona en los fetos masculinos permanecen altos. Según parece, esto está relacionado con el desarrollo del cerebro, que se forma en esta etapa. De hecho, cuando se manipulan genéticamente ratones macho para que produzcan menos AMH, empiezan a comportarse de forma menos agresiva y dominante.[23] Por supuesto, el comportamiento no depende de un único valor hormonal, pero la participación de la AMH en el desarrollo cerebral podría influir en el mayor riesgo de autismo y TDAH de los varones, por ejemplo. Abordaré este tema con más detalle en el capítulo 2.

Las niñas, por cierto, también producen AMH, pero no lo hacen hasta después del nacimiento. Su función es inhibir la entusiasta FSH evitando que los óvulos maduren antes de que empiece la pubertad. Las mujeres que padecen el síndrome PCOS,[24] que he mencionado más arriba, y que a menudo presentan características «masculinas» en apariencia y comportamiento, suelen tener niveles elevados de AMH, pero incluso con niveles normales, las chicas jóvenes pueden producir más hormona masculina en las glándulas suprarrenales. Este trastorno se denomina «hiperplasia suprarrenal congénita» (CAH) o síndrome adrenogenital.[25] Un posible ejemplo, aunque no reconocido oficialmente como tal, me fascina desde hace tiempo: se trata de la leyenda sobre la primera papisa, que ha servido de inspiración a cineastas y documentalistas.

Cuando era estudiante de instituto, a mediados de la década de 1990, fui a Roma con mi clase. Recuerdo claramente estar cerca del Coliseo, junto a un altar callejero de más de mil años de antigüedad situado en la esquina de la via dei Santi Quattro y la via dei Querceti. Con una sonrisa, nuestro guía nos contó que, según la leyenda, ese altar, dedicado a María, era el lugar donde la primera papisa, Juan VII (también conocida como la papisa Juana) fue lapidada hasta la muerte alrededor del año 855 d.C. tras dar a luz a una niña en plena calle. Esta historia fue escrita por primera vez en 1261 por Jean de Mailly en *Chronica Universalis Mettensis*, y se popularizó en 1277, cuando el monje dominico Martín el Polaco publicó su crónica *Chronicon Pontificum et imperatorum.*[26]

Tras la muerte del papa León IV en 855, se cuenta que le sucedió un joven clérigo de gran talento, que más tarde resultó ser una mujer disfrazada de hombre. El nuevo papa, Juan VII, viajaba de San Pedro a San Juan de Letrán a lomos de un burro blanco para asistir a la procesión inaugural papal cuando dio a luz a una hija cerca de la basílica de San Clemente. La multitud quedó tan desconcertada al descubrir que el papa era una mujer que lapidaron a madre e hija en el acto, justo donde ahora se encuentra el altar. Tanto si el incidente ocurrió realmente como si no, aparte del altar en la via dei Santi Quattro, hay dos razones más para tomarse la historia un poco en serio.[27] Por ejemplo, en la catedral de Siena hay una hilera de estatuas de todos los papas medievales. Hasta 1600, incluía el busto de Juan VII, pero luego fue retirado, lo que podría indicar que después de todo hay algo de cierto en esta historia. Además, en San Juan de Letrán mi profesor de lenguas clásicas me habló de la *sedia stercoraria*, o «silla de los excrementos». Desde la

Edad Media, cualquier candidato a papa debía sentarse en esta silla durante la toma de posesión para que uno de los cardenales le palpara a fin de asegurarse de la presencia de testículos. Si el nuevo papa efectivamente era un hombre, el cardenal gritaba: «*Testiculos habet et bene pendentes*», es decir: «Tiene testículos y cuelgan bien.» A lo que el resto de los cardenales exclamaban: «*Habe ova noster papa*», «nuestro papa es viril». Aunque esta silla ya no se encuentra en San Juan de Letrán, se dice que aún se exponen copias en el Louvre y en el Gabinete de las Máscaras del Museo Vaticano de Roma. Esta historia de la papisa Juana podría explicar por qué en un momento dado empezó a aplicarse un minucioso examen físico a los candidatos antes de permitirles tomar posesión del cargo.

Si la papisa Juana realmente tenía aspecto de hombre, es posible que sufriera el síndrome adrenogenital, en el que las glándulas suprarrenales producen demasiada testosterona, lo que provoca la masculinización del cuerpo. En este caso, los bebés niña desarrollan órganos sexuales ambiguos y características masculinas, como el crecimiento de la barba. Este síndrome, en una forma más leve, se da en el 3 % de la población.[28] Gracias al trabajo del genetista Hans Galjaard (véase la introducción), en los Países Bajos la prueba del talón detecta esta afección poco después del nacimiento, y puede tratarse con pastillas que complementan la deficiencia de hormonas suprarrenales. Así se restablece el equilibrio entre el cortisol y la testosterona, y puede evitarse que el organismo de los niños pequeños se vea expuesto a grandes cantidades de hormona masculina.

Aunque no disponemos de ninguna representación clara de la papisa Juana, existe un cuadro de Jusepe (José) de Ribera de 1631 que inmortaliza a Magdalena Ventura de Nápoles: una mujer barbuda que posa con su marido mientras amamanta a su hijo. Es posible que en el

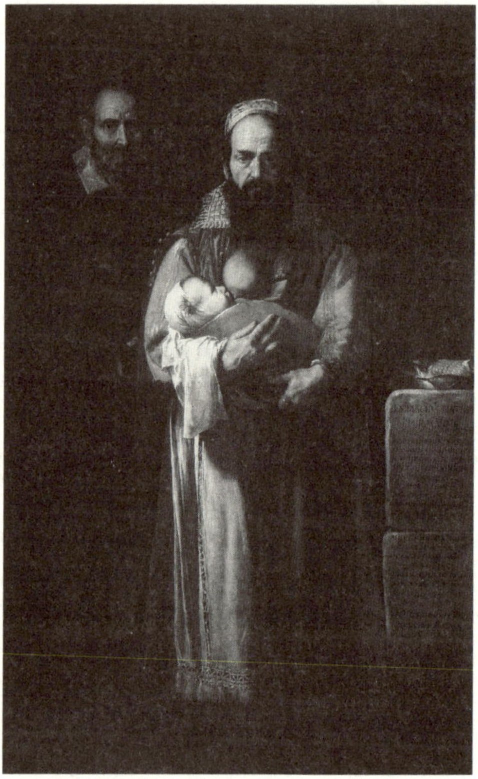

Magdalena Ventura con su marido y su hijo,
pintada por José Ribera, 1631

de pasado hubiera más mujeres masculinas como ella, y que la historia de la primera papisa sea menos inverosímil de lo que se creía.

El cerebro materno

A partir de la decimotercera semana de embarazo, el sexo del feto puede determinarse con un 95 % de certeza mediante ecografía. Hay muchos blogs populares que ofrecen todo tipo de consejos para adivinar el sexo del bebé todavía más pronto. ¿En qué nos basamos? Como es de suponer, en el funcionamiento de nuestras hormonas, y sobre todo de la hormona del embarazo HCG, cuya presencia indica que se han fusionado un espermatozoide y un óvulo y que, por tanto, la mujer está embarazada. Pero la concentración de esta hormona también puede decirnos algo sobre el sexo del feto. Si es niña, el nivel de HCG en la sangre de la madre es más elevado, algo que ya puede detectarse en la tercera semana de embarazo.[29]

Esta mayor concentración de HCG y estrógenos provoca cambios en el cerebro y, por tanto, en la memoria, además de en el cuerpo. A menudo, el organismo no vuelve a la normalidad hasta pasados dos años. Es de sobras conocido que las madres tienen los estrógenos disparados durante dos años, y que esto puede afectar mucho a su comportamiento y estado de ánimo. ¿Acaso no hemos oído hablar a menudo de la «amnesia del embarazo» o del efecto yoyó en el peso? Además, muchas mujeres sufren alteraciones del sentido del gusto durante el embarazo: de repente, a la futura madre ya no le apetece su comida favorita. En la mayoría de los casos se trata de una aversión a lo amargo en el primer trimestre, y de una apetencia por lo salado y lo ácido en las etapas posteriores.

¿Qué sentido tiene? Con toda probabilidad, aquí actúa un mecanismo de adaptación evolutiva que guía instintivamente a los mamíferos hacia productos con buenos nutrientes (porque son necesarios). Las toxinas suelen tener un sabor amargo, y el organismo las evita activamente durante las primeras semanas críticas. En una fase posterior, las mujeres embarazadas necesitan sal, ya que fluye más sangre por su cuerpo, y su tensión arterial baja.

Además, la HCG es responsable de las náuseas,[30] que no tienen ninguna función: sólo son un efecto secundario de la hormona del embarazo. ¿Las náuseas te dejan hecha una piltrafa? A lo mejor te anima pensar que la hCG sí sirve para algo: mantiene altos tus niveles de progesterona para que no maduren más óvulos.

Los despistes, el incremento del apetito y los antojos se observan con más frecuencia en las mujeres embarazadas de varones.[31] ¿A qué se debe? ¡Es culpa de las hormonas! El nivel más elevado de testosterona hace que sean más propensas a engullir tarros enteros de dulces y a tener antojos de pepinillos que las mujeres embarazadas de una niña. Esto podría explicar por qué los niños suelen tener un mayor peso al nacer que las niñas: simplemente, han recibido más nutrientes.

Adivinar el sexo del bebé es divertido para los futuros padres, pero ya antes de que se inventaran los equipos médicos modernos se consideraba importante saber el sexo de los bebés cuanto antes, a veces incluso con anterioridad a la concepción. Entre otras cosas porque, en Europa, un heredero varón era mucho más atractivo, en parte debido a la costumbre de la dote. Siglos antes del descubrimiento científico de la hCG y la testosterona, las mujeres francesas ya se habían dado cuenta de que una hija tenía más probabilidades de provocar náuseas y un hijo de aumentar el apetito durante el embarazo. En el libro anónimo del siglo XV *Los Evangelios de las ruecas*, seis «sabias» hilan mientras comentan conocimientos médicos tradicionales y hasta hablan sobre el nacimiento de una nueva vida.[32] Este «evangelio» contiene todo tipo de consejos interesantes. ¿Quieres un hijo? Entonces debes mantener relaciones sexuales por la mañana, antes del desayuno, con tu marido mirando al este. ¿Cómo sabes si ha funcionado? Según estas solteronas, se nota por la forma de andar: si esperas un varón, darás el primer paso con el pie derecho. ¿No estás segura? Pues esta noche pide al padre de la criatura que te espolvoree un poco de sal sobre la cabeza. El sexo de la primera persona que menciones «accidentalmente» cuando te despiertes será el mismo que el del futuro bebé.

No está claro hasta qué punto la gente se tomaba estos consejos en serio, pero llama atención con qué frecuencia aparecen husos (palos de madera con lino o lana con que se fabrica el hilo mediante una rueca) en las ilustraciones bíblicas de Sara y María cuando los arcángeles las visitan para anunciar que hay un bebé en camino.

Según el último mito, las mujeres embarazadas de un varón tienen más probabilidades de estar enfadadas e irritables.[33] Esto recuerda la cita de Voltaire («Para componer una tragedia, hacen falta testículos»), pero no está demostrado científicamente en absoluto. Si quieres ganar la próxima apuesta de «adivina el sexo», será mejor que te fíes de la futura madre: ¡sin información adicional, por intuición, las futuras madres aciertan en más del 62 % de los casos! Sale más a cuenta escucharlas que tirar una moneda al aire.

Para llevar un embarazo a término, el cuerpo tiene que adaptarse de muchas maneras. Cada trimestre conlleva necesidades diferentes. Nuestras hormonas desempeñan un papel importante en el control de todos estos procesos físicos y mentales. Por ejemplo, garantizan que los nutrientes de los alimentos lleguen al feto desde los intestinos de la madre. Por tanto, durante el embarazo, las hormonas son las mejores amigas de madre y feto, ya que se encargan de que no les falte de nada a ninguno de los dos. Un ejemplo es la sustancia HPL (lactógeno placentario humano), que ajusta temporalmente la regulación energética de la madre, de modo que obtiene la mayor parte de la energía quemando grasas y deja los azúcares, más fáciles de descomponer, para el crecimiento del feto.[34] Se sabe que todas las hormonas femeninas pueden estimular la producción de pigmentos en la piel, un efecto que a veces también sucede cuando se utiliza la píldora anticonceptiva (más información sobre la píldora en el capítulo 7). Debido a los altos niveles de estrógeno y progesterona, aparecen manchas irregulares de pigmento marrón en el rostro, lo que se conoce como «máscara del embarazo». Afortunadamente, suelen desaparecer después del embarazo o si se deja de tomar la píldora.

En la fase final de la gestación, la progesterona vuelve a desempeñar un papel importante, ya que hace que el sistema inmunitario de la madre baje el ritmo temporalmente. De lo contrario, el sistema inmunitario podría considerar al bebé (la mitad del cual está formado por ADN «ajeno») como un invasor dañino y rechazar al feto. Por tanto, para completar el embarazo de forma segura, es importante que el sistema inmunitario de la madre baje el ritmo una temporadita. Esto es positivo para las mujeres con trastornos autoinmunitarios como la artritis reumatoide o la enfermedad tiroidea, que suelen aliviarse durante la gestación.[35] Pero el inconveniente de que el sistema inmunitario funcione un poco peor es que las mujeres embarazadas parecen ser mucho más susceptibles a las infecciones y, por tanto, a un curso grave de las mismas, lo que se observa, por ejemplo, en la infección por COVID-19.[36]

El último obstáculo: el parto

Las hormonas vuelven a desempeñar un papel fundamental durante el tercer trimestre y alrededor del parto. Esta vez se trata de dos hormonas relativamente nuevas en el proceso hormonal: la prolactina y la oxitocina, cuyo momento no llega hasta una fase avanzada del embarazo. Ambas sustancias se producen en la hipófisis, que durante el embarazo es el doble de grande para satisfacer esta creciente demanda de hormonas. La prolactina y la oxitocina no sólo ayudan a la futura madre a superar los últimos meses y a crear un vínculo emocional con el bebé, sino que también desempeñan un papel importante durante el parto, cuando tienen que ponerse en marcha las contracciones, en la recuperación posterior y en el inicio de la producción de leche.

La prolactina se encarga, junto con la progesterona, de inhibir el desprendimiento de óvulos: esto impide que se desarrolle otro embarazo. Esta hormona, que debe su nombre al papel que desempeña en la producción de leche, proporciona sobre todo calma mental, algo muy de agradecer en todo este proceso, y es esencial para poder superar los duros meses finales. Durante el parto, el organismo aumenta la concentración de prolactina hasta veinte veces para acelerarlo y reforzar de antemano el vínculo entre madre e hijo.

Pero no sólo se observan niveles elevados de prolactina durante y después del parto. Si la hipófisis ha crecido por algún otro motivo (como, por ejemplo, un tumor), también entra una gran cantidad de esta hormona al torrente sanguíneo. Por ejemplo, una vez acudió a mi consulta una mujer que producía leche materna sin estar embarazada. Y seguramente la primera reina de Inglaterra también padecía esta enfermedad. María I, también conocida como Bloody Mary, se sentía constantemente como si estuviera embarazada, tenía el vientre hinchado y sus pechos producían leche, pero por desgracia no tuvo ningún bebé. Además, quedó prácticamente ciega muy joven; es probable que se debiera a un tumor en la hipófisis.[37] Un triste ejemplo de la influencia de las hormonas y hasta qué punto pueden determinar el curso de la historia: como la reina María I de Inglaterra no tuvo herederos, la dinastía Tudor llegó a su fin y, tras los Estuardo, en los últimos siglos accedió al trono la Casa de Windsor, hasta el actual rey Carlos III.

En resumen, es posible que las mujeres produzcan demasiada prolactina en la hipófisis, incluso sin haber estado embarazadas. Algunos medicamentos también pueden desencadenar este proceso. Para algunas mujeres se trata de un molesto efecto secundario; sin embargo, para otras es una bendición porque pueden amamantar sin haber dado a luz.[38] Así de potente puede ser el efecto de la prolactina.

La oxitocina se libera sobre todo durante las primeras contracciones del parto, y después del nacimiento es responsable del reflejo de bajada de la leche cuando la madre oye llorar a su bebé. La oxitocina también se conoce como «la hormona del amor»; tanto hombres como mujeres la producen cuando se miran o se tocan durante al menos medio minuto. Esta hormona también se libera cuando se está en contacto con seres queridos (la pareja, la familia, amigos, hijos). Aún resulta más curioso que los niños (socialmente desatendidos) con deficiencia de oxitocina muestren un comportamiento similar al autismo; de hecho, hay pruebas que sugieren que el tratamiento con oxitocina puede mejorar la sociabilidad de los autistas.[39] Pero como en el desarrollo del autismo intervienen muchos más factores que la oxitocina, es necesario investigar más antes de iniciar un tratamiento de estas características.

Volvamos al útero. Gracias a la oxitocina se crea lo que podemos llamar un vínculo emocional con el bebé del vientre. Sin embargo, en este proceso no sólo actúan las hormonas de la madre: a partir de las doce semanas de desarrollo, el feto también empieza a producir sus propias hormonas, y hasta parece, según los estudios que llevaron a cabo el neurocientífico Dick Swaab y el ginecólogo Kees Boer hace cuarenta años, que puede influir sobre el momento en que se produce el parto.[40] Estos investigadores amsterdameses examinaron a bebés «sin cerebro», y demostraron que si el hipotálamo y la hipófisis del feto no están bien formados, el parto se inicia antes y es más rápido que en los niños sanos. Así, el feto puede liberar hormonas para determinar cuándo inducir contracciones en la madre y controlar el momento del parto. Por desgracia, aún no sabemos con precisión cómo funciona esta delicada interacción entre la producción de hormonas de madre y bebé. Sin embargo, algunas hormonas pueden servir como agentes terapéuticos. Por ejemplo, si el parto se retrasa, una dosis de oxitocina artificial puede bastar para inducir las contracciones.[41]

Alivio del dolor en caso de estrés físico

Hacia el final de la gestación, las cosas se ponen un poco cuesta arriba para la mujer embarazada. El bebé ha crecido hasta alcanzar el tamaño de una sandía, lo que supone un gran esfuerzo para todos los músculos abdominales y los ligamentos del tejido conjuntivo del abdomen, que tienen que estirarse mucho. Por suerte, las hormonas femeninas reducen la sensación de dolor durante el embarazo y el parto. Por eso es muy probable que los síntomas de las pacientes con dolor crónico se reduzcan durante el embarazo, tal vez porque no sufren la bajada de estrógenos típica del ciclo menstrual.[42] Durante el parto, mientras el cuerpo sufre un estrés considerable, estos analgésicos naturales le van la mar de bien. Y también tenemos la suerte de que durante el parto se producen endorfinas, unas moléculas similares a la morfina que se originan en el hipotálamo y que contribuyen a aliviar temporalmente el dolor. Las endorfinas son quizá más conocidas por los deportes de resistencia, sobre todo por el llamado «subidón del corredor», que se crea por la producción de estas hormonas durante la carrera, lo que explica el efecto adictivo de correr maratones.[43]

Hormonas que ayudan en caso estrés mental

Las hormonas no sólo nos ayudan durante el esfuerzo físico intenso como los deportes de resistencia o el parto, sino también en casos de estrés mental. Los embarazos, cuya duración supera con creces la de una maratón, también tienen muchos efectos a nivel emocional. El padre de la medicina moderna, Hipócrates de Cos, fue el primero en utilizar el término *histeria*, que en griego significa «útero». Hipócrates la utilizó para describir lo que él interpretó como una situación en la que iba más sangre al útero que al cerebro, lo que provocaría pánico y nerviosismo. El término médico actual para la extirpación quirúrgica del útero, «histerectomía», comparte la misma etimología.

Endorfinas y exorfinas: analgésicos y hormonas de la felicidad

El término «endorfina» se compone de «endógeno» (interior) y «morfina». La morfina hace referencia al principio activo que debe su nombre al dios griego de los sueños, Morfeo. Si alguna vez has sentido el efecto de la morfina artificial, ya sabes por qué. La morfina se extrae de la planta del opio, y su efecto es conocido desde hace siglos. El papiro Ebers, uno de los documentos médicos más antiguos del mundo (1550 a. C.), ya recomienda esta sustancia para los bebés llorones.[44]

Además del parto y los deportes de resistencia, ciertas sustancias de nuestra dieta (como las grasas y los azúcares) también pueden liberar endorfinas. Alimentos como el chocolate contienen sustancias que nos hacen querer comer más.[45] Las bacterias intestinales también pueden proporcionarnos endorfinas adicionales.[46] Hablaré más sobre este tema en el capítulo 6.

> Las hormonas de la felicidad propias del cuerpo se liberan de forma regulada y cuidadosamente programada en nuestro cerebro y torrente sanguíneo, pero también podemos controlar externamente a qué cantidad de endorfinas nos exponemos. Los biólogos sospechan, por ejemplo, que la leche de vaca tiene la función natural de mantener a los terneros cerca de sus madres para que vuelvan a alimentarse. Si se usa esa leche para fabricar queso, contiene mucha más caseína, una proteína animal con fuertes propiedades adictivas. Esto podría explicar por qué personas que han dejado atrás la lactancia obtienen el mismo efecto con su dosis semanal de pizza.[47]

En la época de Hipócrates, la histeria o excitación psíquica se explicaba en parte por una acumulación tóxica de los fluidos corporales reproductores femeninos, ya que parecía ser más frecuente en las viudas que tenían menos posibilidades de descargar esos fluidos debido a la falta de relaciones sexuales.[48] Por eso hasta el siglo xx el tratamiento de las pacientes histéricas consistía en provocarles un orgasmo, lo cual se vendía como «masaje pélvico».[49] Hoy en día entendemos por qué resultaba efectivo: la descarga repentina de la hormona oxitocina posterior al orgasmo reduce el estrés psicológico y la agitación.[50] También sabemos que unos niveles más altos de hormonas sexuales en la sangre dan un aspecto más sano, joven y radiante a la piel.

La mayoría de las mujeres se sienten más sensibles de lo habitual durante el embarazo. Desde el punto de vista hormonal, se puede explicar por el alto nivel de estrógeno que se mantiene durante una temporada larga. Además, durante el embarazo, el embrión implantado produce sustancias como el triptófano y la serotonina,[51] estrechamente relacionadas con el bienestar emocional de la madre.[52] Una caída del nivel de estas hormonas después del nacimiento puede provocar la famosa tristeza posparto.[53] El cuerpo suele recuperar el equilibrio en dos semanas; de lo contrario, los síntomas mentales pueden derivar en depresión posparto, que también puede estar asociada a unos niveles más bajos de estrógenos en sangre.

¿Significa esto que esta depresión puede curarse con terapia hormonal? Lamentablemente, para responder habrá que ver qué revelan los estudios en curso sobre el tratamiento con estrógenos de la depresión posparto.[54]

Padres hormonales: «estamos embarazados»

¡Las hormonas no sólo afectan a la mujer embarazada! El futuro padre también se adapta a nivel hormonal. Por ejemplo, en el último trimestre del embarazo de su pareja, la testosterona baja, y después del parto, baja aún más.[55] No es que el hombre pierda su masculinidad de repente, sino que se adapta biológicamente al cuidado del bebé. La testosterona puede exacerbar la agresividad física y aumenta la libido, algo que mejor no ver en el padre de familia.

Curiosamente, estudios recientes han demostrado que la oxitocina, la hormona del parto o del amor, incluso puede desencadenar ciertas emociones en los hombres. En un estudio realizado en Estados Unidos, se administró oxitocina artificial a treinta padres jóvenes mediante un aerosol nasal.[56] ¿Qué resultó? Cuando se les mostraban fotos de sus hijos, las partes del cerebro implicadas en la empatía y la atención mostraban más actividad cerebral.

En cambio, los hombres sin hijos tienen menos oxitocina y más testosterona en la sangre, y sus cerebros son más propensos a responder a estímulos sexuales.[57]

Las hormonas no sólo influyen en el comportamiento; lo más curioso es que también ocurre a la inversa.

Cuanto más tiempo pasa un padre joven con su retoño, más se reducen sus niveles de testosterona, por lo que es menos probable que se excite sexualmente y que muestre un comportamiento agresivo.[58] Pero cuando el niño da sus primeros pasos, hace tiempo que el equilibrio hormonal se ha recuperado.

Además de producir más oxitocina y menos testosterona, los padres también experimentan otros cambios hormonales: un aumento de la prolactina y una disminución del estradiol.[59] Empecemos con la prolactina: en las mujeres, como ya he mencionado, esta sustancia inhibe las hormonas implicadas en una nueva concepción. Pero, al parecer, el futuro padre y su cuerpo masculino, que ha cambiado, también piensan que con un solo retoño cada vez es suficiente, y tal y como la prolactina proporciona calma mental a las mujeres, en el caso de los hombres refuerza el vínculo con sus hijos y hace que respondan pacíficamente al llanto de un bebé, cosa que también es importante.

Podría sorprendernos que los niveles de estradiol del cuerpo masculino se reduzcan, pero en el fondo no tiene nada de extraño: al fin y al cabo, el estradiol es una variante del estrógeno, una sustancia que también está presente (en pequeña cantidad) en los hombres. Se produce en el tejido adiposo y «feminiza» el cerebro. A un bebé dependiente le interesa más un padre cariñoso cual oso de peluche que un oso grizzly salvaje, así que, de nuevo, las hormonas son más sabias que «el hombre primitivo».

Además de los cambios hormonales, a veces parece que en el cuerpo masculino ocurre algo más. Todavía no sabemos si las hormonas femeninas de un organismo embarazado también pueden alterar el comportamiento del futuro padre, pero el síndrome de Couvade (de la palabra francesa *couver*, «incubar», también llamado «embarazo simpático») parece apuntar en esa dirección.[60] Durante el embarazo de su pareja, es posible que el hombre sufra náuseas, antojos y cambios de humor. Es bastante habitual que los hombres propensos al embarazo simpático aumenten de peso durante esos nueve meses, sobre todo si hay una niña en camino.[61] Un buen ajuste biológico, porque con esas noches sin dormir que se avecinan, a todas las partes les vendrá bien un poco de energía extra.

El embarazo simpático, por cierto, no es un fenómeno reciente. Fue descrito por primera vez en la antigua Alejandría por el poeta griego Apolonio de Rodas (295 a.C.),[62] que escribió que muy habitualmente durante el parto los hombres se tumbaban en posición fetal en la cama junto a sus esposas para soportar «juntos» las contracciones. En algunas tribus se construían chozas separadas para que el marido pudiera descansar en lugar de acompañar a su mujer; en estas culturas, esto se veía desde la vertiente espiritual, como el parto del padre.

¿Qué ocurre en el síndrome de Couvade? Aquí entran en juego las feromonas.[63] Las feromonas están presentes en el sudor, la saliva, la orina y las heces que se propagan por el aire y el tacto, y pueden transmitir señales a nuestro cerebro.[64] No es de extrañar que el receptor de estas feromonas se encuentre en la nariz. Mientras estudiaba para mi examen de Medicina en Estados Unidos oí hablar por primera vez sobre el órgano vomeronasal, conocido como órgano de Jacobson. Está situado en el tabique nasal y se comunica directamente con el hipotálamo a través de tractos nerviosos. Permite al organismo percibir inconscientemente las feromonas, así como la dirección desde la que se liberan (véase la figura de la pág. 121).[65] Aunque durante mucho tiempo se creyó que el órgano vomeronasal había ido desapareciendo con el tiempo, aún es visible en casi una cuarta parte de los adultos.[66]

Una posible explicación del puerperio paterno podría radicar en las feromonas que desprende la mujer embarazada, que provocarían que hombre y mujer «se sincronicen» hormonalmente.[67] Se trata de algo que se ha constatado en otras situaciones: las strippers suelen recibir propinas más altas si liberan la feromona estratetraenol, especialmente en torno a la ovulación, cuando los niveles de estrógeno en su cuerpo son altos. Y a la inversa, la feromona androstadienona presente en el sudor de los hombres puede ejercer atracción sexual sobre las mujeres.[68] En resumen, si acabas de ser padre por primera vez y te sientes un poco desganado y sufres cambios de humor, echa la culpa al órgano vomeronasal y a las feromonas.

Como hemos visto, las hormonas reproductivas han tenido un enorme efecto sobre la salud física y emocional en general durante miles de años. Y no sólo en las mujeres: el hecho de que los hombres sean capaces de adaptarse tan deprisa desde el punto de vista biológico (hormonal) podría indicar que el antiguo reparto de los papeles sociales masculinos y femeninos en la joven familia es menos radical[69] (siempre pensando en la supervivencia de la especie). Sin un sistema hormonal que permita a los progenitores estar bien adaptados el uno al otro, nuestra reproducción podría tener graves dificultades.

Esto, por cierto, no significa que todos los padres (recientes) se sintonicen hormonalmente del todo con la familia: de hecho, también puede ocurrir que los padres tengan tendencia a cometer infidelidades: lo que se conoce como «efecto Coolidge».[70] Esto también está relacionado con la supervivencia de la especie: los genes se mezclan y dispersan más si hay infidelidades, lo cual incrementa las probabilidades de que la descendencia sobreviva. Este comportamiento, que puede remontarse al instinto (primario), también se observa en otras especies animales: por ejemplo, los gallos tienen más tendencia a mostrar un comportamiento sexual con las gallinas nuevas que con las que ya conocen.[71] Aquí también existe una clara relación entre hormonas, cerebro y comportamiento. Sin entrar en demasiados detalles: el adulterio libera dopamina, una sustancia que activa la parte más antigua de nuestro cerebro, donde se encuentra el instinto (primario).[72] Por algo existe una capa de corteza cerebral gruesa y sensible que cubre estas regiones cerebrales. Aunque tal vez, por desgracia, no es lo suficientemente gruesa para que algunos hombres no se hagan los gallitos...

En resumen, todos tenemos un milagroso programa hormonal autogestionado que trabaja sin descanso para mantener el buen funcionamiento del organismo. Además, las hormonas ayudan en todo tipo de momentos esenciales de la vida, desde la concepción, el embarazo y el parto, procesos que ni siquiera serían posibles sin esta puesta a punto hormonal.

Sin embargo, aunque suene un poco contradictorio, y parafraseando a Johan Cruyff, una ventaja evolutiva también puede ser una desventaja, porque la fisiología se desarrolló en una época en que la reproducción era nuestra principal prioridad como especie, pero nuestra situación ha cambiado mucho en poco tiempo. De hecho, nuestros cuerpos están equipados para un entorno diferente al que tenemos que sobrevivir ahora, y no siempre encajan bien con nuestro estilo de vida moderno. Esto, entre otras cosas, puede hacer que una mujer tenga menos probabilidades de concebir (por ejemplo, debido al estrés, como en el caso de mi paciente Anna).

Y además, cualquier mínima alteración en el embarazo puede provocar problemas graves más adelante, como veremos en el próximo capítulo.

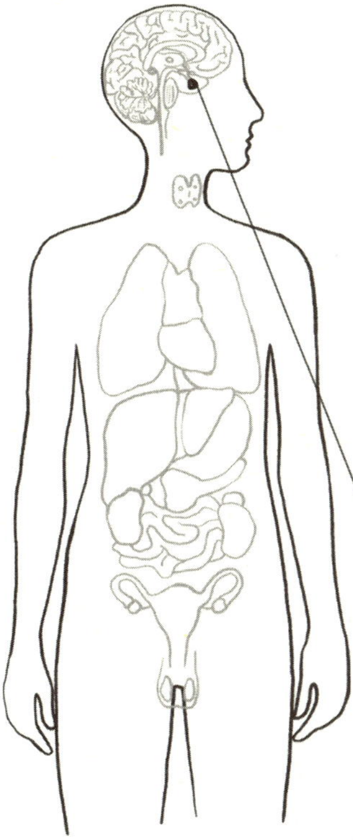

Hipófisis

Hormonas:
hormona tiroidea (TSH)
hormona del crecimiento (GH)
hormonas sexuales (LH y FSH)
prolactina (PRL)
adrenocorticotropa (CTH)
vasopresina (ADH)

Funciones:
metabolismo
crecimiento
reproducción
lactancia
control de líquidos

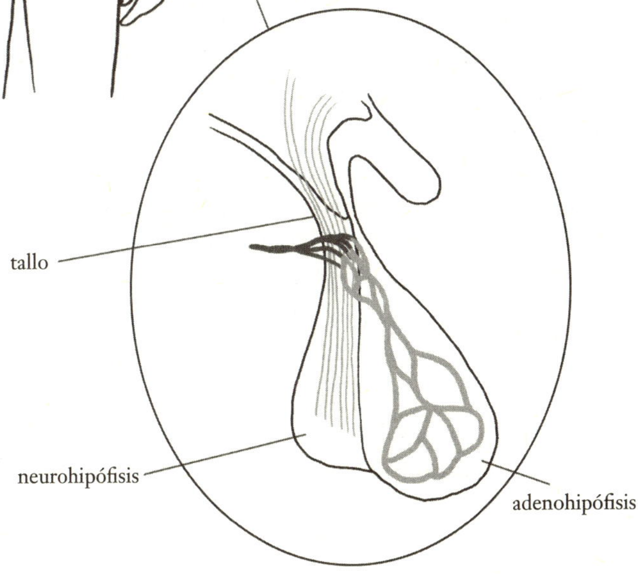

2

El gran salto

La pubertad en niños pequeños

La mañana de la Nochevieja de 2010 me desperté feliz con el primer estruendo de petardos en las calles. Ha sido un año estupendo, soy feliz con mi mujer, nuestro tercer hijo está en camino y acabo de empezar mi formación como internista-endocrinólogo en Ámsterdam. Parece que la vida nos sonríe. Me acerco a nuestro hijo de dos años, que yace en la cama pálido y gime suavemente: «Ay, la barriga, ay.» Los últimos meses no ha comido bien y se despierta empapado de sudor por las noches, pero no nos habíamos preocupado. Sin embargo, ahora, cuando lo levanto de la cama, noto un bulto duro justo bajo el arco costal derecho. Primero me digo que son imaginaciones mías (nunca se lo había notado), y ocho horas más tarde es como si nos hubiésemos precipitado al vacío. Diagnóstico: cáncer de hígado infantil con metástasis. Hay pocas probabilidades de que sobreviva al próximo año.

Durante los días siguientes, no me quito de la cabeza una línea de *El rey de los elfos* de Franz Schubert, una pieza musical basada en el poema homónimo escrito por Goethe en 1782: un padre quiere llevar a su hijo enfermo al médico y cabalga con él toda la noche mientras el hijo, cada vez más grave, delira y dice que el rey de los elfos intenta llevárselo al reino de los muertos:

Mein Vater, mein Vater, jetzt fasst er mich an!
Erlkönig hat mir ein Leids getan!

(¡Padre mío, padre mío, ahora me toca!
¡El rey de los elfos me ha herido!)

Los meses siguientes fueron muy estresantes para nuestra familia. Estuvimos día y noche en el hospital UMC de Ámsterdam y apenas pegamos ojo. Nuestro hijo tuvo que someterse a un trasplante de hígado con un trozo de mi propio hígado, lo cual supuso una dura operación en Bruselas para ambos. En resumen, las hormonas del estrés corrieron como locas por nuestros cuerpos.

Por suerte, nuestro hijo superó la enfermedad, pero nuestra hija menor estuvo expuesta a altas concentraciones de cortisol, la hormona del estrés, durante esos casi cinco meses que estuvo en el útero. Aunque no estamos muy seguros de los efectos que esto pueda tener a largo plazo, en sus primeros tres años de vida pasamos muchas noches en vela, porque enseguida se reveló como una niña muy asustadiza que se irritaba con facilidad. Aunque ahora también está perfecta, tiene que prestar más atención a lo que come porque engorda mucho más deprisa que el resto de la familia.

Esto se debe probablemente a un mecanismo denominado «cambio epigenético»: la exposición a la hormona del estrés cortisol en una edad temprana provoca que ciertos genes queden regulados de forma diferente durante el resto de la vida.[1] Algunas de nuestras hormonas tienen este poderoso efecto; los genes en sí no cambian, pero funcionan peor, lo cual empeora la salud.

Los efectos de las fluctuaciones hormonales durante el embarazo pueden tener consecuencias duraderas en el cuerpo y el cerebro del bebé, que aún se está desarrollando.[2] El estrés crónico grave durante el embarazo (como durante catástrofes naturales o guerras) puede causar daños irreversibles en el desarrollo neurológico de los fetos: recordemos a los niños nacidos en el Invierno del Hambre. Lo que conocemos como periodo crítico de desarrollo del niño coincide con el periodo en que el nivel de hormonas del estrés es más elevado en la sangre de la madre.

Y como estas hormonas afectan a nuestro sistema inmunitario y a nuestro cerebro, vemos sus efectos reflejados en muchos de nuestros comportamientos físicos y mentales. Esto puede manifestarse de muchas maneras a lo largo de la vida. Por ejemplo: menor capacidad de concentración, ansiedad (miedo al fracaso), peor funcionamiento general y tal vez incluso esquizofrenia. En un amplio estudio de población que se efectuó en Dinamarca sobre 1,3 millones de bebés nacidos entre 1973 y 1995, los investigadores descubrieron una relación entre el estrés grave y el duelo intenso en el primer trimestre del embarazo (como la muerte de un ser querido u otro trauma) y un aumento de las malformaciones y los partos prematuros.[3]

Otro estudio demostró que el estrés emocional en mujeres embarazadas sanas también perjudica el desarrollo motor y cognitivo de sus hijos de dos años.[4] Por desgracia, no podemos predecir en qué casos las fluctuaciones hormonales en las primeras fases del desarrollo en el útero provocarán problemas y en cuáles no, ya que se trata de un tema extremadamente complejo. Pero en general podemos afirmar que cuanto más temprano y más intenso se presente este cóctel hormonal, mayor es su impacto. Por tanto, las hormonas pueden influir en nuestro futuro de un modo que casi parece ciencia ficción.

En este capítulo encontrarás más información sobre el efecto a largo plazo de las hormonas en niños pequeños, y especialmente los efectos que las hormonas sexuales tienen sobre su organismo. Veremos que los niños pequeños ya afrontan una tormenta hormonal en los primeros cuatro años de vida, y lo que esto puede significar tanto para su físico (apariencia, fertilidad) como para el aspecto psicosocial (comportamiento). También explicaré lo que puede ocurrir en caso de exposición excesiva a hormonas a una edad temprana, ya sean hormonas procedentes del propio cuerpo o del exterior, que lleguen a través de los alimentos, los juguetes o los pesticidas.

Minipubertad y pubertad precoz

En 1977, la física estadounidense Rosalyn Yalow ganó el Premio Nobel de Fisiología o Medicina por el desarrollo del radioinmunoensayo (abreviado RIA), una nueva técnica para determinar la cantidad de una sustancia determinada en la sangre.[5] Sus investigaciones dieron un gran impulso a varios campos de la medicina, entre ellos la endocrinología: de repente era posible medir con precisión las concentraciones de hormonas en la sangre y detectar fluctuaciones hormonales internas que pasaban desapercibidas con las técnicas antiguas.

Esto dio lugar a un importante descubrimiento: que la cooperación hormonal entre el cerebro y los órganos sexuales ya se inicia en etapas muy tempranas (desde una semana después del nacimiento hasta aproximadamente los dos años de edad).[6] Durante este periodo se inicia la producción de hormonas como la testosterona y el estradiol: un fenómeno que antes sólo conocíamos en la pubertad. Y todavía es más sorprendente la intensidad de esta actividad hormonal. Aunque los testículos de un bebé son veinticuatro veces más pequeños que los de un varón adulto, ¡pueden llegar a producir los mismos valores hormonales! En el caso de los bebés niña, el crecimiento de los folículos en los ovarios también provoca una llegada de estradiol a la sangre, de modo que se produce una tormenta hormonal similar a los niveles que registran las mujeres adultas cuando se desprende un óvulo.

Por naturaleza, esta «tormenta hormonal» se desarrolla de forma diferente en niñas y niños. En los niños, las hormonas masculinas aumentan de forma constante hasta alcanzar su punto más alto alrededor de los seis meses, y después tardan el mismo tiempo en volver a los valores bajos característicos. En cambio, en las niñas se observa un patrón cíclico en la producción de hormonas, como también ocurre más tarde durante la menstruación. En general, las hormonas femeninas se disparan durante la primera semana de vida del bebé niña (cuando se produce una caída brusca de las hormonas maternas en la sangre) y a los dos años. Los niveles más elevados de estrógenos se registran en torno a los seis meses; en algunos casos poco frecuentes, estos niveles tan altos siguen presentes hasta que la niña cumple tres o cuatro años.

¿Cómo se explica esta tormenta hormonal? Casi cincuenta años después de que se descubriera, aún sabemos bastante poco sobre este circo hormonal en los recién nacidos. La producción de hormonas sexuales a una edad muy temprana hace pensar en una prueba de funcionamiento: quizá el organismo quiere asegurarse de que el sistema reproductor funciona antes de empezar a dedicar energía a otros procesos de desarrollo. Sería de esperar que estos altos niveles hormonales provocaran las características típicas de la adolescencia, pero a los bebés no les sale pelo (púbico) de repente ni se les llena la cara de granitos. Sin embargo, a veces sí se vuelven «respondones». Por eso los investigadores lo llaman «minipubertad»: un periodo relativamente corto (dos años) con cambios externos mínimos provocados por un proceso de producción hormonal similar al de la pubertad.[7] Es algo que forma parte del desarrollo de una persona sana, y en la mayoría de los niños, los picos hormonales internos no son visibles externamente, en parte porque su sistema nervioso y otros órganos aún no han madurado lo suficiente para responder a esta producción hormonal.[8]

No es infrecuente ver hinchazón de uno o ambos pechos en niños y niñas poco después de nacer. Esto suele ocurrir en combinación con un pequeño sangrado conocido como *spotting* («mancha», en inglés), una pequeña pérdida de sangre procedente del útero de la niña.[9] En las últimas semanas del embarazo, los niveles de prolactina de la madre alcanzan su nivel máximo, y la placenta contiene concentraciones elevadísimas de estrógenos. Después del parto, las hormonas maternas en la sangre del bebé descienden repentinamente, por lo que el bebé puede presentar una pequeña pérdida vaginal. Esto es menos habitual en bebés prematuros. Esta pérdida es inofensiva, y lo mismo ocurre con la hinchazón de los pechos, que suele acabarse a las doce semanas del parto, cuando desaparece el suministro hormonal de la madre.[10]

En aproximadamente el 15 % de las niñas, el desarrollo mamario vuelve a ser visible en una fase posterior; entre los seis y los veinticuatro meses.[11] No es casualidad que este pico coincida con el periodo de minipubertad femenina, cuando los estrógenos se disparan. Esta minipubertad exagerada quizá esté causada por la presencia de algún desencadenante externo que hace que el cuerpo (preparado con la hormona materna estrógeno) se pase de la raya. Entonces sí aparecen las características físicas de la pubertad, como el crecimiento de los senos, sangrados vaginales e incluso síntomas del síndrome premenstrual (SPM).

No está claro qué provoca que la tormenta hormonal remita en la mayoría de los niños pequeños; es posible que sea por influencia de la epífisis, una glándula hormonal situada en el centro del cerebro que, aparte de regular los ritmos de sueño-vigilia, parece estar implicada en la supresión de la producción de hormonas sexuales hasta que llega la pubertad.[12] ¿Podría esta glándula esconder la clave de nuestro comportamiento?

Según René Descartes, sí: hace cuatrocientos años, este filósofo francés afirmó «*Cogito ergo sum*» («Pienso, luego existo»), indicando que el cuerpo influye en nuestro pensamiento y viceversa. Mucho antes de que se hablara de «hormonas» y «minipubertad», ya llegó a la conclusión de que la epífisis alberga el alma de nuestro cuerpo y controla nuestro funcionamiento mental y físico.[13] Pero bueno, la Madre Naturaleza tiene excepciones a la regla, por supuesto. Una ocurre cuando el organismo de los niños pequeños no consigue mantener las hormonas sexuales bajo control y la pubertad se inicia demasiado pronto.

El término *pubertas praecox* puede sonar a hechizo de Harry Potter, pero significa simplemente «pubertad precoz». A diferencia de la minipubertad, la pubertad precoz no es inocua. En las niñas, la pubertad se considera precoz si su cuerpo inicia el desarrollo hormonal de la pubertad antes de los ocho años; en niños, el límite es de nueve años. Por razones que desconocemos, la pubertad precoz es casi diez veces más habitual entre las niñas que entre los niños.[14] La mayoría de estas pacientes tienen seis o siete años, pero de vez en cuando hay alguna más pequeña, como la británica Hayley Smith, que menstruó por primera vez a los tres años y poco después desarrolló otros rasgos propios de la pubertad, como olor corporal intenso, pelo graso y cambios de humor. A los seis años ya llevaba sujetador.[15]

Cuando se observan estos síntomas en niños de tan corta edad, es importante determinar la causa: ¿se trata de la minipubertad (inofensiva), o de una pubertad precoz (enfermedad), por ejemplo debida a un tumor que produce hormonas? En general, la prueba concluyente es la de la muñeca, una resonancia magnética que permite determinar la edad ósea. Esto es importante porque la pubertad precoz tiene consecuencias de largo alcance. Si el estirón empieza demasiado pronto, afecta a la maduración de las células de los huesos y de los cartílagos de crecimiento (la parte cartilaginosa de los huesos donde se produce el crecimiento longitudinal); a menudo, cuando esto ocurre, las personas afectadas quedan más bajitas porque su periodo de crecimiento total ha sido más corto. En combinación con un aumento de peso (derivado del hecho de que se sigue comiendo y haciendo ejercicio con normalidad), esto puede provocar proporciones corporales anormales. Pacientes como Hayley siguen teniendo dificultades para mantener un peso saludable años después.

Y además de efectos físicos, una pubertad precoz de estas características tiene consecuencias psicosociales: empeora el rendimiento escolar, y la probabilidad de que los niños con pubertad precoz consuman drogas es mayor que entre sus compañeros sanos. Además, sufren porque se desvían de la norma, se sienten avergonzados y solos.

Por suerte, la cosa tiene remedio. En casi todos los casos, la pubertad precoz se trata administrando las mismas inyecciones hormonales que se utilizan para inhibir la pubertad en los niños transexuales (véase el capítulo 4). Así, la medicina ha encontrado una varita mágica que interrumpe temporalmente la producción de hormonas hasta que a una edad más avanzada se dejan de administrar esas inyecciones y la película de la pubertad se reanuda automáticamente desde donde se había pausado.

Alteradores hormonales

¿Cuáles son esos desencadenantes que disparan de tal modo los niveles hormonales durante la minipubertad o la pubertad precoz? Como he explicado antes, el desequilibrio hormonal puede venir del interior del cuerpo, pero también de fuera. La alimentación es uno de los factores que pueden provocar esta desregulación.

Hace varios años, los pediatras turcos advirtieron de que no hay que ser demasiado generoso con el té de hinojo a una edad demasiado temprana:[16] debido a su efecto relajante sobre el tejido muscular, es un remedio casero muy conocido en la cultura turca para los cólicos intestinales y otros malestares de los bebés. A las madres neerlandesas también se les suele recomendar usarlo: una página web de consejos de crianza lo incluye en el apartado «alivio de los dolores de barriga» como una opción adecuada. Sin embargo, no todo el mundo sabe que el hinojo contiene anetol, un estrógeno vegetal. Según observaron los investigadores turcos, un exceso de hinojo eleva los niveles de estrógeno, lo que puede provocar que crezcan los pechos. Afortunadamente, los pechos de los niños estudiados volvían a la normalidad cuando el hinojo desaparecía del menú.

Además de los productos nutricionales, también son populares ciertos productos «naturales» para el cuidado de la piel que pueden provocar crecimiento mamario en los niños pequeños. En Australia, por ejemplo, se dio el caso de una niña a la que le crecieron los pechos debido al uso excesivo de productos de cuidado personal a base de lavanda.[17] Internet está lleno de consejos bienintencionados para las madres jóvenes, pero no mencionan que el aceite esencial (parecido a la lavanda) puede tener un efecto a nivel hormonal ¡e incluso provocar el crecimiento de los pechos! (Aunque para llegar a este punto, hay que usar cantidades ingentes.) Así pues, estos productos son saludables siempre que se utilicen con moderación.

Se sabe desde hace tiempo que las plantas contienen sustancias similares a las hormonas, los fitoestrógenos, que se dividen en flavonas (en la soja), cumestanos (en la alfalfa) y lignanos (en las semillas de lino). Tanto el Antiguo como el Nuevo Testamento mencionan estas plantas, que comían las personas que no querían consumir carne. Actualmente hay mucha controversia sobre las ventajas y desventajas de estos sustitutos de la carne ricos en proteínas; lo comentaré más adelante. Su uso diario prolongado puede aumentar considerablemente los niveles de estrógenos en la sangre de los niños pequeños.

La literatura médica vincula el crecimiento de los pechos de los niños pequeños a los productos de lactancia a base de soja, a las legumbres y al consumo de carne.[18] La carne no contiene estrógenos vegetales, pero puede estar contaminada si el ganado ha recibido inyecciones hormonales,[19] cosa que se hace a veces para aumentar el rendimiento de una explotación ganadera; sin embargo, para la personita que come esta carne, esto es perjudicial, y por eso en Europa está prohibido inyectar hormonas al ganado. Un aumento repentino del uso de estas sustancias provocó una auténtica epidemia de crecimiento de los pechos en bebés de varios países, como Puerto Rico e Italia, a finales de la década de 1970.[20, 21] Se descubrió que los alimentos a base de carne de vacuno contenían niveles extremadamente altos de dietilestilbestrol (DES), una sustancia mala (y actualmente prohibida) similar al estrógeno que se añadía a los piensos para evitar que las vacas sufrieran abortos y acababa en el organismo humano. Gracias a las advertencias claras y públicas de médicos e investigadores, la normativa se endureció rápidamente.

Aun así, todavía se dan casos de desarrollo precoz de los pechos. En algunos países (Turquía, Dinamarca, Francia y Hungría), cada vez vemos más niños pequeños con crecimiento mamario.[22] Varios investigadores creen que hay una relación entre los cambios físicos de estos niños y nuestra dieta moderna: menos pan y patatas, más bombas de proteínas vegetarianas y todo tipo de cereales. En los últimos años, en los Países Bajos el consumo de legumbres (sobre todo soja) ha aumentado más de un 30 % como alternativa a la carne.[23] Los defensores de la soja suelen señalar la larga esperanza de vida de Japón y otros países asiáticos como prueba irrefutable de que el consumo de este producto es inocuo. Sin embargo, se suele pasar por alto la dosis: una japonesa media come diariamente una cantidad muy inferior por kilogramo de peso corporal que una mujer occidental. Además, en los países asiáticos, la soja se suele consumir fermentada, en forma de miso, *natto* y *tempeh*, que son sustancias bioquímicamente diferentes. Además, en Occidente podemos estar ingiriendo mucha más soja de lo que pensamos, ya que se añade a productos procesados como los sustitutos vegetarianos de la carne, y además, los residuos de la soja procesada (torta de soja) son una de las principales fuentes de proteínas para cerdos y aves de corral. Mientras no estemos seguros de que estos disruptores endocrinos naturales son inofensivos para nuestra prole,[24, 25] más vale andarse con cautela. Existen estudios que indican que los productos de soja (incorporados a los preparados para lactantes) influyen en el desarrollo del cerebro infantil.[26]

A primera vista, puede extrañar que no lo sepamos, pero según investigadores como Theodora Colborn (véase la pág. 71) esto se debe en parte a lo difícil que resulta investigar los efectos de los disruptores endocrinos. Entre el momento en que el organismo se expone a una sustancia y sus efectos (visibles) pueden pasar décadas; además, no todas las personas expuestas a una sustancia padecen sus efectos. De todos modos, lo cierto es que, dado que en el útero y durante los primeros años de vida el sistema hormonal aún se está desarrollando, bebés y niños pequeños corren más riesgos si sus madres o ellos mismos están expuestos a ella.

El efecto de las sustancias químicas en nuestras hormonas

Theodora Emily («Theo») Decker Colborn (1927-2014) está considerada la pionera del siglo pasado en lo que respecta a la investigación de los disruptores endocrinos. Para ello se inspiró en gran medida en el trabajo de Rachel Carson.

Durante sus estudios de doctorado adquirió muchos conocimientos sobre farmacia, ecología, zoología y toxicología.

En la década de 1980 observó problemas reproductivos y de desarrollo en varias especies animales,[27] y demostró que habían estado expuestos a altas concentraciones de fitohormonas y sustancias sintéticas como pesticidas, insecticidas, y sustancias jabonosas y plásticas como el PFAS. Esto le permitió llegar a la conclusión de que estas sustancias pueden penetrar en los seres vivos, es decir, tanto en los animales como en las personas. Aunque la dosis de disruptores endocrinos en nuestro entorno o en los alimentos sea baja, puede provocar problemas físicos muy graves a largo plazo, como el efecto antes mencionado sobre la calidad del esperma en los hombres.

Según los cálculos de Colborn, teniendo en cuenta la mayor esperanza de vida, deberíamos haber asistido a un aumento de los trastornos endocrinos y (auto)inmunitarios desde la década de 1970, algo que parecen confirmar estudios recientes. Pero ya hablaremos más de todo esto en el capítulo 7.

Gracias a los esfuerzos de Colborn y otros investigadores, ahora los posibles riesgos de los disruptores endocrinos ambientales están en la agenda de entidades importantes como la Organización Mundial de la Salud (OMS) y la Unión Europea. Éstas cuentan con equipos especiales que estudian los efectos a largo plazo en personas, animales y ecosistemas.

Además de los disruptores hormonales vegetales, existen sustancias químicas que afectan al equilibrio hormonal. Actualmente ya sabemos que los contaminantes ambientales presentes en los plásticos, los productos cosméticos, las pinturas y los pesticidas alteran el equilibrio hormonal de las personas: son los famosos plastificantes.[28] Estas sustancias hacen que el caucho y el plástico (por ejemplo, la tetina de un biberón) sean flexibles y maleables.

A principios de este siglo, desde Alemania ya se advertía de las consecuencias negativas que tendría la moda de los escubidús para la salud:[29] resultó que estas pulseras de plástico contenían niveles excepcionalmente altos de plastificantes (ftalatos). Estas sustancias pueden entrar en nuestro organismo a través de la inhalación, la piel y la boca (mordisqueándolos, por ejemplo).

Hace unos siglos, el médico suizo Paracelso ya estableció que la toxicidad no depende de la sustancia en sí, sino de la cantidad que absorbe el cuerpo. A menudo, este tipo de sustancias sólo son nocivas en cantidades importantes, y los ftalatos son menos potentes que los estrógenos propios de nuestro organismo, pero aun así hay que saber que una acumulación de varios disruptores hormonales puede tener un impacto significativo. Y los plastificantes no sólo se encuentran en el plástico.

Un estudio realizado en 2013 entre niñas que vivían en una zona industrial francesa y estaban expuestas a distintas sustancias químicas demostró que sus niveles de estrógenos eran muy superiores a los de las niñas que vivían en otros entornos más saludables.[30] Debido a esos altos niveles de estrógenos se les desarrollaban los pechos a una edad temprana. Los investigadores incluso describieron a una niña de cuatro meses con pechos de tamaño casi adulto: en el granero de la granja de su padre había tantos pesticidas (DDT) que su cuerpo no sólo tenía cinco veces más estrógenos de lo normal, sino que ya había sufrido hemorragias vaginales tres veces. Sus padres también tenían problemas; al parecer, su libido había disminuido considerablemente.[31]

Las hemorragias vaginales y el desarrollo de los pechos remiten por sí solos una vez que las sustancias externas desaparecen, pero desconocemos los efectos de éstas a largo plazo.[32]

Debido a su sensibilidad, los lactantes son como el canario en la mina de carbón de las hormonas. Los niños pequeños son más susceptibles a estos fenómenos, no sólo porque tienden a explorar su entorno lleno de plástico con la boca, sino también porque su hígado y sus riñones (órganos cuya función es eliminar toxinas) aún no están completamente desarrollados. Además, en comparación con los adultos, los bebés ingieren una gran cantidad de líquidos y alimentos, lo que les hace vulnerables, y tienen relativamente más masa grasa, que es donde suelen acumularse estos disruptores hormonales. Desde ahí, se van liberando lentamente, por lo que la exposición es más prolongada. Partiendo de los conocimientos que tenemos y, sobre todo, de lo que no sabemos sobre las consecuencias a largo plazo,[33] más vale ser cautelosos hasta que futuros estudios nos aporten más claridad.

Problemas de fertilidad en los varones

El equilibrio de las hormonas sexuales también es importante para que los bebés varones se desarrollen saludablemente. Como en el caso de las niñas, los déficits o excedentes de testosterona o estrógenos tienen consecuencias (importantes). Por ejemplo, los niños a los que no les bajan los testículos tienen un mayor riesgo de sufrir pro-

Las «paradas de los monstruos» de las ferias

Otra anomalía hormonal congénita, mucho más rara, que se da en niñas muy pequeñas es un exceso de testosterona del propio organismo, es decir, una producción excesiva de hormonas masculinas en lugar de femeninas. En los siglos XVIII, XIX e incluso XX, estas niñas acababan convertidas en atracciones de ferias y circos, donde se exhibían públicamente por su peculiar aspecto en las «paradas de los monstruos». *El gran showman* es una película biográfica de P. T. Barnum, propietario de un circo estadounidense del siglo XIX que debió gran parte de su éxito a que exhibía personas con trastornos hormonales peculiares. La estadounidense Annie Jones Elliot ya formaba parte de la colección de curiosidades de Barnum a los nueve meses.[34] Nació con la cara y el cuerpo cubiertos de vello, lo que le valió el apodo de «niña Esaú», una referencia bíblica al hijo cubierto de pelo de Isaac y Rebeca. A los pocos meses de vida, Annie Jones ya tenía bigote, y a los cinco, barba completa. Es posible que padeciera el síndrome adrenogenital (véase también la historia de la primera papisa, en la pág. 42).

Otros ejemplos mundialmente famosos son la mexicana Julia Pastrana y Krao Farini, de Laos,[35, 36] cuyos nombres artísticos —«la mujer mono» y «el eslabón perdido» (entre el hombre y el mono)— hacen referencia a la presencia de características masculinas exageradas. La base científica de sus síntomas no se descubrió hasta años más tarde: resultó que producían enormes cantidades de testosterona. Esto suele estar causado por el mal funcionamiento de órganos hormonales como las glándulas suprarrenales y los ovarios.

A pesar de que el conocimiento sobre estos trastornos era cada vez mayor (y el misterio cada vez menor) y este tipo de exhibición suscitaba cada vez más críticas, en el año 2007 todavía hubo un proyecto fotográfico titulado *The L. A. Circus Congress of Freaks and Exotics.*[37] Y más recientemente, el *reality* de televisión británico *The Hou-*

se of *Extraordinary People* reunió a una multitud de espectadores fascinados. Sin embargo, actualmente ya no hay circos de este tipo: las valientes mujeres barbudas como Harnaam Kaur (cuyo vello facial se debe a una producción exagerada de testosterona en los ovarios) consiguen fama a través de las redes sociales.[38]

blemas de fertilidad. En general, los dos testículos bajan al escroto aproximadamente un mes antes del nacimiento, pero más o menos uno de cada veinte niños nace sin que le haya bajado uno o ambos testículos. Esto se denomina *criptorquidia*, que significa «testículos ocultos» en griego.[39] Esos testículos suelen esconderse en lugares predecibles del abdomen y la ingle, así que es bastante fácil detectarlos y rectificarlo con cirugía. Es importante hacerlo pronto, porque las células testiculares son especialmente sensibles a la temperatura, y por eso el lugar idóneo para su desarrollo es el escroto, que está fuera del cuerpo y a una temperatura más baja. Esto no sólo favorece la calidad del esperma, sino que también sirve para evitar un crecimiento descontrolado: en la cavidad abdominal, a mayor temperatura, el testículo se sobrecalienta y aumentan las probabilidades de crecimiento maligno. Por eso, este procedimiento quirúrgico se adelanta cada vez más; hoy en día, a veces se hace ya en el primer año de vida.

Curiosamente, el riesgo de sufrir problemas de fertilidad apenas disminuyó a raíz de esta operación.[40] Por tanto, en el cuerpo de aquellos niños ya pasaba algo antes de que se llevara a cabo esa temprana cirugía reparadora. Al parecer, los testículos ocultos que provocaban una reducción de la fertilidad se derivaban de un problema médico subyacente. Tras años de investigación científica, se descubrió una causa: una mayor exposición a las hormonas femeninas en el útero materno tiene un efecto adverso sobre los niveles de testosterona.[41] La deficiencia de hormonas masculinas durante el embarazo hace que los testículos no desciendan lo suficiente. De hecho, la testosterona es lo que les permite encontrar el camino hacia el escroto.

El origen del término «testículo», por cierto, se remonta a una antigua costumbre romana. En aquella época, cuando dos hombres se hacían una promesa oficial o un juramento mutuo, lo reafirmaban agarrándose los testículos. También era habitual que los hombres que tenían que actuar como testimonios lo hicieran con la mano derecha en el escroto, como señal de que decían la verdad. El término «testículo» deriva de ahí: *testiculus* es el diminutivo de «testigo» en latín.[42] Quien no tenía testículos (como les ocurría a los hombres que habían sufrido una castración, por ejemplo por haber cometido alguna infidelidad), no podía testificar ante un tribunal.

Esta costumbre también aparece en el Antiguo Testamento. Por ejemplo, el libro del Génesis cuenta cómo Abraham le pidió a su más antiguo sirviente que pusiera la mano debajo de su muslo para hacer un juramento. Hay otro ejemplo mucho más reciente. Durante la Segunda Guerra Mundial, los espías británicos intentaron utilizar los conocimientos que se tenían entonces sobre la testosterona y los testículos para suavizar el carácter de Hitler y templar su naturaleza agresiva. Se sabe que Hitler tenía un solo testículo y, por tanto, presumiblemente producía menos testosterona. Los espías discutieron la posibilidad de añadir estrógenos a las comidas del Führer;[43] puesto que los suplementos de estrógenos no tienen ni olor ni sabor, los catadores no se darían cuenta. Por razones que no están claras, el plan no pasó de aquí y la hipótesis británica no llegó a ponerse a prueba, pero por lo que la ciencia nos dice hoy en día, bien podría haber tenido éxito.

¿De dónde sacan los bebés varones este exceso de hormonas femeninas? Ocurre como en el caso de las niñas con pechos: debido a un exceso de señales estrogénicas. Una posibilidad es que la madre embarazada ingiera demasiadas fitohormonas, por ejemplo, a través de los alimentos, pero también hay causas menos evidentes, como la dieta y los factores ambientales. Los contaminantes ambientales se han relacionado con la falta de descenso testicular y con carencias de testosterona.[44] Un estudio español demostró que los niños que vivían en regiones donde se utilizaban más pesticidas eran más propensos a tener los testículos ocultos.[45] Cuando se administraron estas sustancias químicas a animales preñados, se observó que las crías macho tenían más a menudo los testículos ocultos y que en etapas posteriores de la vida eran menos fértiles.

Lo mismo podemos decir sobre los plásticos nocivos, los ftalatos (que, como hemos visto antes, también afectaban a las niñas). Un estudio reveló que las familias que vivían cerca de una fábrica de plástico acrílico en la ciudad fronteriza húngara de Nyergesújfalu tenían más probabilidades de tener hijos con los testículos ocultos. El alcance de estos plastificantes también puede observarse en estudios experimentales con animales: el efecto llegó a constatarse en el 84 % de los animales expuestos, frente a ninguno en el grupo de control.[46]

Por tanto, una alteración del equilibrio de las hormonas masculinas impide que los testículos desciendan al escroto como deberían, de modo que quedan en un entorno demasiado caliente y no pueden producir suficiente testosterona para corregir la situación. Mientras que las hormonas masculinas se disparan en los niños sanos durante la minipubertad, en los niños con criptorquidia permanecen en un nivel bajo.[47]

Estudios realizados con animales de laboratorio a los que se introdujeron los testículos en la cavidad abdominal demuestran lo importantes que son estas células testiculares: en únicamente siete semanas, no sólo se había reducido el tamaño de los testículos, sino también la producción de testosterona.[48] Según se constató, las células de Leydig, que producen testosterona, eran especialmente poco resistentes a este cambio de entorno y temperatura, y esto daba lugar a un cambio perjudicial con efectos a largo plazo, porque la testosterona no sólo se ocupa de que los testículos bajen al escroto, sino que en esta fase también desempeña un papel crucial en la preparación de lo que van a ser los espermatozoides.[49]

Por tanto, la deficiencia de testosterona en los primeros meses de vida reduce significativamente las posibilidades reproductivas. Por ello, en la actualidad los investigadores recomiendan comprobar la presencia de estas importantes células madre mediante una biopsia ya durante la cirugía de recuperación. Que se produzcan demasiado pocas no es un obstáculo insalvable: los valores del organismo se pueden complementar con medicación hormonal, tras lo cual muchas veces el maravilloso sistema reproductor suele acabar encontrando el camino hacia la fertilidad de todos modos.[50]

Las hormonas hacen al niño y a la niña

Como hemos visto, la minipubertad simulada con la ayuda de un poco de hormona masculina adicional da buenos resultados en niños con los testículos ocultos en el abdomen. A los niños que no producen suficiente hormona masculina por otras causas también se les administra un suplemento de testosterona en este periodo temprano. Y funciona: no sólo aumentan sus posibilidades de ser fértiles, sino también el tamaño de sus genitales. A menudo, estos niños tienen el pene poco desarrollado, a veces hasta el punto de resultar irreconocible.[51] Los padres atentos tal vez ya se habrán fijado, ya que si los niveles de testosterona aumentan de forma natural en los primeros seis meses de vida de los hijos sanos, a veces también puede observarse un breve crecimiento del pene.[52, 53]

Por otro lado, aunque todo se haya desarrollado como es debido, la falta de testosterona puede hacer que los genitales externos se encojan. Entonces los testículos retroceden lentamente hacia la cavidad abdominal, el escroto se convierte en un pliegue de piel y el pene se reduce en lugar de crecer. Un tratamiento con testosterona garantiza la recuperación para que todo vuelva a tener un aspecto y un funcionamiento «normales».

Para algunos niños, esta intervención temprana puede evitar una crisis de identidad sexual en etapas posteriores de la vida. Por ejemplo, ahora sabemos que los niños que tienen lo que conocemos como «micropene» (inferior a 1,9 centímetros los primeros meses de vida) a veces cambian su sexo asignado. Un bebé nacido niño puede considerarse niña de repente. A veces, padres y profesionales deben tomar la drástica decisión de extirpar el micropene en las veinticuatro horas posteriores al diagnóstico.

Un estudio realizado en un grupo de estos niños de entre cinco y dieciséis años demostró que, a pesar de haber sido educados como niñas, en la mayoría de los casos más tarde se identificaban como hombres.[54] El hecho de haber estado expuestos a hormonas masculinas ya antes de nacer parece ser el factor decisivo que los hace sentirse chicos[55] y tener intereses que a menudo se etiquetan como típicamente masculinos (daré más información sobre esto en el capítulo 4),[56] independientemente, por tanto, del género asignado con el que los bebés fueran inscritos en el registro civil.

En casos excepcionales, los testículos que no han descendido también pueden causar problemas importantes en las mujeres. Un ejemplo muy conocido es el de la atleta de élite holandesa Foekje Dillema, que a principios de la década de 1950 pudo haber obtenido unos magníficos resultados en la pista de atletismo, especialmente en velocidad, a causa de un equilibrio hormonal distinto, con más testosterona que otras mujeres.[57] En su momento, esto causó un gran revuelo y suscitó dudas sobre su verdadero sexo. Dillema se negó a someterse a un examen físico y la Unión Holandesa de Atletismo acabó suspendiéndola de por vida por «no ser mujer». Abatida, la atleta no protestó, y nunca más volvió a correr. Además, su récord personal en los 200 metros lisos fue anulado. Murió en 2007, después de una vida recluida en la provincia neerlandesa de Frisia.[58] Estudios posteriores sobre su ADN revelarían que biológicamente era tanto mujer como hombre (lo que también se conoce como mosaico genético), y seguramente tenía unos pequeños testículos no descendidos en el abdomen.[59]

Niños contra niñas: comportamiento (en el juego)

Hasta ahora hemos abordado principalmente los aspectos físicos del desequilibrio hormonal en la primera etapa de la vida, pero las hormonas también tienen un gran impacto en nuestro comportamiento, y ese impacto se da en todas las etapas de la vida. Pensemos, si no, en el cambio de comportamiento del adolescente medio. La mayoría de las mujeres también confirmarán que su comportamiento se ve afectado por su ciclo menstrual. Por tanto, no es tan raro que la tormenta hormonal que se produce durante la minipubertad pueda tener efectos drásticos en los niños pequeños,[60] sobre todo si consideramos que la minipubertad se presenta en todo su esplendor durante un periodo de intenso desarrollo cerebral.[61] Coloquialmente lo llamamos «pubertad infantil». Seguro que nos suena a todos: la fase en que los niños parece que estén en contra de todo, el descubrimiento del «no», los «terribles dos». Y aparte del mal comportamiento, parece que el comportamiento estereotipado (niñas con muñecas y niños con coches) también tiene su origen en las hormonas sexuales y la minipubertad.

Como ya he dicho antes, el desarrollo físico de la minipubertad ocurre de forma diferente en los niños que en las niñas, pero también se aprecian claras diferencias a nivel social. Un ejemplo de ese «comportamiento estereotipado por géneros» es que los niños y las niñas juegan de forma diferente: la correlación entre género y preferencia natural por determinadas actividades es aún más evidente.[62] No hay duda de que en gran parte está preprogramada en nuestro cerebro, como explica Dick Swaab en su libro *Somos nuestro cerebro*,[63] pero es muy posible que las hormonas controlen cómo se desarrolla el cerebro durante y después del nacimiento.

Se sabe, por ejemplo, que las niñas pequeñas suelen preferir jugar con muñecas y cocinitas, mientras que a los niños les interesan más los aviones y los juegos de construcción. Por supuesto, esta preferencia no es ajena al entorno y a la gama de juguetes disponibles, pero parece que el esquema mental ya está formado, en parte, por nuestras hormonas. Por eso vemos que las niñas con más hormonas masculinas tienden claramente a jugar más con coches de juguete, por mucho que sus padres las animen a jugar con cosas «típicas de niña».[64] Cómo y con qué juegan los niños pequeños no sólo depende de su producción hormonal en ese momento, sino que incluso puede estar determinado por las fluctuaciones hormonales que experimentaron cuando eran recién nacidos. Por ejemplo, un estudio finlandés demostró que los niños de catorce meses con niveles más elevados de testosterona durante la minipubertad mostraban menos interés por las muñecas, mientras que las niñas con una mayor producción de hormona masculina tenían más probabilidades de sentir fascinación por los trenes de juguete.[65]

Partiendo de la idea de que el crecimiento del pene en los tres primeros meses de vida es indicativo de la exposición temprana a la testosterona, unos investigadores ingleses observaron una relación con un «comportamiento más masculino»: estos niños eran más brutos y aficionados a trepar.[66] Una vez más, el momento en que se producen esos picos hormonales tiene una importancia sorprendente: de hecho, no se pudo detectar ninguna correlación entre el crecimiento de los órganos sexuales una vez superados los tres primeros meses de vida y el comportamiento típico «de niño» más adelante.[67] Por tanto, parece ser que la exposición a las hormonas sexuales sólo influye en el comportamiento y el cerebro durante los primeros meses de vida.

Aparte de la manera de jugar, la curiosidad de los niños pequeños por su entorno también parece radicar en las fluctuaciones hormonales de la minipubertad. La mencionada hormona antimülleriana (AMH, véase el capítulo 1), que los testículos ya producen desde muy pronto para que el feto varón no desarrolle órganos sexuales femeninos, estimula la curiosidad por nuevos entornos. Estudios en macacos han demostrado que las crías macho con más AMH en la sangre son más propensas a irse a explorar (alejándose de la seguridad de la madre) que sus hermanos con menores concentraciones de esta hormona en la sangre, o que sus hermanas, que siempre tienen menos AMH.[68] Esto tiene una explicación biológica: en el mundo animal, los machos a menudo tienen que abandonar el núcleo familiar para formar su propia familia. La estrategia de supervivencia de las hembras es distinta, y por eso invierten más en la interacción mutua con sus congéneres.[69] Eso significa que la tendencia humana de que los chicos rondan por el barrio con sus amigos mientras las chicas charlan en su cuarto con sus amigas podría tener, simplemente, una base hormonal.

Autismo y cociente intelectual

Comprender la minipubertad puede explicar algo más que esas preferencias inocentes: también podría ayudarnos a investigar más a fondo trastornos que son más frecuentes en niños que en niñas, como el autismo. El autismo se asocia a habilidades sociales deficientes y trastornos de la comunicación; todos ellos presuntos rasgos de una excesiva masculinización del cerebro.[70]

Y de hecho, parece existir un vínculo entre una concentración inusualmente alta de testosterona durante la minipubertad y los resultados en los cuestionarios de detección del autismo. Los resultados de un estudio neozelandés indicaron una relación entre el nivel de AMH (e inhibina b, que inhibe la producción de espermatozoides) y el número de rasgos autistas en los varones.[71] La investigación sobre la relación entre la minipubertad y los trastornos específicos todavía está en un estadio muy inicial; debido a la compleja interacción entre el momento de desarrollo y los niveles hormonales, tardaremos en poder consolidar las hipótesis. Pero que el circo de las hormonas sexuales a una edad temprana afecta al cuerpo humano es innegable.

De hecho, hasta el cociente intelectual parece estar relacionado con la minipubertad, según indican estudios a largo plazo en niños con testículos en la cavidad abdominal. Esta deficiencia temprana de testosterona provoca que los genes que intervienen en la memoria y otras funciones cognitivas trabajen peor.[72, 73] Esto explicaría (en parte) por qué los chicos que no pasan la minipubertad (porque no les han descendido los testículos) suelen tener peor rendimiento escolar. Y también se cree que los estrógenos tempranos forman la base del lenguaje[74] y las habilidades comunicativas, y los andrógenos, la visión espacial.[75]

La minipubertad ofrece grandes oportunidades

Dada la gran influencia de la minipubertad, resulta sorprendente que siga siendo un tema tan poco tratado. Si se busca «pubertad» en la literatura científica, menos del 3 % de los artículos tratan sobre los primeros meses y años de vida en los que nuestras hormonas sexuales alcanzan su punto álgido. Y no debería ser así, porque aún queda mucho por investigar en este campo, y saber más sobre él nos vendría muy bien. Es posible que un buen equilibrio en el juego de fuerzas hormonales en esta etapa temprana de la vida tenga un mayor impacto en nuestro desarrollo físico y mental que la pubertad «verdadera», en la que no sólo ya se han formado los órganos sexuales, sino también el cerebro.

El descubrimiento de la minipubertad también ha abierto nuevas puertas para detectar trastornos graves a una edad muy temprana. Por ejemplo, una deficiencia de hormonas sexuales en un recién nacido podría indicar un problema generalizado en la hipófisis. Antiguamente, el mal funcionamiento de esta glándula a veces pasaba desapercibido, lo que provocaba todo tipo de afecciones, a veces incluso mortales. Si los médicos son capaces de reconocer los signos de que la minipubertad no se está produciendo, también podrán detectar y tratar antes los problemas de hipófisis, con lo que se reducirá el riesgo de enfermedad y muerte.

Además de su importancia evidente para la salud de bebés y niños pequeños, saber más sobre la minipubertad también podría contribuir a mejorar el tratamiento de los trastornos de la edad adulta, como los misteriosos problemas de fertilidad persistentes tras el tratamiento quirúrgico en varones con los testículos no descendidos, o algunas enfermedades hormonales (peligrosas) de las personas mayores en las que se da una sobreproducción de hormonas y que también tienen una variante neonatal. Comprender mejor la diferencia entre las variantes en bebés y mayores podría abrir nuevas opciones de tratamiento. En resumen, prestar más atención científica a la minipubertad podría tener un gran rendimiento médico.

¿Y qué podemos hacer mientras tanto los padres de niños pequeños? Las alteraciones hormonales en la primera infancia parecen afectar a tantos aspectos de la vida adulta que tiene sentido hacer un análisis crítico de la dieta y el entorno, por lo menos. Asegúrate de no alimentar a tu hija con demasiado estrógeno vegetal y de que no mordisquee plásticos malos demasiado a menudo, y si a tu hijo no le han descendido los testículos, asegúrate de que lo operen lo antes posible después de nacer.

Si se hace, los años posteriores a la minipubertad parecen ser mucho más tranquilos en lo que a las hormonas respecta. Todavía sabemos muy poco sobre ello, por lo que no se puede decir mucho sobre las fluctuaciones hormonales y los efectos de los disruptores endocrinos en el periodo de los cuatro a los diez años: la calma antes de la tormenta de la verdadera pubertad.

3

Dolores de crecimiento y mariposas en el estómago

La pubertad

Una tarde soleada, Amy entra en mi despacho del ambulatorio del hospital UMC de Ámsterdam. Tiene treinta y dos años y, con un metro noventa de altura, es bastante alta para ser mujer. La envía su marido, que le ha notado cambios en el rostro: a lo largo de los últimos años, la nariz y las orejas le han crecido significativamente, y tiene el mentón más pronunciado que antes. Amy dice que también le han crecido los pies y que tiene problemas para hablar, como si tuviera la lengua más grande. Está muy alarmada, porque no le baja la regla y choca más a menudo con las cosas, como si su ojo derecho no percibiera todo lo que la rodea. Además, tiene problemas en el trabajo: a menudo está tan cansada que le resulta casi imposible terminar la jornada laboral.

Para mí, como endocrinólogo, estos síntomas hacen saltar todas las alarmas. El examen físico y un escáner cerebral confirman mis sospechas: Amy tiene un tumor en la hipófisis, que produce demasiada hormona del crecimiento. La inflamación es tan pronunciada que hace presión contra la hipófisis, que interviene en la reproducción y la gestión de la energía. De ahí vienen todos los síntomas. Es un claro ejemplo de lo perjudicial que puede ser la sobreproducción de hormonas para todo el organismo.

Para Amy, la historia tiene un final feliz: tras una intervención quirúrgica en la hipófisis, sus niveles de hormona del crecimiento recuperan la normalidad. También le vuelve la regla, y hace poco ha dado a luz a un hijo sano.

La enfermedad de Amy no parece el comienzo lógico para un capítulo sobre la pubertad, pero su caso es esclarecedor: el tumor puso en marcha todo tipo de procesos que también tienen lugar durante la pubertad, pero en el caso de los jóvenes ocurren de forma natural y, por tanto, saludable. Los adolescentes crecen por influencia de la hormona del crecimiento. Y el aumento de actividad de las hormonas reproductivas hace que se desarrollen sexualmente y se comporten con más impulsividad.

«La pubertad es como un segundo nacimiento, en el que las funciones más refinadas y sofisticadas del comportamiento humano se van mostrando al mundo poco a poco», afirmó el psicólogo evolucionista Granville Stanley Hall (1844-1924).[1] Durante este periodo, *adolescere* («crecer», en latín) ocupa un lugar central, de ahí el término «adolescencia». Pero pasar de ser un niño a ser un adulto autosuficiente requiere algo más que crecer en altura. Durante la pubertad, el niño también se vuelve fértil y su comportamiento cambia. Probablemente, las hormonas reproductivas y las feromonas desempeñan un papel mucho más importante en nuestra reproducción de lo que pensábamos hasta ahora. Veamos en primer lugar cómo se desarrolla la fertilidad.

El inicio del desarrollo sexual

Por término medio, la pubertad se inicia entre los ocho y los catorce años, pero no siempre ha sido así. El proceso de la fertilidad parece empezar cada vez más pronto.[2] En la década de 1980, la pediatra Marcia Herman-Giddens publicó los impactantes resultados de una investigación que revelaba que los primeros signos de desarrollo del sistema reproductor se hacen visibles cada vez antes, tanto en niñas como en niños.[3, 4] Hacia 1860 la edad media a la que las niñas empezaban a menstruar (como inicio de la pubertad) era de 16,6 años, y hay estudios sobre los siglos XVII y XVIII que demuestran que, en aquella época, era bastante normal no tener la regla hasta los veinte años.[5] Herman-Giddens no fue la primera en advertir un cambio en la edad fértil y atribuirlo a los cambios en la dieta, la exposición a la contaminación ambiental y los productos químicos, por no hablar de los altos niveles de estrés social. ¿Qué factores influyen realmente en el inicio de la pubertad? Llevamos siglos preguntándonoslo.

El filósofo griego Aristóteles (siglo IV a. C.) ya insinuó en uno de sus textos más importantes, *De partibus animalium*, que trata de la reproducción en los animales, que se puede influir en el momento de la fecundidad en los seres humanos.[6] De hecho, a diferencia de hoy, durante mucho tiempo el retraso de la madurez se consideró un problema. Se creía que, para adelantar su madurez, las mujeres debían hablar con hombres, besarlos o participar en actividades sexuales. El científico británico Francis Bacon sugirió hace casi cuatro siglos que para acelerar la madurez se necesitaba «calor interno»: la madurez precoz era una consecuencia de una temperatura ambiente cálida. ¿En qué se basaba? En España y Turquía, a las chicas les venía la regla antes que en los Países Bajos o Suecia. El médico del siglo XVII Georg Friedrich Rall habría estado de acuerdo con él, porque había observado que las prostitutas menstruaban a una edad más temprana; su teoría era que tenían un «temperamento más cálido» porque siempre estaban rodeadas de hombres.[7]

De momento, que la temperatura corporal realmente acelere el inicio de la pubertad no pasa de teoría. Sí sabemos, sin embargo, que en los últimos siglos nuestra temperatura corporal media ha disminuido aproximadamente medio grado.[8] Por otro lado, el trabajo físicamente duro también retrasa la primera menstruación. Las mujeres de los siglos XVII, XVIII y XIX que realizaban trabajos físicos pesados y tenían menor peso corporal a menudo empezaban a menstruar más tarde que sus congéneres bien alimentadas de las clases sociales más altas.[9]

En el siglo XVIII, el filósofo y escritor francés Jean-Jacques Rousseau sostenía que el contacto directo con el sexo opuesto no era necesario: la literatura o la música románticas también podían acelerar la menstruación. El sector ganadero le habría dado la razón: de hecho, se suele añadir un macho tanto a los rebaños de ovejas o a las piaras de cerdas para inducir su fertilidad. Para ello, el contacto físico es innecesario: las feromonas hacen su trabajo por vía aérea, como hemos dicho antes.[10]

Las feromonas también fueron objeto de un estudio de la psicóloga Martha McClintock en 1971. McClintock se topó con la «sincronización menstrual», el fenómeno de que los ciclos menstruales de mujeres que viven muy juntas se sincronizan por influencia de las feromonas.[11] A pesar de que su interpretación de los resultados suscitó muchas críticas, las feromonas saltaron al primer plano de la prensa no especializada. Estudios posteriores demostraron que el líquido inodoro de las axilas de la fase fértil del ciclo de las mujeres influía en los valores hormonales de otras mujeres.[12, 13] El hecho de que a menudo las mujeres de un mismo hogar menstrúen al mismo tiempo, aunque no esté demostrado científicamente al cien por cien, puede resultar reconocible para las lectoras.

Además de las feromonas y la temperatura ambiental, la salud también influye en el inicio de la pubertad. En el pasado, cuando estallaban guerras en cada generación y no había un supermercado lleno de comida a la vuelta de la esquina, el hecho de que los humanos pudieran reproducirse significaba que tenían suficiente para comer (recordemos a los monos del capítulo 1).

Bach y el inicio cada vez más temprano de la pubertad en los varones

Se ha escrito mucho sobre la edad a la que las niñas menstrúan por primera vez y comienza su maduración hormonal, pero ¿qué pasa con los chicos? Durante años, no se supo. Hasta que en la década de 1960, al historiador médico S. F. Daw de la Universidad de Oxford se le ocurrió investigar en un lugar inesperado: entre los alumnos de Johann Sebastian Bach.[14] Este famoso compositor barroco alemán trabajó entre 1723 y 1750 en la Thomasschule de Leipzig, donde tuvo varios coros de niños a su cargo. Este internado se tomaba muy en serio la actividad musical de sus alumnos, y guardaba registros precisos de qué estudiantes formaban parte de las voces altas y las voces bajas. Daw descubrió que se los asignaba a unas u otras según cuándo les cambiaba la voz. Los sopranos aún no habían llegado a ese punto, mientras que los contraltos estaban en transición, y los tenores y bajos lo habían superado.

El cambio de voz no se puede considerar el inicio de la pubertad, pero sí nos da una indicación de la edad media en que ocurría: entre los 16 años y medio y los 17 años. Cuando Daw publicó su estudio (1970), a los chicos ingleses les cambiaba la voz a los 13,3 años (y la pubertad empezaba todavía antes), mientras que a principios del siglo XVIII, ocurría a los dieciocho. Esto podría indicar que en los niños la pubertad también empieza cada vez más temprano, como en las niñas.

Así pues, hay bastantes factores que afectan a nuestro complejo sistema hormonal, de modo que resulta difícil determinar qué papel desempeña cada uno en la pubertad precoz.

Hormonas a tope y edad del pavo

En la pubertad no sólo cambia el cuerpo, sino también el comportamiento. El catedrático amsterdamés Jelle Jolles ayuda a los padres a tratar con sus adolescentes en su libro *Het tienerbrein* («El cerebro adolescente»)[15] en el que hace un firme llamamiento a crear condiciones para el crecimiento personal que permitan a los adolescentes tener experiencias dentro de unos límites establecidos. Su consejo es que los padres no deben actuar como un árbitro, sino como un entrenador que comenta e inspira. Y que no hay que dejar de hablar nunca con los hijos, aunque a veces parezca una conversación unidireccional.

Es lógico que lo más conocido de la pubertad sea el comportamiento típico de los jóvenes adultos: de hecho, los años de la adolescencia van acompañados de una bomba de hormonas sexuales, con la testosterona y los estrógenos en particular causando estragos en los cuerpos de los adolescentes. Granos, cambio del olor corporal (¡sudor!), crecimiento repentino de la barba, labilidad emocional y no saber muy bien qué hacer con las extremidades desproporcionadas (por no hablar de las primeras eyaculaciones nocturnas). ¿A quién no le suena? Con tantas hormonas hiperactivas, la pubertad no es un periodo precisamente fácil, pero como todos los procesos naturales, estos altibajos tienen una función importante para el desarrollo del cerebro y el resto del cuerpo.

La pubertad es el periodo en el que «maduras» sexualmente. En el cuerpo de las chicas, los estrógenos estimulan el desarrollo mamario y la menstruación, mientras que en los chicos, la testosterona desencadena el crecimiento de la barba y la producción de esperma y masa muscular. La Madre Naturaleza sigue considerando que tener hijos y criarlos es una de las principales misiones que tenemos en nuestra vida aquí en la Tierra; por tanto, es esencial que la persona esté preparada tanto física como mentalmente para asumir tareas de mayor responsabilidad. Como no todas las partes del cerebro pueden desarrollarse al mismo ritmo, durante la pubertad se produce un desequilibrio: las actividades del «centro de recompensa» emocional (sistema límbico) y de los «centros de planificación» racional (córtex prefrontal) no están en armonía. En resumen: la racionalidad es menos activa que la emoción, y cuanto más separadas estén, más impulsivo y arriesgado será el comportamiento del adolescente.

La impulsividad es una cuestión interesante para muchos investigadores. En el documental *Braintime* (2016), la psicóloga del desarrollo Eveline Crone se pregunta cómo es posible que el desarrollo del cerebro implique hacer «cosas estúpidas».[16] Decantarse por la gratificación a corto plazo y las elecciones ilógicas no es exclusivo de los adolescentes, por supuesto, pero la adolescencia sí es el periodo en el que pueden surgir problemas de adicción.

Según parece, aquí las hormonas también tienen mucho que ver, porque más testosterona en la sangre (tanto en chicos como en chicas) estimula aún más el centro de recompensa, ya activo de por sí. Además, la testosterona empeora la calidad de la conexión entre la glándula cerebral implicada en la detección del peligro y la región del cerebro que ayuda a tomar decisiones.[17] Un estudio estadounidense, por ejemplo, descubrió que las adolescentes (de entre diez y catorce años) asumen más riesgos financieros cuanto mayores son sus niveles de testosterona en sangre.[18] En otro estudio, se administró testosterona adicional a hombres adultos y se descubrió que eran más propensos a tomar decisiones sin fundamento que a tomar decisiones bien meditadas que los hombres del grupo de control.[19]

La tendencia a correr riesgos, experimentar con el alcohol y las drogas y otros comportamientos «socialmente indeseables» entre los adolescentes se debe en parte a ese aumento de la testosterona. La testosterona tiene un impacto enorme: hay estudios que demuestran que, incluso durante el embarazo, la exposición a la testosterona tiene consecuencias de gran alcance. Cuanto más alto es el nivel de testosterona en el feto, más riesgos (financieros) se tiende a asumir en etapas posteriores de la vida.[20]

Es muy importante ver este comportamiento adolescente como un proceso natural, y no responder con castigos ni críticas. Además de los factores biológicos y la educación, el entorno (la cultura en la que crece una persona) también influye en el comportamiento adolescente, porque no todos los adolescentes del mundo experimentan los mismos cambios al mismo tiempo.[21] La antropóloga estadounidense Margaret Mead estudió el comportamiento de los adolescentes de Samoa, una isla de la Polinesia, y concluyó que los adolescentes se comportan de forma diferente en esa cultura, y que el comportamiento estereotipado descrito no es universal y puede depender más de la crianza (*nurture*) que de la naturaleza (*nature*).

Tal vez ser consciente de que el comportamiento impulsivo no es solo producto de los tiempos que corren nos puede servir para relativizar. «Hoy en día, los chavales de trece años hacen más travesuras que diez chicos criados en la época de nuestros padres. Y las chicas, igual. ¿Cuál puede ser la causa? Pues que actualmente maduran antes de tiempo», escribió el poeta francés Bourbon a principios del siglo XVI.[22]

Por otro lado, debemos preguntarnos si la impulsividad y las ansias de gratificación rápida del comportamiento adolescente son realmente tan malas. A corto plazo, posiblemente lo son, pero, a largo plazo, los adolescentes más traviesos resultan estar más dispuestos a ayudar y disfrutan más de la colaboración con otras personas. Tal vez el comportamiento socialmente deseable se desarrolle más en un cerebro al que se le permite comportarse como un adolescente y explorar los límites. Así que cuando tengamos delante a un chaval difícil y revoltoso, más vale que lo miremos así: podría estar ejercitando su inteligencia emocional.[23]

El experimento del malvavisco: sobre la impulsividad en niños y adolescentes

A mediados de la década de 1950, el psicólogo clínico Walter Mischel hizo un descubrimiento fortuito en Trinidad. Residía en un barrio con personas de ascendencia india y afroamericana que se acusaban unos a otros, respectivamente, de avariciosos e impulsivos. Mischel se preguntó si estos grupos diferían realmente en su capacidad para posponer la gratificación, y diseñó en el acto una primera versión del ahora famoso experimento del malvavisco.

Ofreció un malvavisco a niños de distintas edades, y les dio a elegir: podían comerse el malvavisco enseguida, pero si esperaban un rato, les daría dos. Resultó que no todos los niños (de la misma edad) tenían la misma capacidad de esperar la recompensa. Los vídeos disponibles en internet muestran tanto a niños que se meten el malvavisco en la boca casi de inmediato, como a otros que llegan a sentarse sobre sus manos para evitar tocar el malvavisco.[24]

Cuando volvió a Estados Unidos, Mischel estandarizó su prueba del malvavisco y, en colaboración con la Universidad Stanford, la convirtió en un experimento en toda regla en las escuelas primarias de sus hijas. Años más tarde descubrió que los niños que podían posponer la gratificación (es decir, los que no se comían el malvavisco enseguida) lograban mejores resultados en la escuela y el trabajo en etapas posteriores de la vida. Aunque otros estudios más recientes han matizado esas conclusiones, esta prueba sigue llamando mucho la atención.[25] Esto ha dado lugar, entre otras cosas, a un programa escolar y a un episodio socialmente responsable de *Barrio Sésamo* en el que el Monstruo de las Galletas aprende a autocontrolarse (véase YouTube: *Me want it, but me wait*). Hasta se comercializan camisetas en las que se puede leer DON'T EAT THE MARSHMALLOW!

Mariposas y corazones rotos: atracción sexual

Los adolescentes pueden tragar enormes cantidades de comida sin engordar ni un gramo; cosa curiosa, sobre todo porque tienen una gran preferencia por los aperitivos grasos y las bebidas azucaradas.[26] En mi casa, hasta se quejan de que tienen hambre mientras se abren una bolsa de patatas chip después de haber repetido en la cena.

Además de un hambre insaciable, en sus vientres tienen lugar otros procesos: las mariposas del enamoramiento y las náuseas del primer desengaño amoroso. La prolactina, la hormona del amor, y la serotonina, la hormona del estado de ánimo, que ya conoces del capítulo 1, desempeñan un papel importante en este proceso. Esta última hormona se produce hasta en un 95 % en el intestino, y puede afectar tanto al movimiento intestinal como a nuestras sensaciones instintivas.[27]

La atracción sexual se produce principalmente a través del cuerpo: el cerebro tiene muy poco que decir al respecto. Y por cierto, no está claro en absoluto que el hombre sea el seductor más a menudo; la mujer también puede utilizar su lenguaje corporal para indicar que está abierta a que la seduzcan. Por ejemplo, en el libro *Por qué los hombres no escuchan y las mujeres no entienden los mapas*, el señor y la señora Pease describen todo tipo de mensajes no verbales que enviarían las mujeres.[28]

Nuestras feromonas y hormonas desempeñan un papel importante en esta «danza del amor». Durante el flirteo y el cortejo, aumentan los niveles de dopamina en la sangre.[29] Esto agudiza la atención, aumenta el ritmo cardiaco, mejora el estado de ánimo y hace que nos sintamos bien con nosotros mismos. La hormona del estrés, el cortisol, también desempeña un papel en la seducción, y su efecto es diferente en las mujeres que en los hombres. Si una mujer tiene una alta cantidad de hormona del estrés en la sangre, es menos receptiva a los trucos de seducción, mientras que si quien está estresado es un hombre, estará más receptivo; quizá debido a la perspectiva de un «alivio rápido del estrés» mediante el sexo.[30]

Y luego está el primer beso, que también tiene un peso significativo para lo que vaya a suceder a continuación. Durante el beso se libera dopamina y también oxitocina, lo que produce una sensación de placer. Pero eso no significa que las cosas vayan bien. Un estudio reciente y exhaustivo demostró que el 50 % de las mujeres que inicialmente se habían sentido atraídas por una pareja por su aspecto abandonaban la relación tras unos pocos besos,[31] y mientras que sólo el 15 % de las mujeres afirmaron que estarían dispuestas a mantener relaciones sexuales con un hombre al que aún no habían besado, la mayoría de los hombres dijeron no tener ningún reparo al sexo con alguien cuya saliva aún no habían probado. Podemos explicar esta distinción a partir de la diferencia en el tipo y la concentración de hormonas en la saliva de hombres y mujeres. Bajo la influencia de los estrógenos (que intervienen en el ciclo menstrual), la mujer puede utilizar la saliva para enviar un mensaje sobre su fertilidad. Por ejemplo, durante la ovulación, la saliva contiene más azúcares, por lo que los besos son literalmente más dulces.[32] Una hora después de oler los olores vaginales y axilares de una mujer que está ovulando, los hombres tienen más testosterona en la saliva,[33] lo que aumenta su deseo sexual. En ambos casos, el intercambio de saliva a través del beso puede incitar al subconsciente a procrear.

Así pues, parece que las mujeres utilizan los besos principalmente como herramienta para encontrar una pareja adecuada. Este truco evolutivo funciona así: como mujer, eliges por instinto a un hombre que sea la mejor pareja genética para ti, de modo que te proporcione el mayor número posible de descendientes sanos.[34] Es decir, una pareja genéticamente diferente, porque así la descendencia será más fuerte. Para emparejar perfiles que encajen bien desde el punto de vista de la genética, la naturaleza despliega las feromonas.

Se trata, pues, de una maravillosa colaboración entre el intestino, las hormonas y el cerebro, aunque la píldora parece dificultar la elección de la pareja «correcta» a partir de las feromonas por parte de las mujeres. Por desgracia, todavía no sabemos exactamente cómo funciona esa alteración.[35] Y tampoco debemos olvidar los efectos de toda la publicidad activa de fragancias que hacen que el otro se vuelva loco, el gel de ducha con fruta de la pasión o el desodorante que bloquea la sudoración durante cuarenta y ocho horas... Estos productos hacen que captar correctamente la nube de feromonas sea misión imposible. Está muy bien ahorrarte el olor del pasajero de al lado en un tren abarrotado en hora punta, pero... ¿compensa esto las consecuencias de elegir mal la pareja? «Un uso menor de desodorantes reduce el número de divorcios» sería un magnífico titular, pero ni que decir tiene que en realidad las cosas son mucho más sutiles.[36] El carácter es un factor mucho más importante que la biología subyacente, por supuesto.

La importancia de la hormona del crecimiento

Una característica clave de la pubertad es el enorme estirón que pegan los niños. La hormona responsable (la hormona del crecimiento o GH, siglas de *growth hormone* en inglés) fue una de las últimas en descubrirse: su existencia no fue demostrada hasta el año 1955, en el laboratorio del profesor Choh Hao Li, de la Universidad de California.[37] Li descubrió ocho de las nueve hormonas principales que se producen en la hipófisis. Cuando descubrió la GH, este investigador ya había descrito la hormona foliculoestimulante (FSH) y la hormona luteinizante (LH), de las que hemos hablado más arriba. En la vida adulta, la hormona del crecimiento no es tan importante; sin embargo, desempeña un papel fundamental en la pubertad. Se produce en la hipófisis y hace que un recién nacido de cincuenta centímetros crezca hasta alcanzar el tamaño de un adulto. Llegamos a una altura final de entre un metro y medio y dos metros, de modo que nuestra longitud se multiplica por tres o por cuatro en los primeros dieciocho años de vida.

A una edad temprana, la hormona GH se ocupa principalmente del crecimiento, y envía señales a los cartílagos de crecimiento de los huesos largos del esqueleto. En los adultos, la hormona del crecimiento tiene otras misiones: contribuye a quemar más fácilmente alimentos grasos, por ejemplo, de modo que no nos hagan engordar tanto,[38] y también convierte el glucógeno en glucosa, lo que eleva los niveles de azúcar y libera energía. Además, la hormona del crecimiento aumenta la masa muscular, estimula la función cardiaca y la cicatrización de heridas, e incluso tiene un efecto positivo sobre el estado de ánimo.

Como ya hemos visto antes, en el mundo hormonal todo está interrelacionado. Si no se produce suficiente GH, el crecimiento puede estancarse y la masa muscular puede disminuir, y esto, a su vez, afecta al metabolismo (la forma en que el cuerpo obtiene energía de los alimentos ingeridos) y aumenta las probabilidades de desarrollar enfermedades como la diabetes (en concreto, diabetes de tipo 2), lo cual puede provocar que los órganos no funcionen tan bien como deberían. En adultos, esto puede provocar obesidad, reducción de la fuerza muscular, fatiga, fragilidad ósea y un alto nivel de colesterol.

Hay estudios que han demostrado, entre otras cosas, que dormir bien, hacer mucho ejercicio y ayunar influyen positivamente en la liberación de la hormona del crecimiento, y que el estrés es contraproducente.

Volvamos al crecimiento en altura. Los niños crecen durante toda la infancia, pero la mayor aceleración del crecimiento se observa en la adolescencia. Y como era de esperar, durante ese periodo hay más hormona del crecimiento en la sangre. La hipófisis libera la hormona del crecimiento en el torrente sanguíneo en forma de picos, unas seis veces cada veinticuatro horas. Los picos más altos se alcanzan por las noches, lo cual provoca tanto el famoso estirón como los infames dolores de crecimiento. En los Países Bajos, las mujeres alcanzan una estatura media de un metro setenta y uno, y los hombres, de un metro ochenta y cuatro, lo que nos sitúa entre los más altos del planeta. Esto no siempre ha sido así: hasta hace ciento cincuenta años, éramos de los europeos más bajos.[39] ¿A qué se debe exactamente este cambio? Quizá se deba a la ingesta de lácteos estimulada por los gobiernos (por ejemplo, la leche que se reparte a los niños en las escuelas de los países occidentales desde la década de 1950), porque se ha demostrado que el consumo de una gran cantidad de leche de vaca aumenta los niveles de la hormona del crecimiento en la sangre de los niños.[40] La estatura también parece ofrecer una ventaja genética: desde el punto de vista evolutivo, los hombres más altos y, por tanto, más musculosos, son más atractivos como pareja, y también son más fértiles que los hombres más bajitos.

En el crecimiento normal, la hormona del crecimiento se libera en picos. Sin embargo, es poco habitual que exista una producción elevada de esta hormona: esto sólo ocurre cuando hay un tumor en la hipófisis, como sucede en el caso de Amy. Si se desarrolla un tumor de este tipo a una edad temprana, los huesos no están completamente maduros y dan lugar a dimensiones gigantescas, sobre las que hablaremos más adelante. Si el exceso de hormona del crecimiento se produce después de la pubertad, entonces hablamos de acromegalia («extremidades agrandadas»). Suele dar lugar a manos, pies, mandíbula, nariz y orejas anormalmente grandes. Un aspecto característico que el actor neerlandés Carel Struycken (de 2,13 m de altura y talla 54 de calzado) supo aprovechar para su papel de Lurch en *La familia Addams*. Este trastorno de «crecimiento exagerado» se da en unas seis de cada cien mil personas. Una enfermedad rara, pero no tanto en ciertos grupos, como los jugadores de baloncesto, que suelen ser seleccionados por su estatura.[41] Sin embargo, no siempre es posible determinar si una persona padece acromegalia solamente a partir de la estatura. Para ello necesitamos realizar un test.

Existe otro trastorno del crecimiento todavía más drástico: el gigantismo, un fenómeno sobre el que ya se escribió en la Antigüedad. Del siglo VI a. C. data el *Periplo*, una antigua versión griega de Google Maps: se trata de un conjunto de instrucciones de navegación para que los marinos pudieran viajar de forma segura por la costa atlántica de Europa.[42] Entre otras cosas, habla sobre la misteriosa isla de Albión, donde vivía un ejército de poderosas mujeres que yacían con espíritus demoníacos y parían decenas de hijos gigantes («anaquitas»). Los gigantes habían habitado en ese lugar durante cientos de años, hasta que llegó Bruto de Troya, que conquistó la isla con sus soldados, arrojó a Gogmagog, líder de los gigantes, por los acantilados blancos de la costa, y fundó Nueva Troya. Actualmente conocemos Albión como Gran Bretaña, nombre que se deriva de Bruto, y Nueva Troya como Londres.

Ni que decir tiene que no sólo hay imaginativas historias de gigantes o colosos en Inglaterra: también tenemos al gigante Goliat, que se enfrenta a David en la Biblia, y a los hijos de Anaq («cuello largo») en Canaán. El crecimiento gigantesco (hereditario) también estuvo presente en las familias imperiales romanas.[43, 44] Sabemos que había personas de gran estatura por todo el mundo, ya que así lo demuestran los hallazgos arqueológicos de enormes esqueletos humanos. Lo interesante es el denominador común de estos hallazgos: todos esos esqueletos tenían una silla turca (el nicho en forma de hueco situado en la base del cráneo, en la que se encuentra la hipófisis) más ancha de lo normal. Es posible que estos gigantes tuvieran la hipófisis sobredimensionada (como Amy) debido a un tumor que producía demasiada hormona del crecimiento.

La relación entre el crecimiento extremo y un mal funcionamiento de la hipófisis se estableció tras analizar el esqueleto de un irlandés de 2,31 metros de altura llamado Charles Byrne.[45] Byrne vivió en Londres entre 1761 y 1783 y se exhibía en las ferias inglesas como una especie de gran gigante bonachón. Como la mayoría de los gigantes, murió a una edad temprana, hacia los veintidós años. Posteriormente, su esqueleto se expuso al público en un museo, y esto permitió al neurocirujano y endocrinólogo Harvey Cushing diagnosticarle, más de un siglo después, una acromegalia derivada de un tumor en la hipófisis.

Curiosamente, todos los descendientes de Charles Byrne tenían también un cuerpo especialmente largo, pero la demostración genética de que esta variante de acromegalia era hereditaria no llegó hasta 2009, cuando Márta Korbonits, profesora de endocrinología en Londres, observó que en los alrededores del lugar de nacimiento de Charles Byrne había más irlandeses que crecían desmesuradamente. Korbonits y su equipo de investigación consiguieron aislar el ADN de Byrne a partir de los dientes del esqueleto gigante de más de doscientos años de antigüedad, una tarea muy compleja desde el punto de vista técnico, y lo compararon con los descendientes de Charles Byrne que aún seguían vivos y... ¡bingo! Detectaron una anomalía en el ADN que resultó ser la responsable de la excepcional estatura de toda la familia.

No está claro si esta mutación también afectaba a la holandesa Trijntje Keever (1616-1633), conocida como «la chica gigante», que con 2,54 metros a los diecisiete años es la mujer más alta jamás documentada.[46] De Rigardus Rijnhout, el «Gigante de Róterdam» (1922-1959), sí se sabe que tenía un tumor en la hipófisis. Ya pesaba ocho kilos al nacer y llegó a medir 2,37 metros, calzaba el número 62 y llegó a pesar ¡doscientos treinta kilos! En el año 2011 se le erigió una estatua en Róterdam.[47] El estadounidense Robert Wadlow, que fue contemporáneo de Rijnhout, está considerado oficialmente el hombre más alto de la historia: según el *Libro Guinness de los Récords*, medía 2,72 m.

En el tráfico hormonal, la hora punta es la noche. Durante el sueño profundo, nuestros músculos se relajan, la tensión arterial desciende y la respiración se ralentiza. Es una fase de crecimiento y recuperación: se crean nuevas células y se recuperan los niveles de energía. Especialmente durante la fase profunda del sueño, en la que las ondas cerebrales son más lentas, se libera una gran cantidad de hormona del crecimiento a la sangre. Lástima que al típico adolescente no le guste irse a la cama.

Pero si tenemos en cuenta que la mayoría de los jóvenes se saltan casi todas las normas no escritas sobre el sueño saludable, la verdad es que hay que reconocer que no parece pasarles factura.

Los gigantes de Potsdam

A mediados del siglo XVII, el rey Federico Guillermo I de Prusia estaba fascinado por los hombres excepcionalmente altos, posiblemente porque, con su achaparrada estatura de 1,60 metros, él era más bien bajito. Por eso en 1668 formó un regimiento del ejército prusiano cuyos soldados debían medir un mínimo de 1,88 metros. Este grupo, la *Potsdamer Riesengarde* (nombre que significa «la guardia de gigantes de Potsdam») acabó convirtiéndose en un regimiento de 3.200 soldados de los ejércitos otomano y ruso.[48]

El rey intentó casar a estos hombres con mujeres altas para crear una raza gigante. En 1740, tras la muerte de Federico Guillermo, su hijo Federico el Grande (a quien no debían llamar así por nada...) disolvió el regimiento: no veía mucho sentido a un ejército de «gigantes», sobre todo teniendo en cuenta que no tenían ningún tipo de experiencia militar.

Esto puede deberse al hecho de que, en las personas jóvenes, estas ondas lentas se presentan principalmente en las tres primeras horas de sueño; por tanto, dormir bien durante este breve periodo es suficiente para la recuperación y la construcción de tejido (muscular). Pero esto requiere dormir siguiendo tu reloj biológico, y este reloj cambia bastante durante la pubertad. Si un adolescente no se acuesta hasta altas horas de la noche, puede dormir todo lo que quiera, pero ya no consigue una calidad de sueño suficiente, por lo que su producción de hormona del crecimiento también se ve alterada.

El uso de tabletas y teléfonos inteligentes por la noche también es perjudicial:[49] provoca un cambio en el patrón del sueño, e inhibe la producción de melatonina (la hormona del sueño) de la glándula pineal, que a su vez inhibe la producción de la hormona del crecimiento.[50] ¿Es posible que sea una de las razones por las que, por primera vez, estamos ante una generación de neerlandeses adultos que no son tan altos como sus padres?[51]

La actividad física también estimula de forma natural la producción y liberación de la hormona del crecimiento; lógico, ya que el ejercicio estimula la construcción muscular y el crecimiento celular. Además, para los huesos del adolescente son importantes los ejercicios de fuerza: correr o saltar es más eficaz que caminar o nadar.[52] Esto no ha pasado desapercibido en el mundo del deporte.

En la década de 1980, los atletas de élite descubrieron que un suplemento de hormona del crecimiento mejoraba el rendimiento y reducía (a largo plazo) el riesgo de lesiones. Aunque las pruebas no eran concluyentes (a menos que se utilizara la hormona en combinación con testosterona), la hormona del crecimiento sintética se hizo enormemente popular entre atletas y culturistas. En 1989, el Comité Olímpico Internacional prohibió esta táctica para mejorar el rendimiento. Sin embargo, debido a la falta de medios de detección adecuados (solo veinticuatro horas después de la inyección, la hormona del crecimiento ya es indetectable en orina y en sangre) su uso no se redujo; de hecho, se siguió utilizando con tanta frecuencia que los Juegos Olímpicos de Atlanta 1996 recibieron el sobrenombre de «Juegos de la hormona del crecimiento».[53]

Además, del sueño y el ejercicio, otro fuerte estímulo para aumentar la liberación de la hormona del crecimiento es el ayuno.[54] Esto puede parecer contradictorio, ya que ¿por qué querría un cuerpo crecer sin suficiente combustible? Pero cuando el estómago está vacío, produce ghrelina, también conocida como la «hormona del hambre». Cuanto más alto sea el nivel de ghrelina, mayor será el apetito y, por tanto, la sensación de hambre. El nombre proviene de *growth hormone-releasing peptides* (péptidos liberadores de la hormona del crecimiento, en inglés), y lo que hace es, entre otras cosas, impulsar la producción de la hormona del crecimiento,[55] de modo que suben los niveles de azúcar y se libera energía para que el cuerpo se recupere.

Una forma popular de ayuno es el ayuno periódico o «ayuno intermitente»,[56] que consiste en limitar el número de horas del día en que se come. Pongamos que se hace ayuno desde las ocho de la tarde hasta el mediodía del día siguiente, por ejemplo. Cada vez más personas prueban el ayuno prolongado porque, en teoría (aunque todavía no disponemos de pruebas científicas), tiene todo tipo de efectos positivos para la salud. Aunque el «ayuno moderado» tiene un efecto positivo en la producción de la hormona del crecimiento, los efectos negativos del ayuno extremo se pueden observar en los pacientes de anorexia. Por miedo a engordar, estas personas (a menudo jóvenes) comen muy poco, esto provoca deficiencias crónicas y alteraciones hormonales severas en el metabolismo (óseo) y el metabolismo del azúcar,[57] cuyos efectos sobre el cuerpo humano son comparables a los del Invierno del Hambre.

Estrés

Mientras que el «estrés» físico agudo, como el que el cuerpo experimenta practicando deporte intensivo, genera un aumento de la hormona del crecimiento, un estrés psicológico prolongado puede provocar justo lo contrario: una deficiencia de esta hormona. Por eso, los niños con estrés crónico pueden sufrir retrasos en el crecimiento.[58] Se trata de una afección poco habitual denominada «enanismo psicosocial» (retraso del crecimiento sin causa física) y se da en niños de hasta unos quince años de edad que crecen en un entorno estresante debido, por ejemplo, a la violencia doméstica. Esta forma de enanismo es relativamente desconocida en el mundo médico, pero lo encontramos en historias y películas de ficción. Por ejemplo, en *Los miserables* de Victor Hugo, Cosette, de ocho años, es tan pequeña como una niña de cuatro debido a todo tipo de miserias, pero vuelve a crecer cuando Jean Valjean la adopta.

Aunque se intente «activar» la producción de la hormona del crecimiento de estos niños con fármacos sintéticos, la hipófisis no responde bien. Lo que sí ayuda es trasladar al niño a un entorno diferente, menos estresante; en esos casos, a veces los niveles hormonales se recuperan en tan solo tres semanas.[59]

Si la causa de la deficiencia de la hormona del crecimiento es física, se puede complementar con hormona del crecimiento artificial, pero hay que hacerlo con cuidado.

Alrededor de 1960, el descubridor de la hormona del crecimiento, el profesor estadounidense Li, de quien ya hemos hablado, consiguió filtrar la hormona del crecimiento de la hipófisis de cadáveres humanos. Hasta 1985 (¡!)

ésa fue la forma de obtener la hormona del crecimiento exógena (de fuera del cuerpo). En aquella época, no se veía que hubiera nada malo en administrar inyecciones de hormona del crecimiento a los niños; de hecho, se hacía a bastante gran escala. Pero como ha ocurrido varias veces en la historia de la medicina, tenía consecuencias no deseadas: aumentaba el riesgo de cáncer (intestinal) y de la enfermedad mortal de Creutzfeldt-Jakob. Se demostró que era posible transmitir la enfermedad a receptores sanos a través de las hipófisis de donantes que habían fallecido a causa de ella.[60] Desde entonces, los médicos utilizan variantes biosintéticas seguras, desarrolladas por empresas farmacéuticas, pero idénticas a la hormona del crecimiento que fabrican los propios niños.

Por tanto, la hormona del crecimiento es una hormona especialmente importante para los niños, y sobre todo para la adolescencia incipiente. Un déficit provoca una ralentización del crecimiento, mientras que un exceso provoca un crecimiento gigantesco. Sin embargo, las alteraciones más sutiles del metabolismo de la hormona del crecimiento son más difíciles de detectar. Lo que podemos hacer los padres es intentar inculcar al cerebro adolescente algunas sencillas reglas de oro como el descanso, la regularidad y la limpieza. Hay que dormir lo suficiente y bien, hacer ejercicio diario (media hora al día), evitar el estrés crónico (relajación), llevar una dieta variada y, sobre todo, no hay que mirar el móvil justo antes de acostarse. Como padre de tres adolescentes, sólo puedo desearte suerte en este cometido.

En el próximo capítulo, profundizaré sobre cómo la interacción de las hormonas y el desarrollo de nuestro cerebro pueden determinar nuestra personalidad e incluso nuestras preferencias de género.

4

Homosexualidad y personas transgénero

La influencia de las hormonas en nuestra identidad de género y la orientación sexual

Herman es un hombre corpulento de cuarenta y cinco años, originario de la provincia de Holanda del Norte: un metro noventa y cinco de altura y mucho músculo porque ha trabajado como agricultor prácticamente toda la vida. Más macho imposible, podría decirse: sigo notando su fuerte apretón de manos mucho rato después de que me haya saludado al llegar. En la confidencialidad de la consulta, dice que se ha sentido mujer desde que era pequeño. No le gustan los deportes de contacto y nunca ha jugado al fútbol. En su granja se viste de mujer a escondidas; es el único modo en que se siente cómodo.

Ahora que sus hijos se han ido de casa, ha tomado una decisión: va a someterse a un proceso de cambio de sexo. Su mujer, que ha venido a Ámsterdam con él, le apoya plenamente.

Conocí a Herman durante mis prácticas de endocrinología en 2010 en el VUMC, que ahora forma parte del hospital UMC de Ámsterdam, el centro que en las últimas décadas se ha convertido en referencia para el tratamiento de las personas transgénero. Hay muchas historias como la de Herman en el libro *Transgenders in the Netherlands*, de Alex Bakker, que también ha pasado por este proceso,[1] y describe las dificultades y la historia de las personas transexuales en los Países Bajos durante los últimos setenta años. El hilo conductor de estas historias es que, desde la primera infancia, estos hombres y mujeres sienten que nacieron en el cuerpo equivocado, lo que también se conoce como «disforia de género», y esto les provoca un sufrimiento psicológico.

Como tradicionalmente la humanidad se dividía en dos géneros (masculino y femenino), el pensamiento binario imperó durante mucho tiempo. Así, se describía a los hombres por sus cromosomas XY, pene y testículos, un físico determinado y mucha testosterona, mientras que para las mujeres se aplicaban las siguientes características: cromosomas XX, vagina, ovarios, útero y presencia de muchos estrógenos. Esta clasificación se basa en las hormonas sexuales. El «sexo» se refiere a la distinción biológica entre las personas, o a las características físicas con las que nacemos, mientras que «género» es el término cultural-psicológico de lo que significa ser hombre o mujer.[2] Como suele decirse, el sexo está entre las piernas, y el género, entre las orejas. Por último, «intersexual» es el término biológico que designa un cuerpo con características sexuales tanto femeninas como masculinas, como el de la corredora Foekje Dillema o el de la cantante Raven van Dorst.[3]

De ese pensamiento binario se derivó la suposición de que el comportamiento de los transexuales (personas cuya identidad o experiencia de género no coincide con su sexo biológico) y de los homosexuales (personas que se sienten atraídas por otras de su mismo sexo) es antinatural, pero si echamos un vistazo a la naturaleza descubriremos lo contrario.

En el reino animal, entre el 5 y el 6 % de las poblaciones muestran interés por una pareja del mismo sexo. La homosexualidad está ampliamente documentada en más de 65.000 especies animales; aves, insectos, monos y delfines, entre otros, así como los pingüinos del zoológico Artis de Ámsterdam, muestran con frecuencia comportamientos sexuales con congéneres del mismo sexo.[4] Sin embargo, existe una diferencia con la homosexualidad en los seres humanos: los animales con inclinaciones homosexuales suelen tener descendencia de todos modos con una pareja del sexo opuesto, para la reproducción de la especie.[5] En el reino vegetal, por otra parte, la bisexualidad o intersexualidad es la norma.[6] Y ciertas especies animales pueden cambiar de género a lo largo de su vida: por ejemplo, los peces payaso como el famoso Nemo de la película *Buscando a Nemo* de Disney. La lubina hasta puede adoptar ambos sexos. Según los biólogos, lo hacen para evitar que el grupo esté formado por demasiados machos o hembras hasta el punto de amenazar su supervivencia.[7] La exposición a diferentes hormonas sexuales, tras la cual los animales ajustan su comportamiento, es un fenómeno natural.

Según la historiadora londinense Alicia Spencer-Hall, la fluidez de género en los seres humanos es algo conocido en todo el mundo y en todas las épocas. En 2021 escribió un libro muy grueso sobre este tema: *Trans and Genderqueer Subjects in Medieval Hagiography*.[8] Según esta autora, en todo el mundo hay ejemplos de hombres que se convierten en mujeres, o viceversa. Los bugineses, un pueblo de la isla indonesia de Sulawesi, se llevan la palma, con cinco géneros: dos para hombres y mujeres cis (cuya identidad de género se corresponde con su sexo de nacimiento), dos para hombres y mujeres trans, y uno intermedio, destinado a religiosos como sacerdotes y chamanes. Spencer-Hall describe en su libro a un monje, el hermano José, que vivió como transexual hace casi ocho siglos y aun así fue declarado santo por la Iglesia. ¡Qué distinta es la historia de su contemporánea, la papisa Juana! (véase el capítulo 1).

En este capítulo, primero hablaré del trasfondo biológico de la identidad de género, a continuación describiré cómo surge nuestra orientación sexual y, por último, abordaré nuestra relación con las hormonas sexuales.

Si él es ella y ella es él

Se calcula que en Occidente entre el 0,3 % y el 0,6 % de la población es transexual, con una mayor proporción de mujeres transexuales (es decir, mujeres nacidas como hombres) que hombres transexuales, por cierto.[9] Este descubrimiento suele ser un proceso gradual que comienza en la primera infancia. En los Países Bajos se tiene constancia de unas 50.000 personas transgénero que han recibido asistencia médica, pero no se sabe cuántas de ellas se han sometido a cirugía de reasignación de sexo.

Desde la década de 1980, en la mayoría de los países, especialmente en Europa Occidental, ha aumentado la aceptación de las personas transexuales. Por desgracia, también hay países, en Europa del Este y África, en los que la tolerancia, si acaso, se ha reducido.[10] En 2020, la youtuber y maquilladora Nikkie de Jager se vio obligada a anunciar públicamente que era transgénero, lo cual demuestra que aún existen tabúes en torno a la identidad de género y el sexo biológico.[11] Aunque muchos telespectadores neerlandeses se sorprendieron al verlo en el noticiario, el monólogo de diecisiete minutos de Nikkie Tutorials, como se hace llamar esta *influencer*, ha tenido millones de visualizaciones en su canal de YouTube. Nikkie no hizo pública su condición voluntariamente, sino porque era víctima de un chantajista. Afortunadamente, gracias a modelos como ella, cada vez está más aceptado que los niños prepúberes puedan expresar su género sentido, y cada vez son más los que se atreven a hacerlo.

Al parecer, el 57 % de los neerlandeses tiene una imagen positiva de las personas transgénero.[12] A ello han contribuido varios programas de televisión, pero también ejemplos anteriores como la israelí Dana International, que ganó el Festival de Eurovisión en 1998, Kelly van der Veer de la edición de *Gran Hermano* en los Países Bajos, y más recientemente, Caitlyn Jenner, conocida por el reality *The Kardashians*, y Loiza Lamers, ganadora de *Holland's Next Top Model*, que hicieron pública su condición transgénero en 2015.

Rosa para los niños, azul para las niñas

Aunque esto ya está bastante pasado de moda, el azul sigue considerándose el color de los niños y el rosa, el de las niñas. Solo hay que ver una juguetería. Sin embargo, esta costumbre no es nada antigua; de hecho, durante mucho tiempo fue al revés.

En 1918, una conocida revista estadounidense fue la primera en publicar una «directriz»:[13] el rosa intenso era el color idóneo para los niños, mientras que el azul claro era perfecto para las niñas. Era la primera vez que los colores se asociaban a un género, probablemente inspirándose en las numerosas imágenes religiosas que presentaban al niño Jesús con un paño rojo o rosado y a la Virgen de azul. Después de la Segunda Guerra Mundial, esta asignación de colores se invirtió bruscamente. Circulan diferentes historias que explican por qué, pero es posible que fuese una reacción a los monos de trabajo de color azul que las mujeres habían vestido en las fábricas durante la guerra. La Primera Dama Mamie Eisenhower marcó una pauta clara con su voluminoso vestido rosa en la fiesta de la toma de posesión de su marido como presidente en la década de 1950.[14] Muchas mujeres siguieron su ejemplo, entre ellas las *pink ladies* de *Grease* o las «divinas» de *Chicas malas*, y Hillary Clinton también luce este color con notable frecuencia durante sus mítines sobre el empoderamiento de la mujer.

Un estudio inglés demostró que los adultos prefieren los tonos azules, pero que las mujeres responden más positivamente a mezclarlos con tonos rojos, y los hombres, con verdes.[15] En las décadas de 1920 y 1930, *Das lila Lied* («La canción violeta») fue el himno del movimiento gay y lésbico alemán.[16] El siglo pasado, Oscar Wilde llevaba un clavel verde en reconocimiento de su orientación sexual; en Estados Unidos, en cambio, los homosexuales se identificaban con una corbata roja.

Actualmente, los niños neerlandeses reclaman distinciones menos claras. Por ejemplo, Julia, de doce años, pidió a la cadena de grandes almacenes HEMA ropa menos delicada para niñas.[17] Y a la empresa le pareció buena idea, porque decidió fusionar los departamentos de «niños» y «niñas» en uno solo, neutral en cuanto al género.

Para el mundo exterior, una persona solo es transgénero después de su transición, pero para las propias personas transgénero esa etapa es el punto final de su desarrollo, porque es cuando realmente se convierten en mujer u hombre. *Valentijn*, el maravilloso documental de Hetty Nietsch, muestra cómo Valentijn pasa de niño a niña en una sociedad predominantemente binaria, en la que uno es «o mujer, o hombre». Ésta es una de las razones por las que entre los jóvenes transexuales la depresión es casi tres veces más frecuente que la media. También parece que las personas transexuales sufren con más frecuencia acoso y abandono o maltrato emocional en casa que otras personas de su edad.[18] A menudo, el miedo a la confrontación y a posibles chantajes pende sobre sus cabezas como una espada de Damocles.

En la actualidad, los médicos son cada vez más conscientes de cómo y cuándo es mejor realizar los tratamientos hormonales y quirúrgicos, y se ofrece asesoramiento psicológico. Como en los Países Bajos hay una considerable lista de espera, y el proceso dura entre uno y dos años, ya no se ofrece el mismo trayecto a todo el mundo. Algunas personas sólo quieren hormonarse, otras, someterse a cirugía de reasignación de sexo (que es irreversible). Desde principios de este siglo, tras un riguroso examen psicológico, se prescriben unos fármacos conocidos como inhibidores de la pubertad, que paralizan los cambios físicos en chicas y chicos. Esto ha supuesto un hito en la aceptación y emancipación de las personas transgénero. Por ejemplo, Nikkie de Jager recibió tratamiento hormonal desde los catorce años, y se operó antes de los veinte. Dado que con estos tratamientos hormonales los adolescentes no desarrollan caracteres sexuales secundarios (como pechos, o crecimiento de la barba), se ahorran sufrimiento físico y psicológico. Además, desde el punto de vista estético, el resultado de este tratamiento temprano es más atractivo que cuando se hace en edad adulta, como en el caso de mi paciente Herman. La mujer y los hijos de Herman, por cierto, aceptaron plenamente su transición, y a día de hoy goza de buena salud física y está muy contenta con el resultado final.

Una mayor satisfacción con la vida es un factor clave del éxito: después de la transición, tanto los adultos como los adolescentes valoran tanto su vida como otras personas (cisgénero) de su edad; según parece, el porcentaje de personas transexuales que se arrepienten de la operación es insignificante.[19] Además, la aceptación y el apoyo de los padres durante el proceso de transición también contribuyen a una mayor confianza en uno mismo.[20]

Personas transgénero de la Antigüedad

Hay muchos ejemplos de personas transgénero famosas en la historia, como el emperador romano Heliogábalo, que en el siglo II d.C. concedía audiencias vestido de mujer y, al parecer, pidió a los médicos de su corte que le practicaran cirugía de cambio de género, para lo que según se cuenta gastó mucho dinero.[21] Y hay otros personajes históricos famosos, como Juana de Arco (1412-1431) o la reina Cristina de Suecia (1626-1648),[22] de quienes se dice que eran transgénero. No fue hasta 1912 cuando el cirujano Richard Mühsam extirpó pechos y ovarios a un hombre trans anónimo en Berlín. Ocho años después, Mühsam hizo una operación de reasignación de sexo, también a una persona anónima.[23] Esta intervención se considera oficialmente la primera operación de reasignación de sexo de la historia.

En la década de 1950, un ex soldado estadounidense se convirtió en noticia mundial por ser una mujer transexual. George Jorgensen había nacido en Nueva York durante los «locos años veinte». Era un chico tímido que no se entendía bien con sus compañeros de clase, que a menudo lo acosaban e insultaban por ser gay. Después de hacer el servicio militar se matriculó en la Escuela de Asistentes Médicos y Dentales de Manhattan. En 1951 empezó a tomar estrógenos. Inicialmente, George tenía previsto operarse en Suecia, que en aquel momento era el único país del mundo en que se hacían operaciones de reasignación de sexo, pero, a través de parientes daneses, oyó hablar del doctor Christian Hamburger, del Instituto Estatal Serum, de Copenhague, que experimentaba con el tratamiento mediante hormonas sexuales. Este médico se mostró dispuesto a ayudar a George tanto con el tratamiento hormonal como con el quirúrgico,[24] siempre que se le permitiera redactar un informe científico al respecto. Y lo mismo hizo con otros 464 después de él.[25]

George aceptó y en octubre de 1951 se le extirparon los dos testículos, y un año después, el pene. Por desgracia, el equipo quirúrgico danés aún no disponía de los conocimientos técnicos necesarios para crearle una vagina, pero eso se hizo más tarde en Estados Unidos. Y así fue como Christine Jorgensen apareció en la portada del *New York Daily News* en 1952 con el titular «Ex soldado se convierte en belleza rubia» y presentó el fenómeno transgénero al mundo. Posteriormente el doctor Hamburger recibió peticiones de centenares de personas de todo el mundo que también querían someterse a un tratamiento similar.

Christine se convirtió en una celebridad; apareció en películas, actuó como cantante en clubes nocturnos y se erigió en un modelo a seguir. En conferencias sobre transexualidad, abogó incansablemente por una mayor comprensión hasta su muerte, en 1989. Durante mucho tiempo, en Estados Unidos se llamó a las mujeres transexuales «Christines».

El cerebro transgénero

La posibilidad médica de reasignar el sexo desató una batalla en la comunidad científica sobre las posibles explicaciones del fenómeno de la disforia de género. Un grupo pensaba que la identidad transexual surgía de sentimientos homoeróticos muy reprimidos y que, por tanto, debía tratarse como una enfermedad psiquiátrica: según esta teoría, el psicoanálisis propiciaría la autoaceptación. Otros, en cambio, creían que debía de haber una causa biológica; según ellos el desarrollo y el funcionamiento del cerebro eran diferentes en las personas transexuales.

Uno de los científicos que defendía esta segunda tesis es el catedrático amsterdamés Dick Swaab. Con la ayuda del Banco Neerlandés de Cerebros, lleva décadas investigando los cambios neurológicos en personas fallecidas con una determinada orientación sexual e identidad de género. En 1995 demostró que un núcleo cerebral concreto, el núcleo del lecho de la estría terminal (o BNST por sus siglas en inglés)[26] desempeña un papel decisivo en la orientación sexual. El BNST de los hombres es más grande que el de las mujeres, pero Swaab descubrió que las mujeres trans, es decir, las mujeres que habían nacido como hombres, tienen este núcleo del lecho de un tamaño que podría considerarse femenino.

El catedrático emérito Louis Gooren, uno de los coautores de los estudios de Swaab, ha contribuido enormemente a la profesionalización de la atención a transexuales y a la aceptación de estas personas en los Países Bajos. Fue uno de los fundadores de la clínica de transexuales del Centro Médico Universitario de Ámsterdam, en la sede de la Universidad Libre de esta ciudad. La publicación de Swaab y los avances legislativos (como el derecho de las personas transexuales a cambiar su designación de género en un certificado de nacimiento, que se aprobó en 1985) aceleraron aún más las cosas. Al parecer, hacía falta una explicación biológica para que más gente lo aceptara. En la Ley de transexualidad neerlandesa, de 1985, todavía se aplicaban condicionantes físicos, pero desde 2014 este derecho se ha desvinculado de las intervenciones médicas, con lo que ha aumentado el derecho de autodeterminación de las personas transgénero.[27]

Aunque la mayoría de los neerlandeses tienen una opinión positiva de las personas transgénero, a una cuarta parte no le gusta, y para el 5 % de la población de este país sería un motivo para poner fin a una amistad.[28] Este tipo de factores hacen que la emancipación de las personas transgénero no avance tan rápido como ellas desearían; por ejemplo, de media, las personas transgénero tienen menos ingresos y se sienten más solas.[29] En los años anteriores a 2014, en el Registro Civil de los Países Bajos se registraban una media de ochenta cambios de sexo al año, en 2015 ya hubo 770, y en 2017 la cifra ascendió a 850.

En Ámsterdam y Groninga existen desde los años setenta clínicas especializadas en cuestiones de género, y los médicos que atienden a los pacientes apenas dan abasto. Como el número de nuevos pacientes aumenta cada año, ahora en los Países Bajos hay más clínicas de género. Además de los tratamientos quirúrgicos de reafirmación sexual, estos centros especializados también ofrecen asesoramiento psicológico y terapias hormonales, cuyo objetivo es que los rasgos sexuales secundarios encajen mejor con la identidad de género de la persona.[30]

Marvel Harris, fotógrafo neerlandés, plasmó su transición de mujer a hombre en una bonita serie de fotografías titulada *Inner Journey: Into Manhood*.[31] Maxim Februari (1963), filósofo y escritor neerlandés, ha querido resaltar en su libro *El hombre en construcción* que la transición también puede ser una historia de éxito.[32] Maxim nació como Marjolein Februari en 1963 y la primavera de 2012, tras una larga lucha interior, inició el tratamiento en la clínica de reasignación de género. Sus notas personales sobre el uso de la testosterona y las experiencias físicas que de ello se derivan son especialmente impresionantes.[33] Desde el punto de vista físico, la testosterona tuvo un efecto rejuvenecedor en el cuerpo de Maxim, y la menopausia, que estaba empezando, desapareció de repente. Su fuerza muscular aumentó, la ropa le quedó pequeña, y tenía hambre constantemente. Cuando la voz se le volvió grave, su «segunda pubertad» quedó completada. Además de tener que acostumbrarse a un cuerpo diferente, notó cambios mentales: reaccionaba más secamente, se enfadaba más rápido y tenía la sensación de que sacudirse las emociones de encima le resultaba más fácil que antes. Además, Maxim notó, como muchos hombres trans, que lloraba menos y ya no se pasaba las noches en vela por inquietudes varias. Y también ocurre lo contrario, por cierto: las mujeres trans a menudo afirman que se les saltan las lágrimas más a menudo después de iniciar el tratamiento con estrógenos.

Februari ya se consideraba feminista antes de su transición; desde entonces, esa convicción no ha hecho sino reforzarse,[34] porque sabe por experiencia propia que, a pesar de que la sociedad comprende cada vez mejor que el género no es una división binaria entre hombres y mujeres, el trato que reciben hombres y mujeres es distinto. Por tanto, el tratamiento de las personas trans, aunque sea duro físicamente, puede considerarse una liberación, y también un fenómeno fascinante que enriquece los conocimientos médicos de que disponemos hoy en día y, por tanto, puede significar mucho para los pacientes con trastornos hormonales.

Como ya hemos visto, las personas transgénero han existido en todas las épocas y en todas las culturas, así que en realidad lo único extraño es nuestra reacción negativa contemporánea hacia ellos. O, en palabras de Maxim Februari: «Atrás han quedado los tiempos en que podíamos contentarnos con el contorno del cuerpo para indicar qué espíritu habita en él.»[35]

LGBTQI+

En la (pre)pubertad no sólo se desarrollan los órganos reproductores, sino también las preferencias sexuales y de género. Mientras que en primaria los juegos a menudo tienen un componente de «niños contra niñas», en la secundaria el interés de muchos jóvenes se desplaza al otro sexo. Sin embargo, un grupo más reducido muestra interés sexual por los miembros de su propio sexo. Esto se denomina homosexualidad (*homo* significa «igual» en griego antiguo), y es lo contrario de la heterosexualidad (*hetero* significa «otro» en griego antiguo). Desde el punto de vista teórico, por tanto, «homosexualidad» también describe a las lesbianas, pero «lésbico» existe como término independiente para describir el amor entre mujeres, y este nombre viene de Lesbos, la isla de la poetisa Safo, que escribió poemas sobre el amor erótico femenino. A menudo se utiliza un término más amplio e inclusivo, LGBTQI+, cuyas siglas significan lesbianas, gays, bisexuales, transexuales e intersexuales, queer y todas las personas fluidas, pansexuales o no sexuales.

Todavía no está claro cómo surge la orientación sexual en los seres humanos. El grupo de hormonas que provoca la masculinización del feto se denomina «andrógenos». La exposición a estas hormonas (la más conocida de las cuales es la testosterona) durante el embarazo provoca que se desarrollen órganos sexuales masculinos y, en una fase posterior, también que cuerpo y cerebro se «masculinicen». Aunque nunca se han encontrado pruebas endocrinológicas contundentes de que las hormonas sexuales influyan en la formación de una identidad LGBTQI+, sí hay evidencias de que ciertos núcleos cerebrales lo hacen. De nuevo, el profesor Dick Swaab fue quien lo demostró, hace casi treinta años, cuando él y su equipo de investigación descubrieron en el cerebro el núcleo sexualmente dimórfico (SDN, por sus siglas en inglés): un pequeño grupo de neuronas cerca del hipotálamo responsable de controlar la producción de hormonas sexuales y nuestro comportamiento sexual.[36]

Como ya hemos visto más arriba, este núcleo es más grande en los hombres que en las mujeres. Unos años más tarde, Swaab descubrió otro núcleo cerebral,[37] el núcleo supraquiasmático (SCN, por sus siglas en inglés), que podría estar implicado en nuestras preferencias sexuales y en la elección de pareja. Además, el núcleo SCN parece verse afectado por las feromonas, sustancias procedentes del sudor, la saliva, la orina y las heces que se propagan por

Cerebro

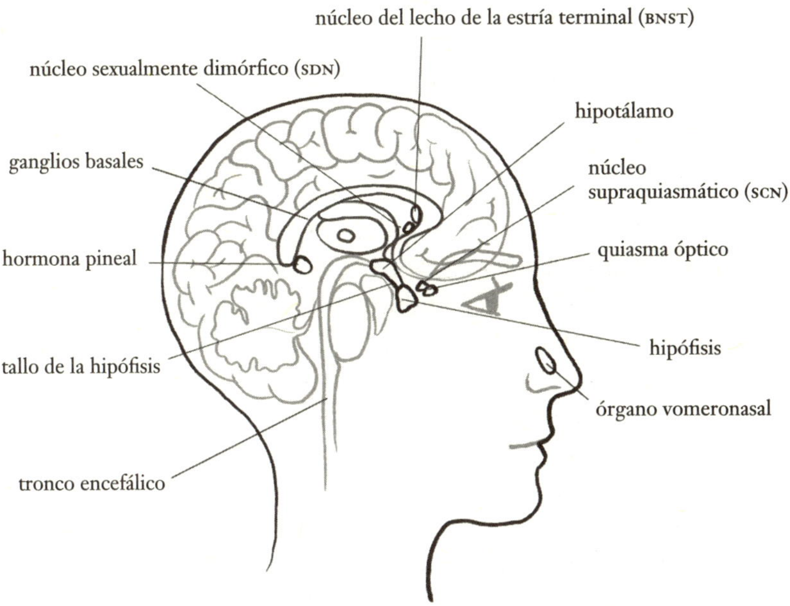

el aire y a través del tacto entre las personas, y que pueden transmitir señales a nuestro cerebro. A diferencia de lo que ocurre en los hombres heterosexuales, el SCN de las mujeres y los hombres homosexuales reacciona ante la feromona masculina androstadienona.[38] En cambio, en las mujeres lesbianas, este núcleo cerebral responde a feromonas femeninas, como el estratetraenol,[39] y en el caso de personas bisexuales, parece responder a ambas.[40]

Los hallazgos de Swaab sugieren que el cerebro de una persona gay o lesbiana es más similar al del sexo opuesto, lo que provoca que la atracción sexual se incline hacia el propio sexo. Sin embargo, existen dudas sobre esta distinción absoluta,[41] y de hecho es más probable que el desarrollo de las preferencias sexuales y de género sea el resultado de una interacción extraordinariamente compleja entre el cuerpo humano y el entorno en que la persona crece.

Influencia de los factores medioambientales

Así pues, partiendo de la interacción entre el organismo y las hormonas, parece obvio que la exposición a hormonas durante el embarazo puede influir en determinados núcleos cerebrales implicados en la preferencia sexual de género. En 1972 se realizó un estudio con ratas preñadas que sufrían estrés crónico durante el embarazo, de modo que tenían un exceso de cortisol (la hormona del estrés) en el organismo. Su descendencia masculina mostraba un comportamiento sexual más femenino que masculino.[42] Se trata de estudios en animales de laboratorio cuyos resultados no pueden trasladarse a los humanos sin más. (Todavía) no podemos estimar el efecto de este tipo de fluctuaciones hormonales en el útero en seres humanos. No obstante la exposición crónica al estrés parece estar asociada a un mayor riesgo de cambios en la salud a lo largo de toda la vida, incluso alterando permanentemente ciertos genes.[43] Es probable que, debido al estrés crónico, la glándula suprarrenal de la madre produzca continuamente más cortisol, y que el feto quede expuesto a esta hormona en el útero. Como consecuencia el ritmo diario de secreción hormonal del feto se altera y éste se habitúa a ello, con el consiguiente aumento de los niveles de cortisol, la hormona del estrés en el organismo.

El estudio con ratas mencionado más arriba descubrió que, dependiendo de la fase del embarazo, hay periodos críticos en los que estos niveles elevados de la hormona del estrés pueden provocar efectos negativos a largo plazo sobre el feto. Además, el estudio también demostró que esta exposición a niveles crónicamente elevados de cortisol en sangre reducía los niveles de testosterona a un nivel normal en las ratas hembra.

A pesar de todo lo que hemos dicho, la orientación sexual atípica todavía conlleva un fuerte estigma, que en muchos países va acompañado de exclusión social. Los detractores suelen alegar que la homosexualidad es algo antinatural, sin embargo también se da en el reino animal. Por ejemplo, las relaciones homosexuales son frecuentes entre los bonobos, como ha observado regularmente el célebre biólogo Frans de Waal.[44] La otra especie que muestra este comportamiento es la oveja doméstica: de media, entre el 8 y el 10 % de los carneros prefieren una relación con otro carnero, y al parecer el número de ovejas que rodean al carnero no influye en esta elección.[45]

Hace casi noventa años, los investigadores observaron que los niños con hermanos mayores parecían tener más probabilidades de ser homosexuales en la edad adulta.[46] Muchos estudios posteriores confirmaron esta observación: efectivamente, resultó que entre el 15 y el 30 % de los hombres homosexuales tenían un hermano mayor.[47] Sorprendentemente, esto sólo es relevante cuando los hermanos mayores son biológicos: hermanas, hermanastros o hermanos adoptivos no suponen ninguna diferencia.[48] En cambio, un estudio reciente de la profesora Henny Bos que investiga el bienestar de un gran grupo de hijos de parejas lesbianas (a los que se hizo un seguimiento de hasta treinta años después del nacimiento) demostró que no tenían más probabilidades de ser homosexuales que los hijos de padres heterosexuales.[49]

Los investigadores no están seguros de por qué la homosexualidad es más frecuente en personas con varios hermanos mayores, pero sospechan que el sistema inmunitario de la madre tiene algo que ver.[50] Cuando una mujer está embarazada de un varón, los niveles de testosterona en el útero son más altos, y su sistema inmunitario produce más anticuerpos contra la testosterona, lo que hace que los hermanos posteriores liberen menos cantidad de esta hormona.[51] Esto podría influir en el desarrollo de las regiones cerebrales que participan en la orientación sexual. Sin embargo, todavía no hay pruebas concluyentes de esta hipótesis, llamada «hipótesis inmunitaria materna».

En 1996 se propuso otra hipótesis: con cada embarazo de un varón, la madre se expone a la proteína H-Y (exclusiva de las células masculinas).[52] Puesto que esta proteína es un material extraño para la madre, su sistema inmunitario reacciona produciendo anticuerpos contra ella. Con cada embarazo sucesivo de un varón, llegan más y más anticuerpos al feto a través de la placenta, donde afectarán, entre otras cosas, al desarrollo prenatal del cerebro. Para probar esta teoría, se vacunó a ratones preñados contra esta proteína H-Y para estimular la producción de anticuerpos.[53] Un estudio de seguimiento en las crías de ratón macho demostró que, en la edad adulta, su interés sexual por sus congéneres hembra era notablemente bajo. El hecho de que la mayoría de los homosexuales no tengan un montón de hermanos mayores significa que la hipótesis inmunitaria materna supone, como mucho, uno solo de los muchos factores ambientales que intervienen en el desarrollo de nuestra orientación sexual.

5

Decisiones antiguas en un paraíso nuevo

Obesidad, hambre y hormonas

Una tarde viene a mi consulta Maria, de treinta y cinco años, que ha traído a sus dos hijos pequeños. Tiene problemas económicos y se le llenan los ojos de lágrimas al confesarlo. Para sobrellevarlo, trabaja muchos turnos de noche en una residencia de ancianos, por lo que los fines de semana está tan agotada que no tiene energía para quedar con nadie y, por tanto, casi no tiene amigos. También ha perdido la confianza en sí misma. Fuma para aliviar el estrés, y hace poco ejercicio, ya que tiene dolores constantes en todas las articulaciones.

Una vida muy dura para una mujer tan joven. Viene derivada por su médico de cabecera, que le ha diagnosticado diabetes de tipo 2, mi especialidad. Ahora la cuestión es averiguar qué puedo hacer por ella. Los fármacos pueden ralentizar los efectos de su enfermedad, pero no servirán para resolver la causa: pesa ciento treinta kilos.

En nuestro mundo occidental, la obesidad es un problema cada vez más grave. Provoca que las células del páncreas que producen insulina no puedan hacer su trabajo correctamente, por lo que el organismo se vuelve menos sensible a la insulina, lo que puede acabar provocando diabetes.

Pero ¿cuál es la causa del sobrepeso? Y ¿cómo afrontan las personas su obesidad?

En este capítulo hablaré del hambre, la obesidad y las hormonas. Para empezar, tenemos que entender cómo estamos programados como humanos para afrontar el hambre, y cómo nuestro cuerpo nos protege contra la escasez de alimentos. Se trata de mecanismos primarios que no siempre encajan bien con nuestro estilo de vida moderno, razón por la cual muchas personas no sólo llegan a tener (mucho) sobrepeso, sino que lo mantienen. Veremos de qué modo el intestino está conectado con el cerebro, algo ingenioso y fascinante, pero que por desgracia también puede dar lugar a comportamientos alimentarios complejos.

La obesidad a lo largo de la historia

Existen descripciones de casos de obesidad mórbida a lo largo de toda la historia de la humanidad. El Antiguo Testamento narra la historia del obeso rey Eglón, víctima de un intento de asesinato: se cuenta que cuando le clavaron la espada en el vientre ésta quedó atrapada en su desmesurada grasa abdominal. En las cortes reales, la obesidad era algo habitual. El caso más famoso es el de la princesa alemana Carolina de Brandeburgo-Ansbach, que se convirtió en reina de Inglaterra a principios del siglo XVIII.[1] Llegó a estar tan gorda que sólo con la ayuda de sus damas de compañía podía darse la vuelta en la cama. Aunque en los retratos nunca se la representó en toda su envergadura, sus enormes pechos gozaron de fama mundial. Los ideales de belleza cambian con el tiempo; pensemos, si no, en las mujeres obesas que pintaba Pedro Pablo Rubens. Por eso, no es de extrañar que la reina Carolina estuviera tan orgullosa de su cuerpo que ofrecía a los londinenses la posibilidad de comprar entradas para verla paseando por su palacio los domingos.

En la Edad Media, los clérigos advertían a menudo contra los siete pecados capitales, entre los que se encuentran la gula, la pereza y la ira. Esta combinación fue descrita más de una vez en textos eclesiásticos. La inmensa gordura del papa Inocencio VIII, por ejemplo, era bien conocida.[2] Se pasaba el día durmiendo y tenía un carácter muy desagradable. Fue él quien inició la caza de brujas que llevó a tantas mujeres inocentes a la hoguera. Con el tiempo engordó mucho, al punto de que se agotaba por cualquier cosa y apenas podía moverse por sí mismo, y se decía que para remediarlo le administraron una transfusión de sangre de tres niños. Si es cierto, la verdad es que no sirvió de nada, ya que tanto el papa como los donantes de sangre murieron.

Desde la perspectiva médica actual, es evidente que la combinación de obesidad y fatiga de este papa coincide con las características del síndrome de apnea obstructiva del sueño (OSA, por sus siglas en inglés): un trastorno del sueño causado por la obesidad mórbida, en el que la respiración se interrumpe durante más de treinta segundos varias veces por noche. Esto impide entrar en un sueño suficientemente profundo o en la indispensable fase REM, lo cual a menudo provoca somnolencia, cansancio y mal humor durante el día. Lo mismo le ocurría a Winston Churchill, primer ministro británico, conocido por su mal genio y su sobrepeso. Este síndrome puede agravar la diabetes (relacionada con la obesidad), y además provoca más hambre, con lo que se crea un círculo vicioso de obesidad y falta de sueño.

Éste ha sido el campo de investigación de Eve van Cauter desde hace varias décadas. Esta endocrinóloga belga demostró que la obesidad y la diabetes de tipo 2 provocan un sueño deficiente y demasiado corto.[3] En un experimento demostró que las personas que duermen poco tienen concentraciones más bajas de leptina, la hormona de la saciedad (que indica al cerebro cuándo se ha comido lo suficiente) y, por el contrario, tienen más ghrelina, la hormona que puede estimular el hambre. Además, a las personas que duermen poco les suelen apetecer más los alimentos ricos en grasas y azúcares; por tanto, no es de extrañar que dormir demasiado poco acabe provocando más obesidad y, a la larga, OSA.

El paciente más famoso con esta afección fue descrito por Charles Dickens en *Los papeles póstumos del Club Pickwick* (1837).[4] El personaje Joe tiene exactamente estas características, por lo que este trastorno también se conoce como síndrome de Pickwick.

Un problema en aumento

Por muy tristes que sean sus historia, los gordos no suelen contar con la comprensión de sus congéneres más delgados, que se preguntan cómo se han abandonado hasta ese punto. A menudo no ven a los gordos como pacientes con una «auténtica enfermedad», como el cáncer, los cálculos biliares o una cadera rota, es decir, no creen que padezcan males que pueden afectar a cualquiera. Sin embargo, el problema de la obesidad es un trastorno real.

En su libro *Knap voor een dik meisje* («No está mal para una gorda»), de 2019, Tatjana Almuli describe su batalla contra la obesidad.[5] En 2015, participó en el programa de la televisión neerlandesa *Obese*, y perdió unos cincuenta y seis kilos en diez meses. Aun así, siguió sufriendo comentarios sobre su aspecto y su peso. De los estudios científicos (y de los populares programas de adelgazamiento de la televisión) se desprende que solo el 30 % de las personas con obesidad mórbida consiguen comer menos de forma permanente tras un intento serio y estrictamente supervisado de adelgazar. Tatjana no formaba parte de ese grupo. El mensaje de su libro es claro: no hay que juzgar con demasiada dureza a los gordos en esta parte del mundo y en una época en que la delgadez es la norma.

De hecho, a pesar de que la delgadez sea la norma, hoy en día casi uno de cada dos adultos de los Países Bajos tiene sobrepeso, y de ellos, la mitad padece obesidad mórbida, lo que constituye una amenaza para la salud. En total, uno de cada seis neerlandeses adultos acabará padeciendo diabetes asociada a la edad (diabetes de tipo 2).

Volvamos al caso de Maria. Debido a su obesidad, tiene un mayor riesgo de desarrollar diabetes desde joven. Y no sólo eso: también es más propensa al colesterol alto, la hipertensión, la depresión, los trastornos del sueño, el hígado graso, el asma, el infarto de miocardio, la apoplejía, el ardor de estómago, las dolencias por reflujo, la incontinencia, el desgaste de rodillas..., por no hablar de la infertilidad. De hecho, debido a su peso, tiene muchas posibilidades de no llegar a vieja.

Cuando la salud de una mujer tan joven ya parece tener tantos frentes abiertos, con riesgo para su vida, los médicos deberían tomarse su problema en serio, ¿no? Maria no consigue salir adelante de ningún modo: es como si su vida estuviera encallada, como un barco en un banco de arena.

Teniendo en cuenta su peso y su estatura, calculo que le sobran más de sesenta kilos. Engordó mucho durante su primer embarazo, y después ya nunca ha logrado perder esos kilos de más. Explica que ya no puede sentarse en una silla normal, y que le cuesta mucho lavarse como es debido. Está pálida, desprende un olor corporal desagradable y tiene el cabello muy ralo. El solo acto de atarse los cordones ya la deja sin aliento. Se pasa el rato recolocándose la ropa, que se le mete entre los michelines. Además, sus hijos ya dan muestras de sobrepeso.

Maria me pregunta si su obesidad puede estar relacionada con las hormonas. Como internista, tiendo a relacionar casos como éste con el equilibrio hormonal. En cambio los pacientes no suelen hacerlo; a menudo, desconocen el papel que desempeñan las hormonas en este ámbito. Maria ya ha intentado adelgazar muchas veces y no sabe qué más hacer. La mayoría de la gente pensaría: pues nada, comes menos y así adelgazarás, con lo que no sobrecargarás tanto las articulaciones y te dolerán menos. Y haz más ejercicio: te sentirás mejor, y si lo practicas con otras personas, tendrás más vida social. Deja de fumar, porque no elimina el estrés (en realidad, lo mantiene), y además ahorrarás dinero.

Pero es más fácil decir todo eso que ponerlo en práctica. Maria no tiene dinero para ir al gimnasio o a un dietista, y en el supermercado las verduras son más caras que las pizzas congeladas. Sus intentos de dejar de fumar no solo han fracasado una y otra vez, sino que han provocado que engordara aún más, y cargar con sesenta kilos de más todo el día no puede ser bueno.

Sin duda, ingiere demasiadas calorías, pero ¿por qué? ¿Cuál es la verdadera causa de su problema? ¿Por qué ha engordado tanto esta mujer, como tantas otras personas hoy en día? Y otra pregunta todavía más importante: ¿por qué no consigue quitarse esos kilos de más?

Maria sabe perfectamente la respuesta: tiene hambre todo el día.

Hambre y metabolismo

Probablemente el hambre sea la sensación más antigua de la tierra. Hace miles de millones de años que nos afecta, y los seres humanos han intentado ponerle coto de muchas maneras. El hambre tiene raíces más profundas en nuestro cuerpo que sentimientos como el amor, el asombro o la felicidad; y también que otras preocupaciones importantes, como la sed, el miedo y la falta de aliento. Saciar el hambre es vital para cualquier animal. Un hambre extrema provoca discriminación, guerra, asesinatos y canibalismo. En los Países Bajos sólo conocemos el hambre real por historias antiguas de padres o abuelos que vivieron la Segunda Guerra Mundial y tuvieron que comer bulbos de tulipán, o por cuentos de hadas en los que padres desesperados abandonan a sus propios hijos en el bosque a causa del hambre.

Todos los seres vivos, desde las criaturas unicelulares hasta los humanos, experimentan la misma fuerza motriz para evitar la escasez de alimentos. Podemos considerar que los humanos tenemos varias capas; al fin y al cabo, en el fondo somos células que tienen su propio metabolismo y su propia «hambre». Este metabolismo más profundo es capaz de adaptarse a la escasez, y a su alrededor se han formado capas y capas que permiten que millones de células cooperen en un único organismo. En los mamíferos, distintas células se han especializado para formar sistemas separados (como por ejemplo el aparato digestivo) que, junto con el metabolismo, se ven afectados por el hambre y la abundancia. Todas esas células diferentes se comunican entre sí a través del cerebro, que mediante el sistema nervioso y las hormonas puede influir en casi todos nuestros órganos.

El cerebro es lo que ha permitido a los humanos establecer un suministro de alimentos: la agricultura y la ganadería, y posteriormente, la industria alimentaria entera, se inventaron en respuesta al hambre.

Si queremos estudiar el funcionamiento del hambre, lo primero que tenemos que hacer es fijarnos en los órganos que intervienen en nuestro metabolismo. Después pasaremos a analizar cómo afectan a la digestión y las hormonas, mientras el cerebro intenta que sea un conjunto armonioso, como si fuera un director de orquesta.

Lo que ocurre en el interior de cada célula y, por tanto, en nuestro organismo, es un proceso extremadamente complejo. Los componentes de los alimentos (especialmente los aminoácidos, compuestos orgánicos que pueden convertirse en otros materiales del cuerpo, como proteínas para los músculos) se utilizan para almacenar energía en nuestro organismo. Esto es lo que llamamos metabolismo: el proceso por el que el cuerpo descompone sustancias, las procesa y las almacena en forma de energía. Estas células llevan respondiendo al suministro de alimentos desde tiempos inmemoriales. Si un organismo unicelular entraba en contacto con abundancia de alimentos, su metabolismo también le proporcionaba abundancia de sustancias que podía utilizar para procesos como el crecimiento, la reparación o la reproducción; si la célula no encontraba suficientes nutrientes, las reacciones químicas se detenían. Ya no podía reparar los daños que sufría, la célula se envenenaba con sus propios residuos y se quedaba sin energía para defenderse o multiplicarse: básicamente, entraba en estado de emergencia.

Esta célula primordial debía de percibir la escasez como algo alarmante. Lo que aquella célula primigenia sentía ante la escasez sigue ocurriendo en cada una de las células de nuestro cuerpo. Si sufrimos una carencia de nutrientes, cada una de nuestras células pasa hambre. Por eso el hambre real puede ser tan abrumadora y opresiva: una sensación profunda y primitiva que nos domina. El hambre de verdad llega «hasta el tuétano» y cuanto más dura, más lo altera todo (todo el cuerpo, la persona en sí), hasta que al final todo queda reducido a una sola cosa: la búsqueda de comida. Esta hambre no es lo mismo que el apetito: es un deseo primario de comida, un verdadero impulso que se siente en cada célula del cuerpo y puede hacer enloquecer a una persona, y también puede causar graves problemas, porque provoca el estancamiento de los procesos corporales.

En el mundo occidental moderno, las células de nuestro cuerpo solo padecen hambre real en casos excepcionales, como por ejemplo cuando se padece una enfermedad física grave como la anorexia nerviosa. Tal vez pueda sonar exagerado que un organismo unicelular pueda sentir algo como el hambre, pero está claro que registran un cambio ante una posible escasez de alimentos, y que reaccionan a ella. Gracias a ese poderoso estímulo primario, las especies aprendieron a adaptarse. Los microorganismos capaces de almacenar sus aminoácidos sobrantes como reservas en épocas de abundancia y pasar a un «modo de ahorro» en épocas de escasez, ejecutando sólo los procesos estrictamente necesarios y dejando todo lo demás en un segundo plano, simplemente tenían más probabilidades de sobrevivir.

Ese proceso constituía un importante mecanismo para hacer frente al hambre. En los seres humanos, esta adaptación del metabolismo puede adoptar formas extremas, e incluso afectar al resto de la vida; recordemos las mujeres que estuvieron embarazadas durante el Invierno del Hambre (véase el capítulo 1) y que, en consecuencia, tuvieron hijos con mayor riesgo de obesidad y más enfermedades cardiovasculares. La escasez que sufrieron esas madres se «imprimió» en los genes de sus embriones, que más adelante tendrían un alto riesgo de obesidad. Como si el metabolismo de la madre preparara a su hijo para una vida de escasez.

En la pubertad puede ocurrir lo contrario. El metabolismo de los jóvenes que padecen anorexia nerviosa (que tanto son hombres como mujeres, por cierto) puede mantenerse en modo de ahorro durante toda la vida. La escasa energía de que dispone el organismo se reserva para los procesos corporales estrictamente necesarios, y las sustancias liberadas durante la escasez extrema provocan que ciertos genes se «desactiven» permanentemente.[6] Estos genes, que por ejemplo se ocupan de generar las sensaciones de hambre y saciedad (como la leptina, de la que hablaremos más adelante en este capítulo) permanecen en el ADN, pero la célula ya no puede recurrir a ellos.[7] Este efecto se denomina silenciamiento génico y es lo contrario al hambre.

Mientras que el metabolismo se encarga de la gestión de la energía de todas las células del cuerpo a nivel global, la digestión es el proceso de descomposición y absorción de los nutrientes que ingerimos a través de los alimentos. Explicaré paso a paso qué papel desempeñan las hormonas en este ingenioso sistema.

El estómago y la digestión

Nuestro sistema digestivo es tan increíblemente importante que las células que lo forman se desarrollan muy pronto en nuestras vidas: en las primeras semanas de embarazo, el feto ya desarrolla el endodermo, en el interior del cual se forman los órganos que participan en la ingesta de alimentos: el aparato digestivo (con intestino, estómago, hígado y vesícula biliar), el páncreas y la tiroides.

¿Qué órganos y hormonas intervienen en la digestión?

Boca (*os*) y glándulas salivales (*glandula parotis*): son importantes para triturar los alimentos, producir saliva (enzimas que descomponen los azúcares) y ayudar a controlar la calidad de los alimentos.

Esófago (*oesophagus*) y estómago (*gastrum*): producen las hormonas ghrelina y gastrina, que intervienen en la digestión de las proteínas mediante el ácido del estómago, y ayudan a mezclar los alimentos.

Hígado (*hepar*): produce bilis (que contribuye a la digestión y absorción de las grasas de nuestra dieta en el intestino) y colesterol (un componente básico de las hormonas).

Intestino delgado (*duodenum*): produce colecistoquinina, serotonina y GLP-1 (péptido similar al glucagón tipo 1), que son importantes para la digestión (absorción de azúcares, grasas y proteínas) y la función intestinal.

Páncreas (*pancreas*): produce insulina y glucagón. La insulina regula el nivel de azúcar en sangre y se asegura de que tu cuerpo absorba la glucosa. El glucagón incrementa la cantidad de azúcar en la sangre. Ambos son importantes para el metabolismo.

Tejido adiposo (*adipositas*): produce leptina y estradiol (a partir de la testosterona). Es importante para las reservas de energía.

Intestino grueso (*colon*): fermenta azúcares y fibras mediante bacterias intestinales, absorbe el agua de las heces.

El estómago es un invento fantástico de la Madre Naturaleza para protegernos de la escasez, pero hoy lo que hace es favorecer el sobrepeso. ¿Cómo funciona? Para entenderlo, primero hay que saber cómo funciona la digestión.

La primera fase ya empieza antes de comer: ¿verdad que al pensar en comida, o al oler o ver algo delicioso, se

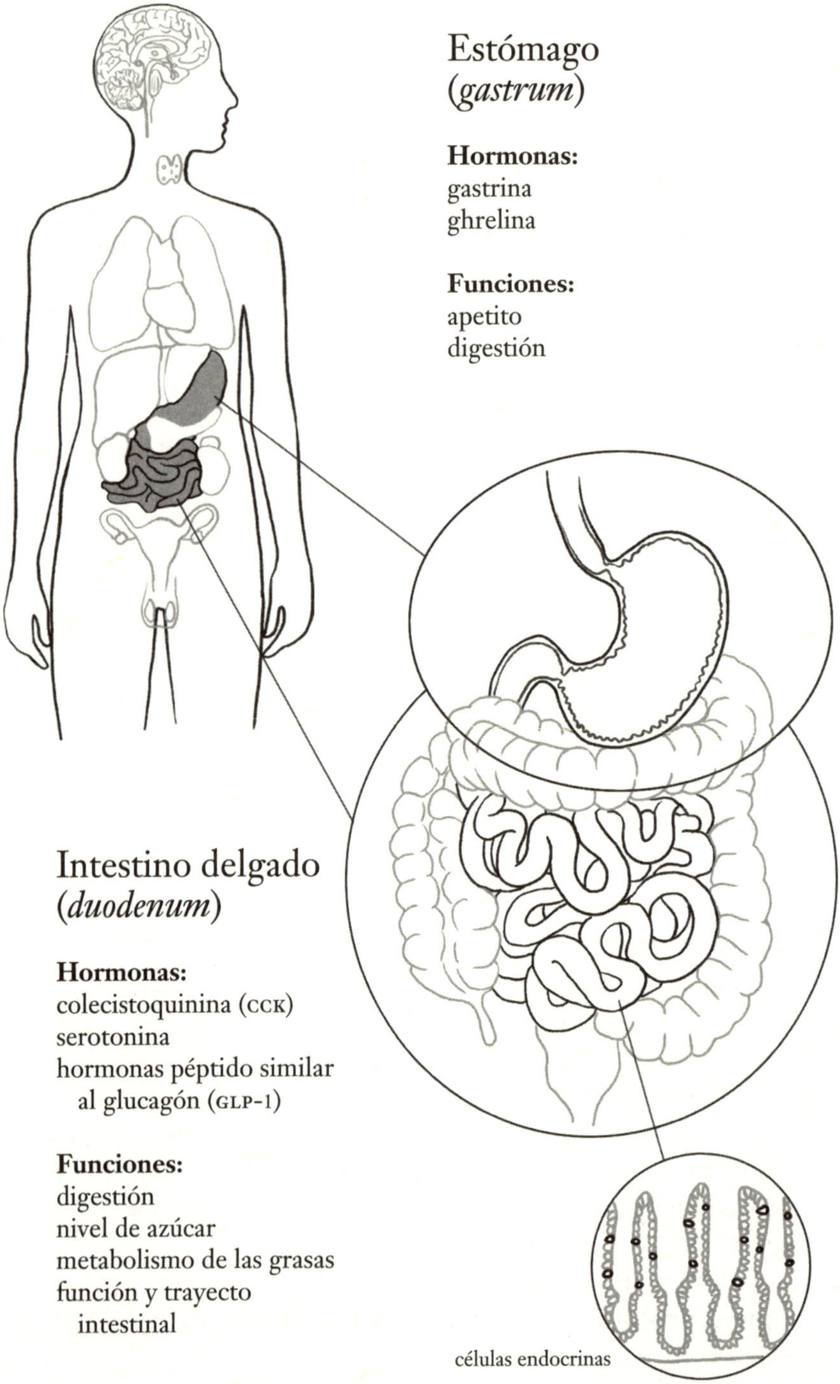
Estómago
(*gastrum*)
Hormonas:
gastrina
ghrelina
Funciones:
apetito
digestión
Intestino delgado
(*duodenum*)
Hormonas:
colecistoquinina (CCK)
serotonina
hormonas péptido similar al glucagón (GLP-1)
Funciones:
digestión
nivel de azúcar
metabolismo de las grasas
función y trayecto intestinal
células endocrinas

nos puede hacer la boca agua? El ruso Iván Pávlov (de quien ya hemos hablado en la introducción de este libro) demostró en 1897 cómo funciona este proceso en los animales.[8] En los seres humanos ocurre lo mismo: esta reacción se desencadena cuando el cerebro percibe que hay comida cerca. El cerebro excita las glándulas bucales para que liberen saliva y faciliten la deglución de los alimentos. Hasta que Pávlov hizo su descubrimiento, este líquido viscoso no había suscitado ningún interés, pero hoy sabemos que la saliva contiene todo tipo de hormonas importantes (de hecho, ¡muchísimas!), incluidas la insulina y el cortisol. El cerebro también insta al estómago a prepararse para la comida. La liberación de gastrina estimula la producción de ácido gástrico y nos permite digerir los alimentos en cuanto llegan al estómago.[9]

En la siguiente fase, la presencia de alimentos hace que el estómago se dilate un poco. Unos receptores especiales detectan esta dilatación y envían una señal al cerebro a través de fibras nerviosas. El cerebro, a su vez, envía una señal al estómago para que produzca más ácido gástrico. Luego la comida llega al intestino delgado, donde unas células especiales perciben la amalgama relativamente ácida en que se han convertido los alimentos en el estómago y liberan, entre otras, las hormonas péptido similar al glucagón (GLP-1) y colecistoquinina (CCK).[10] Estas hormonas hacen que el páncreas y la vesícula biliar liberen jugos y enzimas digestivas; estas últimas sustancias descomponen nutrientes como azúcares, grasas e hidratos de carbono en pequeñas partículas que nuestro organismo pueda absorber más fácilmente. En el siguiente paso, el hígado y la vesícula biliar liberan bilis, que facilita aún más la digestión de las grasas. Todo esto reduce la acidez del quimo (la masa pastosa compuesta por los alimentos ingeridos y los jugos digestivos) y permite que las enzimas digestivas del páncreas hagan su trabajo con eficacia.

Páncreas

Hormonas:
insulina
glucagón

Funciones:
metabolismo del azúcar
y las grasas

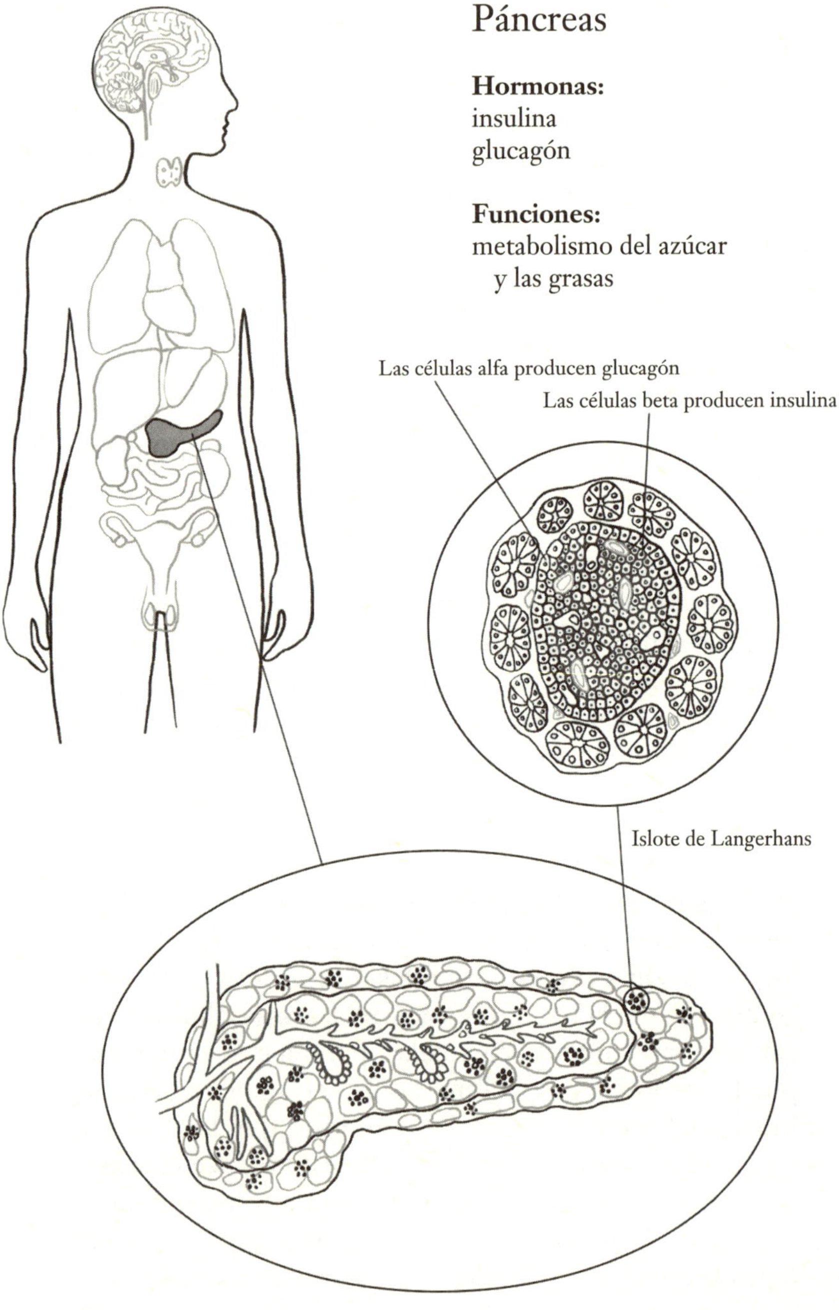

Los alimentos digeridos acaban siendo absorbidos por la insulina en el torrente sanguíneo hasta llegar a las células del organismo, donde se convierten en el combustible que hace funcionar todos los procesos corporales importantes: desde los latidos del corazón y la respiración hasta el equilibrio hormonal y la digestión, pasando por la reparación y restauración de las células corporales y, por supuesto, la reproducción. Los seres humanos solo tardan unas horas en descomponer los alimentos en nutrientes, absorberlos y transportarlos a todos los rincones del cuerpo.

La función del estómago es posponer la sensación de hambre. Voy a explicarlo con el ejemplo de un león.[11] Impulsado por el hambre, el león caza cebras. Tal vez atrape una o dos a la semana, justo lo suficiente para sobrevivir. Si no tuviera estómago, ya digeriría la carne de cebra mientras se la estuviera comiendo, y el alimento pasaría directamente a la sangre del león en forma de aminoácidos. En media hora, dejaría de tener hambre. Hienas y buitres se comerían el resto de la presa, y el león no tendría suficiente energía para los próximos días. Pero gracias al estómago, el león se come el resto de la cebra, porque su hambre no se sacia inmediatamente al comer.

En los humanos, funciona igual. El estómago ralentiza el proceso digestivo y, por tanto, actúa como un zurrón, una especie de fiambrera que llevamos incorporada en la que se puede guardar la comida sin tener que digerirla inmediatamente. El propio estómago añade algo de ácido, un potente conservante que impide que los alimentos se estropeen mientras tanto, y no se digieren hasta que se pueda descansar. Entonces, el estómago abre la compuerta, y los alimentos pasan al intestino delgado mezclados con el ácido. Este proceso está controlado por hormonas que actúan como pedal de freno (la somatostatina) y pedal de acelerador (la ghrelina).[12] En los seres humanos, el estómago retiene la saciedad durante unas tres horas. Eso permite seguir buscando comida y disponer de reservas suficientes para superar los días en que no se consigue comida. Un maravilloso mecanismo que protegió a nuestros lejanos antepasados de la escasez.

Hay muchos mitos sobre el estómago. Las personas más gordas, por ejemplo, no tienen el estómago más grande que el resto. Tener el estómago grande no te hace engordar, ni el estómago crece porque se coma mucho. Además, el apetito no depende del tamaño del estómago: seguramente, un apetito excesivo se deriva de un desajuste entre la liberación de hormonas y los estímulos nerviosos del estómago al cerebro, y viceversa (a menos que la persona se haya sometido a una intervención quirúrgica en el estómago, como un bypass gástrico, pero sobre esto hablaremos más adelante en este capítulo).

Con el hambre, el niño se hace mayor

Muchos padres se asombran de la cantidad de comida que son capaces de engullir sus hijos adolescentes. Éstos pueden comer lo que quieran sin engordar, mientras que nosotros, los padres, parece que engordamos con sólo mirar la comida. Esto no sólo es un indicador de la cantidad de energía que requieren los años de la adolescencia, sino también de lo importante que es el metabolismo para mantener un peso saludable. Y aquí también participan las hormonas. Tanto la leptina, la hormona de la saciedad, como la ghrelina, la hormona del hambre (de la que volveremos a hablar más adelante) desempeñan un papel en el apetito adolescente y en el ritmo de crecimiento de los niños en la pubertad.[13] Ese crecimiento es tan rápido gracias a que sus cuerpos intercambian hidratos de carbono, proteínas y grasas por formas aprovechables de energía. El incremento de la masa muscular y la capacidad de comer grandes cantidades sin engordar ni un gramo son dos de los efectos secundarios de la pubertad.

Lamentablemente, un equilibrio hormonal tan preciso también tiene efectos secundarios negativos. En pocas palabras, cuando la gente tiene hambre, tiende a tomar decisiones más rápidamente. Hay estudios que demuestran, por ejemplo, que si un juez tiene hambre, toma más decisiones que perjudican a la persona juzgada, y que después de comer habría tomado decisiones distintas. Lo mismo les ocurre a los adolescentes.[14]

Por cierto, esto es algo que sabemos desde hace mucho. Por ejemplo, en el siglo VI, en el Imperio bizantino, estaba prohibido que los jueces tomaran decisiones con el estómago vacío. Algo parecido vemos en los médicos que tienen que elegir si recetar antibióticos a un paciente o no: un estómago lleno contribuye a una decisión más meditada.[15]

Así, pues, en la pubertad las hormonas del hambre y la saciedad influyen en el comportamiento. Es una de las muchas formas en que el intestino está conectado con el cerebro, lo que también denominamos el eje intestino-hormona-cerebro. Los nervios van del intestino directamente al cerebro, y así envían señales al cerebro, pero también lo hacen liberando hormonas a la sangre. Si te bebes dos vasos de agua antes de comer, comerás mucho menos. Esto también tiene importancia después de la pubertad. Por ejemplo, no es buena idea ir al supermercado con hambre, porque lo más probable es que acabes llenando el carrito con un montón de comida rica en calorías y azúcares.[16]

El estilo de vida moderno

En nuestra sociedad actual, donde reina la abundancia, pocas personas pasan hambre. Y no sólo eso: de hecho, debido a la falta de ejercicio y a un exceso de alimentos hipercalóricos, muchas personas padecen obesidad. Hace tres siglos y medio, el médico amsterdamés Steven Blankaart tenía mucha fe en el azúcar. En su libro de cocina *Borgelyke Tafel* («La mesa burguesa», 1683)[17] describe sus repetidas observaciones sobre «el desorden gastronómico que se ha apoderado de algunos ciudadanos distinguidos», y afirma que consumir azúcar es muy beneficioso, porque puede neutralizar el ácido que enferma nuestro organismo.

Durante mucho tiempo después de que los cruzados trajeran el «oro blanco» de Asia a Europa a finales de la Edad Media, el azúcar se consideró un alimento con propiedades eminentemente positivas. Era un producto de lujo disponible como medicamento en las farmacias medievales. En la década de 1970 aún se anunciaban refrescos azucarados para bebés y golosinas para madres cansadas. Pero hoy los científicos ya no opinan lo mismo: de hecho, es vital para nuestra salud que veamos el azúcar como lo que es. Desde la década de 1970, la composición de nuestra dieta ha cambiado muchísimo: los productos contienen menos nutrientes y llevan más azúcares y conservantes, de modo que tienden a provocar más obesidad.

Además de hacer poco ejercicio y comer demasiado (y mal), tampoco dormimos como antes: desde la Revolución Industrial, el ciudadano medio no duerme lo suficiente. En Occidente dormimos un promedio de una hora menos por noche que hace cien años, según escribe el gurú del sueño Matthew Walker en su reciente libro *Por qué dormimos*.[18] La economía de 24 horas provoca que casi una quinta parte de la población activa trabaje en turnos de tarde y noche, lo que provoca una alteración del ritmo diurno y nocturno que va acompañada de fluctuaciones en las hormonas (del estrés).[19] Por ejemplo, se cree que, en parte, los desastres del transbordador espacial *Challenger* en 1986 y del reactor nuclear de Chernóbil, ese mismo año, estuvieron provocados por graves errores de juicio derivados de alteraciones del ritmo del sueño.[20] Los médicos tampoco son inmunes a la falta de sueño, y parecen cometer más errores médicos durante los turnos nocturnos.[21]

Las personas que no trabajan en turnos de noche también pueden experimentar trastornos del sueño: alrededor del 30 % de los adultos afirman tener problemas para dormir.[22] Además de la exposición prolongada a la luz artificial y la alteración de los patrones alimentarios (que hace que nos vayamos a la cama con el estómago lleno más a menudo), Matthew Walker asegura que también influye el tiempo que pasamos ante las pantallas del móvil, la tableta o el ordenador, ya que alarga nuestra exposición a la luz artificial, que tiene un efecto negativo sobre la producción de melatonina, la hormona que nos hace conciliar el sueño. Su consejo es, por tanto, dejar las pantallas una hora antes de acostarnos. Y la luz natural también parece tener un efecto sobre nuestro sueño: un estudio reciente demostró que los seres humanos dormimos una media de doce minutos menos en verano, y hasta veinticinco minutos menos en primavera que en invierno.[23] Probablemente, esto se debe a que tenemos casi cuatro horas más de luz en primavera y verano que en invierno. Y la luz del día, a su vez, tiene un efecto positivo en nuestro reloj biológico.

El hecho de que desde la Revolución Industrial durmamos peor y menos horas[24] parece una ruptura con el pasado. Según el historiador Roger Ekirch, hasta hace dos siglos, los humanos (como la mayoría de los animales) dormían en dos etapas de cuatro horas cada una, denominadas primer y segundo sueño, y pasaban un rato despiertos por la noche entre ambas. El libro de Ekirch *At Day's Close*[25] cita al médico francés Laurent Joubert (1529-1582), que aconseja mantener relaciones sexuales precisamente durante esta pausa intermedia: según Joubert, así se haría mejor papel y se disfrutaría más. La base biológica de este sueño en dos fases fue descrita en parte en los años noventa por el psiquiatra estadounidense Thomas Wehr,[26] que demostró que si voluntarios sanos permanecían a oscuras más de catorce horas durante varias semanas, desarrollaban este patrón de sueño bifásico, que va asociado a una mayor liberación de hormonas como la melatonina y la hormona del crecimiento.

Aunque esta teoría del sueño ha sido recibida con escepticismo, cada vez hay más estudios que parecen confirmar la relación entre la privación de sueño, el trabajo en turnos nocturnos y el desarrollo de obesidad y diabetes.[27] En resumen, la divergencia entre nuestra programación biológica y nuestro estilo de vida moderno conduce fácilmente a la obesidad, ya que altera el eje intestino-hormona-cerebro. Y entre el exceso de peso y los malos hábitos de sueño y alimentación, personas como Maria acaban entrando en un círculo vicioso.

¿Debería plantearse una cirugía gástrica? Hablaré de ello más adelante.

La teoría del peso fijo

A finales del siglo pasado, investigadores del cerebro descubrieron un receptor en el hipotálamo que tendría algo que ver con la liberación de la hormona del crecimiento. Al final resultó tratarse de una hormona desconocida hasta entonces que se produce en el estómago y se llama ghrelina, un nombre derivado del inglés *growth hormone-releasing*,[28] que ya hemos mencionado en el capítulo 3. Muy pronto estuvo claro que, en realidad, la ghrelina no tiene mucho que ver con el crecimiento, sino que influye sobre todo en la estabilidad del peso corporal.[29] A la luz de la epidemia de obesidad que se está produciendo en Occidente, la investigación sobre la ghrelina ha adquirido una gran relevancia.

El estómago produce está hormona cuando está vacío, y las concentraciones en la sangre alcanzan el nivel más alto antes de las comidas, y el más bajo, después de comer. Por eso se la considera una hormona del hambre, cuya función es anunciar que el estómago está vacío. Desde hace poco sabemos que los hombres producen más ghrelina bajo la influencia de la luz solar y, por tanto, que consumen más calorías durante los meses de verano. En las mujeres esto no ocurre, porque los estrógenos la bloquean.[30] También se ha descubierto que la ghrelina afecta a la rapidez con la que tomamos decisiones,[31] sobre todo en los centros del cerebro relacionados con la adicción. Esta hormona estimula el cerebro para que libere dopamina, la sustancia que nos hace sentir felices. Y como queremos tener esa sensación placentera más a menudo, nos recompensamos con algo agradable, como una copa de vino o un trozo de chocolate. Así es como se desarrolla la adicción o dependencia. Eso podría explicar por qué algunas personas con obesidad mórbida parecen tener una verdadera adicción a la comida. Maria, por ejemplo, también mencionó que si dejaba de fumar, comía más, como si una adicción sustituyera a la otra. De hecho, investigaciones recientes han demostrado que las personas que se someten a una cirugía gástrica para bajar de peso tienen el doble de probabilidades de desarrollar una adicción al alcohol.[32] Y se han dado casos en los que una adicción a la comida se convierte en una adicción al juego o al sexo.

Lo sorprendente de la ghrelina es que esta hormona, que incita a comer, está presente en mayores concentraciones en la sangre en las personas con sobrepeso que en las demás. ¿Es posible que las personas con sobrepeso coman más porque su estómago produce más ghrelina? ¿O es al revés: son menos sensibles a esta hormona y, por tanto, necesitan concentraciones más elevadas? No es fácil de decir. Al parecer, existe un sistema activo a nivel hormonal que ayuda al organismo a mantener un peso estable. Si alguien quiere seguir pesando mucho, tiene que comer más. Y eso encaja con un estómago que produce más ghrelina. Pero al mismo tiempo, no parece lógico: al fin y al cabo, tendría sentido que alguien que tiene sobrepeso tuviera menos hambre (¡y sería muy útil!).

Sin embargo, nuestro cuerpo hace todo lo posible para mantener un peso elevado, y para ello incrementa la necesidad de calorías. Es como si tuviéramos una especie de termostato incorporado que mantiene nuestro peso en un nivel concreto. En inglés, este concepto se llama *set-point weight*: teoría del punto fijo.[33] Explica el efecto yo-yo que se ve a menudo con las dietas, por el que alguien que ha perdido mucho peso en poco tiempo recupera automáticamente el mismo peso o incluso acaba con un peso superior al que tenía antes de la dieta.

Maria, que a los treinta y cinco años ya pesaba ciento treinta kilos, es un buen ejemplo de ello. También es un efecto que se puede observar tras cirugías gástricas en pacientes con obesidad mórbida; si por algún motivo se revierte una operación de este tipo, el peso del paciente aumentará de inmediato y llegará casi exactamente al nivel anterior a la cirugía original, aunque haga años que se realizó.

Este peso fijo está regulado por el hipotálamo, el lugar mágico en lo más profundo de nuestro cerebro donde también se mantiene estable nuestra temperatura corporal. Pero a diferencia de la temperatura corporal, que se mantiene en torno a los 37 °C durante toda la vida, este peso fijo parece cambiar al alza con el paso de los años.[34] En consecuencia, quienes comen mucho más que antes durante un periodo prolongado de tiempo, no sólo aumentan su peso corporal, sino también su peso fijo, lo que hace que les resulte más difícil volver a su peso anterior. Este peso fijo, que la ghrelina mantiene en un punto concreto, hace que el cuerpo tenga la tendencia a no alcanzar nunca mayor delgadez que su peso anterior.[35] ¡Es casi como lo que ocurre con el sueldo, que solo quieres verlo subir sin que baje nunca!

Así pues, la ghrelina es la aliada ideal del modelo de negocio de todas las cadenas de comida rápida: solo tienen que vender a sus clientes sabrosas hamburguesas y, por un módico precio, servirles el mayor número posible de alimentos ricos en calorías: ¡refrescos y patatas fritas! Esa pequeña inversión garantiza que los clientes pesen cada vez más, y si consigues que ingieran alimentos altamente calóricos durante suficiente tiempo, desarrollarán por sí mismos un punto fijo más alto y una mayor concentración de ghrelina cuando tengan el estómago vacío. Así, sentirán una necesidad cada vez mayor de seguir comiendo hamburguesas.

Desde la perspectiva de la epidemia de obesidad, la ghrelina es una hormona que no tiene sentido. ¿Por qué iba a querer el cuerpo mantener un exceso de peso? El sobrepeso provoca enfermedades cardiovasculares, diabetes, rodillas desgastadas... Pero desde el punto de vista biológico, la verdad es que es muy útil. Si un animal consigue vivir en un lugar de abundancia, prosperará: podrá saciar su hambre, aumentará de peso, y su peso fijo también subirá. Lo mismo pasa con los humanos. En los orígenes, nuestro peso fijo debía de ser alto; esto nos estimulaba a comer más y nos obligaba a agudizar el ingenio. Salimos a la caza de nuestro alimento y, buscando calorías, poblamos el mundo entero.

Aunque está claro que la ghrelina está relacionada con el peso, la alimentación y el hambre, es cuestionable que la etiqueta de «hormona del hambre» sea acertada, ya que la ghrelina también se produce en otros lugares del organismo: en el páncreas, los riñones, los ovarios, los testículos y los pulmones. Y en la cirugía estomacal contra la obesidad mórbida se observa incluso un efecto contrario: aunque después de un bypass gástrico, el estómago permanece vacío en todo momento, las concentraciones de ghrelina en realidad disminuyen, en lugar de aumentar.[36]

Además, el funcionamiento del gen responsable de la producción de ghrelina es más complicado de lo que cabría esperar. Es posible que, en épocas pretéritas, la ghrelina y su receptor de la hormona del crecimiento hicieran algo muy distinto de lo que vemos ahora, o tal vez la evolución de la hormona del hambre es tan compleja como la del hambre en sí.

La aritmética de la energía

Volvamos al caso de Maria. ¿Por qué no consigue adelgazar? ¿Es posible que su cuerpo no quiera perder el peso que ha ganado? Esto es solo una parte de la respuesta, porque el peso corporal de un adulto no es solo la masa: también hay que sumarle la *energía*.

La energía, que el organismo obtiene de los aminoácidos, se expresa en calorías, que son necesarias en todo momento para el metabolismo, el aparato locomotor y todos los demás procesos corporales. Si la ingesta es superior al consumo, el organismo almacena el exceso de calorías en forma de masa: engordas. Si la ingesta es inferior al consumo, el organismo recurrirá a sus reservas y el peso corporal disminuirá. Si la ingesta y el consumo están equilibrados, el peso se mantiene estable. Pura contabilidad. Sin embargo, la ecuación «comer menos + moverse más» (nuestra primera reacción ante las personas con sobrepeso) no lo resuelve todo. Lamentablemente, las cosas no son tan fáciles.

Una persona con más masa corporal también consume más energía. Además, debido a esos kilos extra, los músculos tienen que trabajar más para hacer los mismos movimientos. Por tanto, el consumo total de energía de una persona con sobrepeso es mayor. Eso significa que Maria no sólo necesita comer más de lo habitual para engordar (el peso fijo de que hemos hablado antes), sino también para mantenerse gorda. ¿Cómo que para mantenerse gorda? Sí, eso: coincidiendo con lo que sabemos sobre la célula primordial, la literatura científica contiene pruebas claras de que el cuerpo humano no es propenso a deshacerse de su exceso de tejido adiposo.

Sin embargo, la historia de mi paciente era distinta. Tenía la sensación de haber engordado en un momento determinado de su vida (después del primer embarazo) y haberse quedado estancada en el sobrepeso. Además de que las embarazadas comen más, puede ocurrir que después del embarazo se produzcan tantos cambios hormonales (véase el capítulo 6) que se aumente de peso. Es posible que aquí influya el cambio en las bacterias intestinales (que comentaremos con más detalle en el capítulo 6), pero también sabemos que el metabolismo necesita menos energía a medida que envejece, ya que la masa muscular se reduce poco a poco. Además, una vez pasados los primeros veinte años de vida, la mayoría de las personas practican menos deporte y hacen menos ejercicio que en su juventud debido a las obligaciones laborales y familiares. Así pues, la obesidad de Maria puede haber sido causada por una desafortunada combinación de alteraciones en la dieta, cambios hormonales, alteración del metabolismo y falta de ejercicio.

El freno hormonal a la obesidad

Como la abundancia era muy infrecuente, como especie tuvimos que arreglárnoslas en medio de la escasez. Por ello, en todos los organismos han evolucionado innumerables adaptaciones que sirven para obtener la mayor cantidad posible de alimento (por ejemplo, el cuello de la jirafa, el pico

Tejido graso (adiposo)

Hormonas:
leptina
estradiol

Funciones:
almacenaje de energía
elasticidad de la piel

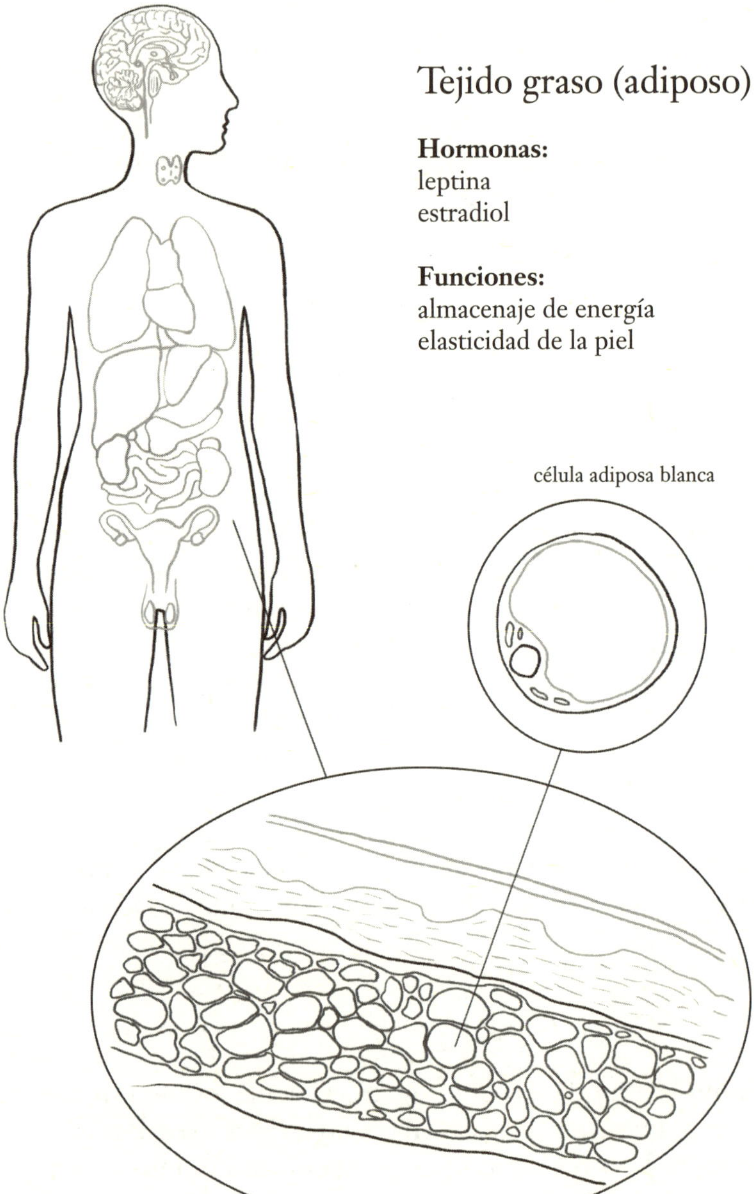

del águila y la cooperación en las hormigas), pero no tenemos casi ninguna estrategia para protegernos del exceso.

Los animales parecen casi insaciables. Y los humanos, de hecho, nos aprovechamos de ello: sólo hay que ver cómo cebamos a cerdos y aves de corral. Los veterinarios, por otro lado, cada vez observan más a menudo sobrepeso en perros, conejos y gatos.[37] Los humanos también somos animales insaciables. Las personas más pesadas del mundo superan los quinientos o incluso seiscientos kilos. Dado que no todas las personas que viven en la abundancia padecen obesidad, al parecer existen ciertos sistemas reguladores que pueden proteger nuestro organismo de comer en exceso.

Nuestra capacidad de raciocinio (el cerebro) es un freno importante que nos impide engordar; inconscientemente, sopesamos en todo momento el placer de comer frente al riesgo de almacenar demasiada grasa y engordar más de la cuenta. Y el cuerpo también dispone de sistemas de protección contra la obesidad incorporados a nivel interno: un freno hormonal. De esto se ocupan dos sistemas hormonales: uno que funciona a corto plazo y da una sensación inmediata de saciedad, y otro que funciona un poco más despacio pero tiene un efecto más potente. Mientras que la hormona ghrelina actúa al principio del proceso para estimular al cuerpo a llenar el tubo digestivo de comida, existe otra hormona que se produce al final del intestino delgado y sirve para avisar al cuerpo de que el tubo está lleno. Esta hormona tiene un nombre poco inspirador, «péptido YY 3-36», o PYY, y se libera en la sangre en los últimos decímetros del intestino delgado, cuando los alimentos entran en esa parte lejana del tubo digestivo. El PYY tiene varios efectos positivos para la digestión, y además reduce el apetito. Es como un cartelito de «aforo completo» que frena directamente el apetito.

Y hay otras dos hormonas muy potentes que, a más largo plazo, se aseguran de que alcancemos una sensación de saciedad tras una comida: la insulina y la leptina. Estas hormonas trabajan conjuntamente para regular el almacenamiento de azúcar y grasa. En las personas con sobrepeso, los niveles de ambas hormonas en la sangre están considerablemente elevados.

Leptina

En 1949, un ratón blanco de un laboratorio de experimentación con animales de Estados Unidos tuvo crías que no podían dejar de comer. Los ratones engordaron y transmitieron ese rasgo a su descendencia. Se trataba de un defecto congénito debido a un error en el ADN. Se los llamó «ratones ob», abreviatura de la palabra inglesa *obese*, «obeso».[38] La mutación heredada en el ADN se encontraba en el gen que produce una hormona que no se descubrió hasta medio siglo más tarde: la leptina (nombre derivado del griego antiguo *lepto*, que significa «delgado»). Esta hormona es producida por las células grasas y suprime en el cerebro las ganas de comer.[39] La leptina protege a los ratones normales contra la obesidad: si un ratón engorda demasiado, tendrá más células adiposas que producirán más leptina, que suprime las ganas de comer, y así se reducirá su exceso de peso. Como los ratones obesos no producían leptina debido a su defecto genético congénito, nada les frenaba el impulso de comer. Y por tanto, no paraban de comer, y engordaban.

Diabetes + insulina

August Krogh, premio Nobel danés, llevaba tiempo notando que su mujer, que había dado a luz a su cuarto hijo un año antes, tenía que orinar cada vez con más frecuencia, había perdido el apetito y veía peor. Ambos eran médicos y no tardaron en diagnosticar que sufría diabetes, pero en 1921 no existía ningún tratamiento, aparte de una dieta estricta baja en carbohidratos para reducir los elevados niveles de azúcar en sangre.

Sin embargo, Krogh sabía, gracias a su formación médica, que la causa de esta enfermedad era un fallo en la producción de insulina por parte de determinadas células del páncreas. El científico alemán Paul Langerhans había descubierto estas células en 1869. Como en el microscopio tenían el aspecto de pequeños grupos, las llamó «islotes *(insulae)* de Langerhans». Cincuenta y dos años más tarde, la hormona pasaría a llamarse «insulina». Investigadores rusos habían demostrado en 1890 que si se extirpaba quirúrgicamente el páncreas a perros, desarrollaban diabetes aguda. Krogh había oído que dos jóvenes médicos muy ambiciosos de Toronto, Frederick Banting y Charles Best, habían conseguido aislar insulina del páncreas de un perro, y que cuando habían administrado esa insulina a la perra *Marjorie* (a la cual previamente habían extirpado quirúrgicamente el páncreas), habían descubierto que se estabilizaban los niveles excesivamente altos de azúcar en sangre. Krogh decidió viajar a Toronto y preguntarles si la insulina podría aplicarse a pacientes diabéticos humanos.

Banting y Best decidieron ir a buscar la respuesta a un matadero, donde había suficientes páncreas de terneros recién sacrificados para obtener la insulina necesaria. Tan encantados estaban con su descubrimiento que vendieron la licencia de la producción de insulina a Krogh por un dólar, con la condición de que fundara una empresa sin ánimo de lucro. Esta empresa, Novo Nordisk, acabaría convirtiéndose en uno de los nombres más importantes en medicación contra la diabetes de todo el mundo.

En los Países Bajos también había interés por este descubrimiento. La empresa insignia neerlandesa Organon fue fundada en la década de 1920 por Salomon (Saal) van Zwanenberg con la ayuda del brillante químico Marius

Tausk y del catedrático amsterdamés Ernst Laqueur, pionero de la endocrinología en los Países Bajos.[40] Laqueur fue uno de los primeros en conseguir producir preparados hormonales a partir de glándulas y órganos de ganado procedente del matadero. Juntos fundaron una gran empresa farmacéutica internacional cuya principal actividad era el tratamiento con hormonas como la insulina, pero también la hormona tiroidea T4 y la testosterona. Y no olvidemos que fue una de las empresas que creó la píldora anticonceptiva (de la que también hablaremos en el capítulo 7). Una biznieta de Laqueur ha escrito una magnífica novela sobre los orígenes de esta fábrica.[41]

En los humanos también existen las mismas raras mutaciones en el gen de la leptina que pueden provocar que un niño tenga un impulso congénito e incontrolable de comer. Administrar leptina como fármaco a estos niños les ayuda a controlar el peso, pero se trata de una sustancia difícil de recrear artificialmente. Además, existe otra hormona más conocida que regula aún mejor nuestro metabolismo (más información al respecto en el capítulo 6) y que ha prolongado la vida de cientos de millones de personas durante muchos años, aunque desgraciadamente sin los efectos beneficiosos sobre el peso: la insulina.

En conjunto, la insaciabilidad del metabolismo parece explicar por qué una persona puede engordar cada vez más si sigue comiendo demasiado. Las hormonas del hambre y la saciedad del sistema digestivo muestran la eficacia del sistema y que, al parecer, el cuerpo prefiere la gordura a la delgadez, de modo que estar gordo en un momento de abundancia como el actual es pan comido. En la mayoría de las personas, el sobrepeso excesivo reduce la sensibilidad a la insulina producida por el propio organismo (lo que se conoce como resistencia a la insulina), la cual cosa obliga al páncreas a trabajar más de la cuenta. Y las glándulas pueden cansarse y agotarse, igual que los músculos. Es entonces cuando, como consecuencia de una producción insuficiente de insulina, se desarrolla la diabetes (diabetes tipo 2). Los pacientes afectados tienen que empezar a inyectarse insulina, un tratamiento que resulta más pesado porque, por una parte, hay que aprender a pincharse y, por otra, la insulina te hace engordar todavía más.

La insulina es una maldición y una bendición.

El hambre y el vínculo entre intestino y cerebro

Sin embargo, esta interacción hormonal entre metabolismo y digestión no explica del todo por qué justamente Maria pesaba ciento treinta kilos, mientras que la mayoría de las personas de su entorno estaban más delgadas: al fin y al cabo, todas esas otras personas también viven en una sociedad en la que están expuestas a las calorías en todo momento. Para examinar esta cuestión debemos fijarnos en el cerebro y el sistema nervioso.

Hay otro factor, aparte del metabolismo a nivel celular y el sistema digestivo impulsado por las hormonas, que influye en la regulación del hambre y el peso: nuestro cerebro, el impulsor de casi todos los procesos corporales. Sorprendentemente, existen estrechos vínculos entre el cerebro y el tubo digestivo, que posee su propio y fascinante sistema nervioso. ¡Un sistema, por cierto, con la misma envergadura que el cerebro! Por eso tiene sentido que a veces se denomine al intestino «el segundo cerebro».[42]

En otros tiempos era ley de vida que quien no era fuerte tenía que ser listo. Pero el cerebro, precisamente, consume enormes cantidades de energía. Por suerte, los humanos disponían de recursos ingeniosos para asegurarse de ingerir el mayor número posible de calorías. Por ejemplo, si sólo recolectas fruta madura, obtienes más calorías con menos cantidad de alimento, ya que la fruta madura contiene más azúcar. Se reconocen por su sabor dulce y su color azul, rojo o amarillo oscuro. La mayor parte de nutrientes y calorías de un animal muerto se encuentran en los músculos y el tuétano, que están repletos de proteínas y grasas, lo cual podemos reconocer por su sabor graso y salado, y por su color rojo oscuro. Para seleccionar las partes de mayor calidad y alto contenido calórico cuando buscaban fruta y desollaban animales muertos, nuestros antepasados necesitaban tres cosas: cerebros inteligentes, manos hábiles y buena vista. El ser humano es una de las pocas especies de mamíferos con visión tridimensional en color, lo que nos permite apreciar claramente las sutiles diferencias entre lo maduro o de alta calidad, y lo verde o estropeado, incluso desde lejos.

La estructura anatómica de nuestras manos también es de una complejidad impresionante. Podemos agarrar algo con mucha precisión entre el pulgar y el índice. Esta pinza es increíblemente útil para clasificar cosas pequeñas, sacar las bayas estropeadas o verdes de un montón, retirar los intestinos podridos de un animal muerto, elegir las hojas jugosas entre las duras, separar los trozos más tiernos de carne de los huesos, desenterrar las raíces más finas de la tierra y pelar fruta. Procesar esas imágenes en tres dimensiones y a color, tomar las decisiones correctas con ellas y luego controlar la motricidad fina de dos manos complejas requiere un gran cerebro: por eso nos llamamos *Homo sapiens*, humanos pensantes.

Pero por desgracia, en el desarrollo de la obesidad mórbida, ese magnífico cerebro que tenemos nos perjudica. Y eso tiene que ver con algo maravilloso: que los humanos percibimos los alimentos calóricos como «ricos»; tanto si el sabor es dulce como salado, nuestro cerebro nos recompensa por haber elegido correctamente con una sensación agradable. En el reino animal, este fenómeno es relativamente nuevo. Una hiena hambrienta se come un cadáver putrefacto de cebra con piel y pelo, literalmente. No le importa el sabor: cualquier alimento sacia el hambre. Para el *Homo sapiens*, las cosas eran distintas: sólo le gustaban los componentes más nutritivos (es decir, además de la carne, otros alimentos ricos en calorías, como fruta y cereales), porque le permitían obtener la mayor cantidad de energía y, además, almacenarla en el tejido adiposo.

Esa nueva sensación de «rico» ha sustituido a la antigua sensación de «hambre». Los seres humanos no sólo buscaban comida para saciar el hambre, sino sobre todo alimentos sabrosos (y, por tanto, ricos en calorías). Así, nos convertimos en omnívoros remilgados, lo que resultó muy beneficioso para una especie pequeña que luchaba por hacerse un hueco entre los grandes depredadores. El *Homo sapiens* obtenía más alimentos de mucha más calidad, repletos de calorías y nutrientes, con menos esfuerzo físico. Gracias a unos hábitos alimentarios cada vez más eficientes, hasta tenía tiempo para descansar, soñar despierto y fantasear, por ejemplo pensando en las sabrosas bayas o el mamut que le gustaría encontrar o cazar al día siguiente.

Los primeros humanos eran animales sociales que vivían y comían en grupo. Los niños ocupaban un lugar destacado, ya que sin ellos el grupo no tenía futuro. Como a los niños les basta con menos cantidad de comida que a los adultos, se les daban las mejores piezas del botín: los nutrientes que más energía aportan. Esto les permitía aprender de los adultos, desde una edad temprana, qué alimentos tenían un gran valor (y, por tanto, eran «ricos»), y cuáles no. Actualmente también enseñamos inconscientemente a nuestros hijos a amar los alimentos dulces, rojos y salados. ¡Por algo es tan popular el kétchup entre los niños! Es rojo como la carne fresca y tiene un sabor claramente salado, pero también contiene más de un 20 % de azúcar puro.

He aquí una de las principales causas de la actual epidemia de obesidad: mimamos a nuestros hijos con la comida más sabrosa. Pero mientras que en la naturaleza el metabolismo de los humanos primitivos convertía rápidamente los alimentos de alta calidad y alto contenido calórico en energía para recorrer largas distancias y construir casas, hoy en día lo que ingerimos cuando comemos «cosas ricas» son, sobre todo, calorías «vacías», es decir, solo cosas con que saciarnos, pero con poco valor nutricional real, y eso se combina con un consumo de energía que ha cambiado radicalmente. Si el hombre primitivo hubiera conocido los dulces, las patatas fritas y el kétchup, llevaríamos miles de años con sobrepeso.

El cerebro permitió al *Homo sapiens* fabricar armas y herramientas y descubrir el fuego, lo que a su vez lo llevó a hornear, freír y cocinar, haciendo que su comida fuera aún más fácil de consumir, y más sabrosa. Hasta el punto de que nuestros antepasados dieron la espalda a la caza y la recolección para desarrollar nuevas formas de producir alimentos: la agricultura y la ganadería, que aumentaron rápidamente la abundancia de alimentos, aunque se redujo la variedad. Y claro, en algún momento la cosa tenía que caer por su propio peso.

Un cerebro ingenioso genera un comportamiento alimentario complejo

Nuestro cerebro consta de varias capas. En una función tan básica como comer intervienen el metabolismo, la digestión, las hormonas, los nervios, los músculos y el cerebro. Ya hemos analizado el metabolismo y la digestión y, como hemos visto, no son nada sencillos. Pero es que además existe una interacción muy complicada, situada sobre todo en la capa externa de nuestro cerebro (la corteza cerebral), que da lugar a nuestro complejo comportamiento alimentario. Esto explica por qué tantos trastornos psicológicos de la alimentación pueden conducir a una obesidad mórbida, como el hambre emocional, la bulimia, el trastorno alimentario compulsivo, el trastorno alimentario por estrés o el trastorno por atracón.

Nuestro comportamiento no está regulado por una sola capa cerebral, sino varias (véase también la figura de la pág. 136). La capa más interna de nuestro cerebro, donde se encuentran el tronco encefálico y el hipotálamo, es lo que conocemos como nuestra primera naturaleza: el cerebro reptiliano.[43] Ahí reside el instinto primario humano, el instinto de los cazadores-recolectores que necesitan poder actuar con rapidez en momentos de peligro. El órgano vomeronasal, del que ya he hablado en el capítulo 1, y las feromonas también afectan a esta capa interna del cerebro. Esto es lo que provoca que queramos coger todo lo que nos apetezca libremente, que nos sirvamos más de lo que podemos comer y que prefiramos comer (después de oler la comida, probarla y ver si es buena) solos o con nuestra prole. A las madres les gusta ver a sus hijos disfrutar de la comida.

Alrededor de esta capa interna del cerebro humano se ha creado un caparazón: el sistema límbico. Este sistema se considera nuestra segunda naturaleza, y regula nuestra vida emocional. Era inevitable que al abandonar la libertad de la caza y la recolección y convertirnos en agricultores surgieran nuevas normas sociales. Desde entonces hemos incorporado la moral del bien y del mal hasta considerarla evidente, la base de nuestra civilización, unas normas que incluyen acuerdos sobre la propiedad y la moderación, entre otras cosas. Quien más trabaja (o hereda) más comida tiene. Coger libremente lo que nos apetecía pasó a ser robar, esperar la cosecha se convirtió en una virtud. La diferencia entre ricos y pobres se manifestaba por la distinción entre gordos y flacos, como en el caso de la princesa Carolina y el malhumorado papa medieval Inocencio VIII.

Y en la capa externa del cerebro se desarrolló nuestra tercera naturaleza: la corteza cerebral, donde reside nuestra fuerza de voluntad, es decir, la razón, que contiene los preceptos que rigen la vida de los seres humanos que ya no cazan, recolectan ni cultivan: las leyes y normas de la sociedad, las normas alimentarias religiosas, las directrices dietéticas del gobierno, el triángulo de la alimentación saludable, los consejos de los médicos, las dietas. Esta tercera naturaleza nos inunda de advertencias que van en contra de nuestra primera naturaleza: evita los carbohidratos, los dulces y las grasas, no comas demasiado, no te saltes el desayuno, cuidado con el colesterol, cuenta calorías, pesa los ingredientes, usa aplicaciones de nutrición. Incluso hay gente dispuesta a pagar por una dieta que le haga comer menos. ¡Los humanos primigenios nos tomarían por locos!

Esas advertencias o señales proceden de nuestro cerebro, un superordenador que también funciona con electricidad; de hecho, la transmisión de señales a través de las células nerviosas se hace mediante estímulos eléctricos. Pero los estímulos no pasan de una célula nerviosa a otra por contacto eléctrico, sino mediante unas sustancias químicas llamadas neurotransmisores.

Un neurotransmisor importante en el cerebro es la serotonina, que conocemos por las mariposas en el estómago y el enamoramiento. Esta sustancia no sólo influye en nuestro estado de ánimo, sino que también tiene un efecto indirecto en nuestro peso. Lo sabemos porque muchos antidepresivos, que actúan sobre la serotonina, tienen el efecto secundario de estimular el apetito, con lo que favorecen que se gane peso. La serotonina, el estado de ánimo y el apetito están relacionados.

Aunque es una sustancia importante en nuestro cerebro, más del 90 % de toda la serotonina de nuestro cuerpo se fabrica en el intestino (delgado), y posiblemente esté regulada por las bacterias que viven allí. Todavía no está claro cómo afecta exactamente la serotonina al cerebro. Hay estudios que indican que los microbios del intestino intervienen en el desarrollo de la obesidad, y que no sólo el apetito, sino también los trastornos del estado de ánimo pueden estar determinados por los habitantes del intestino. Hablaré más de esto en el capítulo 6.

Cirugía gástrica, ¿sí o no?

Volvamos a la cuestión de si Maria debería someterse a una operación de cirugía gástrica para perder los kilos que le sobran. Para mantener el exceso de peso a pesar de su escasa actividad física, como quiere hacer su cuerpo, necesita ingerir una media de 2.400 calorías al día, ya que de lo contrario, adelgazaría. En su caso no es probable que sufra de un defecto congénito en la producción de la hormona leptina, ya que no empezó a tener sobrepeso hasta después de los embarazos. Sin embargo, la alta concentración de la hormona ghrelina en su sangre debe de estimularle el apetito. A lo mejor eso explica (en forma de peso fijo) por qué, ahora que ha engordado tanto, tiene mucha más hambre que cualquier otra persona. Tal vez la causa es un cambio epigenético: ha pasado mucho tiempo comiendo demasiado, hasta el punto de que esa elevada ingesta de alimentos ha quedado «impresa» en su material genético.

Sin embargo, eso no es excusa para dejarlo como está. Esta mujer, como todo el mundo, dispone de un potente mecanismo para luchar contra el peso que le dificulta la vida: su cerebro. Y es que su cerebro le permite elegir qué va a comer y qué no. Sin embargo, ahí radica precisamente su problema: esas mismas decisiones, consciente o inconscientemente, son las que la han llevado a pesar tanto. Si fuera una humana primitiva, la habrían llevado a ser una cazadora-recolectora de éxito que habría enseñado a sus hijos a tomar las mismas decisiones. La escasez habría equilibrado su ingesta de calorías (que es el motivo por el cual nuestros antepasados no tenían sobrepeso, y en cambio la obesidad mórbida es frecuente hoy en día); lo que le pasa es que está tomando viejas decisiones en un paraíso que antes no existía. Hay calorías por todas partes y al alcance de todos los bolsillos; especialmente, de hecho, de los bolsillos menos llenos.

Una de las nuevas opciones de tratamiento consiste en administrar artificialmente una dosis elevada de la hormona intestinal GLP-1 para reducir la sensación de hambre, pero no sabemos cuánto dura ese efecto.[44] La cirugía bariátrica, es decir, la cirugía de reducción de peso, es una operación en el tubo digestivo mucho más invasiva que la inyección diaria de GLP-1, pero puede restablecer el equilibrio limitando artificialmente la ingesta calórica y recalibrando el metabolismo.

Las operaciones para combatir la obesidad ya se practicaban en el Imperio romano. Plinio el Viejo dedica un capítulo de su *Naturalis historia* (78 d.C.) a un joven gordo: «Se dice que al hijo del cónsul Lucio Apronio le extrajeron el tejido adiposo del vientre para aliviar las molestias que le ocasionaba al caminar.» Además, el historiador argumenta que el tejido adiposo no tiene terminaciones sensibles ni vasos sanguíneos.[45]

Probablemente, esta operación se realizaba con una cierta frecuencia en el Imperio romano: cien años más tarde, el Talmud describe una operación similar a la que se sometió el rabino Eleazar ben Simón de Judea, un hombre excepcionalmente gordo: «Se le administró un brebaje para que se durmiera y fue trasladado a una habitación de mármol en la que se le abrió el abdomen y se le extrajeron varias cestas de grasa.»[46] Estas operaciones no sólo se hacían por motivos estéticos, sino seguramente también funcionales, ya que «se dice que el hombre tenía problemas derivados de su envergadura en el lecho conyugal».

Me parece difícil de creer que estas operaciones implicaran abrir realmente la cavidad abdominal; siglos antes, el propio Hipócrates ya había dicho que eso era letal. Además, sabemos que ambos hombres vivieron años después de la operación. En el caso del hijo de Lucio Apronio, es probable que no se le extirpara tejido adiposo, sino sólo la piel sobrante; había sido enviado a una misión a África en la que probablemente perdió bastante peso, y por tanto es plausible que la intervención no le extirpara grasa, sino que fuera lo que se conoce como cirugía plástica de la pared abdominal. Esta técnica se puso de moda en la década de 1960, cuando Ivo Pitanguy, un cirujano brasileño, se la practicó a la actriz estadounidense Elizabeth Taylor, tras lo cual los cirujanos (re)introdujeron este procedimiento entre la *jet set*.[47] En la década de 1980, el cirujano francés Yves-Gérard Illouz tuvo la brillante idea de, en lugar de cortar ese tejido graso subcutáneo para extirparlo, aspirarlo con una jeringa de vacío, con lo que inventó la liposucción. A estas alturas, sabemos que eliminar la grasa subcutánea tiene un efecto estético, pero no contribuye mucho al metabolismo, que al fin y al cabo es lo importante.

Otros procedimientos que afectan a la cavidad abdominal han resultado más eficaces para adelgazar. En la década de 1960, el cirujano estadounidense Edward Mason experimentó con la cirugía de reducción de estómago, con resultados variables. En un artículo científico que publicó en 1969, achacaba el fracaso a los pacientes: si la intervención funcionaba, era un éxito de Mason; de lo contrario, era culpa del paciente. Más tarde perfeccionó el procedimiento hasta convertirlo en el estándar actual: el *bypass gástrico por laparoscopia*, un bypass gástrico que se hace mediante una intervención mínimamente invasiva y puede lograr que los pacientes pesen una cuarta parte menos durante el resto de su vida.[48]

En las dos últimas décadas, la cirugía bariátrica ha irrumpido con fuerza en la sociedad occidental. A primera vista, puede parecer que esta cirugía ofrece una solución demasiado fácil a alguien que «se ha buscado» el problema, pero independientemente de lo que se piense de ella, hasta el momento la cirugía de reducción de estómago que logra unos mejores niveles hormonales es el único tratamiento con suficiente eficacia a largo plazo. Y, de hecho, los efectos secundarios de estas operaciones son aún más convincentes: tres cuartas partes de los pacientes con diabetes dejan de necesitar medicarse; un número igual de pacientes experimentan una mejora de salud que les dura toda la vida y tienen posibilidades de llegar a la vejez con buena salud.[49] Aunque la verdad es que la cirugía del estómago no elimina por completo la causa del problema, ¿tan importante es conocer esa causa, si se pueden tratar las consecuencias? Se podría decir: más vale tirar el lastre por la borda para que el barco pueda volver a navegar. Eliminemos el exceso de peso, y el paciente podrá seguir adelante con su vida.

La operación de estómago contra la obesidad mórbida más practicada en todo el mundo, el bypass gástrico, también conocido como cirugía de reducción de estómago, se basa en un principio sencillo: consiste en conectar el intestino con el principio del estómago, de modo que los alimentos pasen al intestino inmediatamente después de que los traguemos para ser digeridos. Sin el retraso habitual, es decir, sin pasarse primero tres horas en el estómago. Es posible que la persona operada ya quede saciada mientras está comiendo, pero la mayoría de los pacientes tendrán que comer pequeñas cantidades de comida varias veces al día durante el resto de su vida.

Éste es el tratamiento que recibió Maria, y en su caso, la operación fue un éxito. Perdió los sesenta kilos que le sobraban y por el momento no los ha recuperado.

También se ha descubierto que la reducción de estómago, el último recurso para la obesidad mórbida, reduce la capacidad de percibir sabores dulces. Se espera que, después de la intervención, se produzca un cambio en las hormonas de la digestión que provoque una reducción de las ganas de comer dulces. Por otra parte, una percepción menos precisa de los sabores puede provocar que el organismo no envíe señales de saciedad y que eso acabe desembocando en un aumento de peso. Podríamos decir que el desajuste entre lo que saboreamos y lo que realmente comemos engaña al organismo a la hora de estimar las reservas de nuestra despensa celular.

Aunque la operación es extraordinariamente segura y puede realizarse en menos de una hora, el número de personas con obesidad severa o mórbida que cumplirían los requisitos para someterse a ella es muchas veces superior al que podrían operar todos los cirujanos del mundo en toda su vida, de modo que la cirugía bariátrica no es la solución para la epidemia de obesidad. Irónicamente, la obesidad acaba volviéndose contra sí misma. El riesgo para la salud hace que las personas con obesidad mórbida vivan menos. Y es que la obesidad es un riesgo importante de lo que llamamos «enfermedades ligadas al estilo de vida»: el trío formado por la diabetes, las enfermedades cardiovasculares y el cáncer. Y esto ocurre en todo el mundo; aunque hasta hace poco las enfermedades infecciosas y la malnutrición todavía eran las principales causas de muerte en África, en ese continente también están aumentando las enfermedades ligadas al estilo de vida.

Quizá la epidemia de obesidad provocará una división de nuestra especie y en el futuro hablaremos de *Homo sapiens proprius*, el humano actual, sano y longevo, y *Homo sapiens obesitate*, el que tiene sobrepeso. Precisamente por eso es importante utilizar nuestros conocimientos sobre las hormonas en la lucha contra la epidemia de obesidad aplicando lo que ya sabemos sobre su influencia en nuestros hábitos alimentarios. Si seguimos analizando a fondo esos conocimientos, podemos desarrollar medicamentos y tratamientos nuevos. Pero ¿cuál es la mejor manera de actuar? ¿Suplementar las hormonas que faltan, o intervenir quirúrgicamente en la anatomía del estómago e indirectamente en la influencia mutua entre el cerebro, el metabolismo y la digestión? Todavía no lo sabemos.

Quizá nuestras bacterias intestinales también desempeñen un papel importante en el tratamiento de la obesidad...

6

Elementos clave del equilibrio hormonal

Los habitantes del intestino

En otoño de 2006 trabajé como internista residente en el UMC de Ámsterdam. En nuestro servicio había una paciente de unos ochenta años que llevaba muchos meses ingresada y desesperanzada: un tratamiento con antibióticos por una infección de orina le había provocado una diarrea crónica que ninguna medicación conseguía cortar. La diarrea se debía a una infección por la bacteria *Clostridium difficile*, que ataca la pared intestinal y provoca fuertes dolores abdominales, fiebre y calambres. Los pacientes sufren ataques de diarrea líquida hasta diez veces al día, lo que les hace perder peso y debilitarse tanto que quedan completamente postrados en cama. Esta infección causa la muerte al 20 % de los pacientes que la sufren. No es de extrañar que muchos de ellos pierdan la esperanza. Esta paciente llevaba tanto tiempo deprimida en la cama, que había quedado completamente demacrada y tenía escaras por todas partes. En definitiva, la situación era muy grave.

La mujer no quería otra cosa que salir del hospital para estar en casa con su marido (que padecía cáncer con metástasis). Yo lo entendía perfectamente, así que, tal vez en un arrebato de confianza exagerada, me propuse encontrar un tratamiento que curara a la mujer en poco tiempo. Pero mis intentos fueron en vano hasta que recordé una divertidísima ponencia que había visto en un congreso unos años antes, en la que Johannes Aas, catedrático noruego de gastroenterología, me dijo que desde que había leído un artículo al respecto en 1958,[1] a veces trataba esos casos con heces de una persona sana. La administración de heces sanas con otras bacterias (y sin *Clostridium difficile*) frenaba la proliferación de esta desagradable bacteria.[2] La idea era que esto creaba un enfrentamiento entre las bacterias en el que la cepa sana (que se reproduce mejor) gana y expulsa del intestino a la bacteria mala. Algo que ocurre a diario en la naturaleza, puede ocurrir dentro de un organismo si le echamos una mano mediante un trasplante fecal. No fui consciente de la importancia de las palabras de aquel médico noruego hasta años más tarde de haberlas oído.

En menos de una semana (tras obtener el permiso de la paciente) ya tenía todo lo necesario para el primer trasplante fecal de los Países Bajos. Nunca me habría imaginado que se puede preparar la solución fecal con una simple centrifugadora de cocina... Un viernes por la tarde tratamos a mi paciente introduciéndole heces de su hijo mediante colonoscopia. Al principio se oyeron risillas en el quirófano, pero poco a poco la emoción fue apoderándose de todos los presentes, ya que sentían que estaba a punto de suceder algo muy especial.

Después de que la paciente regresara a su habitación del hospital esa tarde, no notamos nada especial, pero cuando volví el fin de semana siguiente resultó que la diarrea crónica había desaparecido. De hecho, la mujer hasta había dado unos pasos por primera vez desde hacía tiempo y estaba muy animada. Además, el tratamiento no había tenido efectos secundarios, salvo que ya no quedaba ni rastro de su depresión. Al día siguiente se fue a casa con su marido, y todavía pudieron disfrutar de la vida juntos durante varios años más.

En 2014, Giulia Enders, que entonces tenía veinticuatro años y era estudiante de doctorado en Gastroenterología en la Universidad Goethe de Fráncfort, publicó *La digestión es la cuestión.*[3] Su libro cambió al instante la idea que muchos lectores tenían sobre su sistema intestinal. Se vendieron más de un millón de ejemplares; al año siguiente (2015) se publicó la edición inglesa, y después se tradujo a dieciocho idiomas. *La digestión es la cuestión* acaba con la idea de que el sistema gastrointestinal no sería más que un canal con dos extremos, uno por el que entran alimentos y bebidas, y otro por el que salen excrementos, diarrea y pedos. Enders demuestra lo infinitamente complejos y fascinantes que son nuestros intestinos. Y aunque este tema es un poco más difícil de cómo ella lo presenta, yo, como investigador del papel de las bacterias intestinales en los procesos endocrinológicos, no puedo sino estar totalmente de acuerdo con ella en varios puntos.

¿Qué tiene que ver todo esto con nuestro equilibrio hormonal? Mucho, porque las bacterias intestinales son indispensables para disfrutar de un equilibrio hormonal saludable: intervienen en la liberación y producción de docenas de hormonas diferentes.[4] A través del sistema nervioso central, las bacterias intestinales influyen en la producción de hormonas y en el funcionamiento del cerebro.[5] Además a menudo las bacterias son la base del descubrimiento de nuevos fármacos, desde antibióticos hasta medicamentos para reducir el colesterol.[6] En resumen, ¡las bacterias que nos rodean son muy importantes para llevar una vida sana!

Este capítulo trata sobre el intestino y sus habitantes. ¿Qué sabemos sobre este tema? Y ¿por qué debe incluirse en un libro sobre las hormonas? Y algo todavía más importante, ¿qué podemos hacer para mantener el equilibrio entre nuestras bacterias intestinales y nuestras hormonas en las mejores condiciones posibles?

Resulta que Hipócrates tenía razón...

Antes de la publicación de *La digestión es la cuestión*, lo que sabíamos sobre los intestinos era lo siguiente: a medida que los alimentos avanzan por el tubo digestivo, los nutrientes se descomponen, la pared intestinal los absorbe y pasan a la sangre. Algunos detalles más para quien esté interesado en los entresijos del proceso: la descomposición del almidón ya comienza en la boca, durante la masticación. Ahí se libera la primera enzima digestiva, la ptialina, que (al igual que su hermana, la amilasa, en el páncreas) descompone el almidón de nuestros alimentos en hidratos de carbono.[7] La presencia de ácido estomacal pone fin a la acción de la ptialina cuando el bolo alimenticio (los alimentos masticados y mezclados con saliva) entra en el estómago. Al masticar, las enzimas de la saliva se mezclan bien con el bolo, de modo que la digestión de los hidratos de carbono continúa durante al menos una hora; es decir, que continúa en el intestino delgado, que es donde llega el quimo (la pasta agria en que se han convertido los alimentos) tras pasar por el estómago. Por eso es tan importante masticar correctamente.

Al llegar al estómago, el ácido reduce el tamaño de las proteínas; ahora, la enzima pepsina las descompone aún más en aminoácidos, que a su vez pueden desencadenar la producción de hormonas en el intestino. A continuación, en el intestino delgado, se completa la descomposición de los hidratos de carbono en azúcar (glucosa) con la ayuda de enzimas procedentes del páncreas; las grasas no empiezan a descomponerse en ácidos grasos (que se pueden quemar más fácilmente) hasta que llegan a una sección posterior del intestino. Una vez que la comida se ha descompuesto en pequeñas partículas aprovechables, la linfa las transporta a la sangre a través de la pared intestinal. Lo que queda, residuos como la fibra indigerible, por ejemplo, sigue su camino y se fusiona con otros productos de desecho. En la última parte del intestino, el intestino grueso, se sigue extrayendo el líquido restante, que contiene una serie de vitaminas y minerales vitales, con la ayuda de la hormona digestiva GLP-1.[8] Y al llegar al extremo del tubo (el potente músculo que llamamos recto del abdomen) los productos de desecho abandonan nuestro cuerpo y van a parar al váter.

Éste es, en pocas palabras, el resumen clásico de nuestra digestión tal y como lo aprendimos en el instituto, y también es lo que se enseñó a los estudiantes de las facultades de Medicina durante décadas.

Pero según Giulia Enders, nuestro sistema gastrointestinal es un órgano mucho más complejo y ambicioso: de hecho, nuestros intestinos y sus habitantes se ocupan de la producción de innumerables hormonas diferentes y de no sabemos cuántos tipos de hormonas desconocidas. Ya hemos hablado de las principales hormonas que intervienen en la digestión humana: la insulina, la GLP-1 y la CCK, y podemos añadir la serotonina (que se produce en el intestino delgado y grueso).[9] Las bacterias intestinales también tienen un papel importante en los movimientos intestinales,[10] y desde hace poco sabemos que intervienen en la producción de cortisol y adrenalina (sí, la de los sustos) en la glándula suprarrenal, y que también se producen feromonas en nuestras heces. En resumen, nuestros intestinos son mucho más que simples productores de caca y pedos. De hecho, en palabras de Enders, los podríamos calificar de «elegantes bailarines».

El debut de Enders llegó en el momento justo, porque en los últimos quince años los conocimientos sobre la verdadera naturaleza y función del intestino han cambiado profundamente. Antes sólo podían estudiarse las bacterias intestinales por especies con métodos de cultivo, pero hoy en día, gracias a la lectura de los códigos genéticos (secuenciación), podemos conocer en pocas horas todo lo que vive en nuestros intestinos.[11] En las últimas décadas algunos investigadores[12] ya se habían atrevido a caracterizar el intestino como «segundo cerebro» debido a la influencia de este órgano en nuestro comportamiento; al fin y al cabo el intestino se comunica con el cerebro a través del sistema nervioso y las hormonas.

De hecho, todo esto ya lo sabíamos. Expresiones como «se me ha hecho un nudo en la garganta, o en el estómago» o «cagarse de miedo», ya indican que la sabiduría popular había detectado la conexión entre intestino y cerebro. Podemos estar agradecidos a Giulia Enders por haber popularizado tanto el conocimiento de los intestinos, pero todavía hay mucho más que contar acerca de este ingenioso órgano, ya que actualmente no sólo comprendemos mejor cómo funciona, sino que estos nuevos conocimientos también contribuyen a lo que sabemos sobre el equilibrio hormonal. De hecho, nuestro bienestar parece depender en gran medida de las bacterias intestinales. Un intestino sano no sólo proporciona resistencia, sino que también mejora la energía y la concentración. Así, de los habitantes de nuestro intestino depende que podamos aprendernos listas de palabras en alemán, pero también que durmamos bien, cuánto y qué queremos comer, e incluso cómo se regula en el cerebro el vínculo afectivo con nuestros hijos.

Aparte de todas estas propiedades buenas de las bacterias intestinales, también hay bacterias malas que influyen negativamente en nuestro organismo y nuestro funcionamiento.[13] El psiquiatra londinense Edward Bullmore escribió en 2018 *La inflamación de la mente*, un superventas en el que explicaba que un sistema digestivo con bacterias intestinales dañinas puede provocar enfermedades como la depresión (debido a la carencia de serotonina), enfermedad de Parkinson (debido a la carencia de dopamina) y demencia (debido a una inflamación crónica de ciertas células cerebrales).[14] Hipócrates, el padre de la medicina moderna, ya lo confió al papel hace 2.500 años: «Todas las enfermedades empiezan en el intestino.»

Por qué las nuevas ideas no siempre triunfan

Mucho antes de que Giulia Enders publicara su libro, ya se había descrito la complejidad de nuestros intestinos. Joshua Lederberg, el biólogo molecular estadounidense que en 1958, a la edad de treinta y tres años, recibió el Premio Nobel de Fisiología o Medicina, demostró ser un visionario.[15] Supo ver hace décadas que un mayor conocimiento de la flora intestinal (y de la producción de feromonas y sustancias similares a las hormonas que tiene lugar en ella) podía ayudarnos a comprender mejor el funcionamiento de nuestro organismo. El año 2001, Lederberg introdujo el término «microbioma», que designa el conjunto de millones de microorganismos que se encuentran en nuestros intestinos y que está formado por bacterias, hongos, virus y levaduras que mantienen nuestro intestino sano y nos protegen de los gérmenes. La idea de Lederberg revolucionó la ciencia biomédica, pero él no había sido el primero en advertirlo. En los libros de medicina china del siglo IV a.C., el médico Ge Hong ya recomienda el tratamiento con heces de bebé (sopa amarilla) por sus efectos curativos sobre la depresión y el dolor de barriga.[16] Por otra parte, según se cuenta, a principios del siglo XX, el soldado y escritor británico Thomas Edward Lawrence, más conocido como Lawrence de Arabia, recibió de los beduinos de la península arábiga té de heces de camello como bebida de bienvenida; al parecer, este té prevenía enfermedades. En los últimos años se ha sabido que esa historia seguramente es falsa, pero las heces de camello contienen un tipo de hormonas antiinflamatorias que llamamos «bacteriocinas», que pueden prevenir la diarrea del viajero.[17]

Sin embargo, las nuevas ideas (aunque en realidad sean antiguas), no siempre penetran con rapidez, y hubo que esperar hasta principios del siglo xxi para que los médicos reconocieran los beneficios prácticos que podía aportar ese nuevo concepto de microbioma, como por ejemplo manipular el sistema inmunitario y mejorar nuestro metabolismo y digestión. A menudo, los nuevos conocimientos generan nuevas preguntas: ¿qué bacterias intestinales tenemos en el intestino? Y ¿dónde, exactamente? ¿Qué hacen? ¿Cómo llegan a su ubicación? Y, por supuesto, otra cuestión importante en medicina: ¿cómo podemos influir en la flora intestinal para obtener beneficios para la salud?

En la última década se ha producido una auténtica explosión de estudios sobre el intestino. El número de publicaciones sobre el tema se ha multiplicado por siete en los últimos cinco años (de 1.178 artículos científicos en 2010, a más de 8.986 en 2021). Este aumento se debe a las posibilidades que tenemos hoy en día para examinar la composición de las bacterias intestinales. De hecho, hace unos años se creó una revista científica específica (*Microbiome*) centrada en el estudio de la composición y función de las bacterias intestinales en humanos y animales. Hoy se organizan conferencias sobre microbiología en todo el mundo, y de toda esta investigación surgen inversores de capital riesgo y se crean empresas incipientes para hacerse con los beneficios. Los representantes de las asociaciones de pacientes y de las grandes empresas farmacéuticas también están atentos a los acontecimientos: todo el mundo quiere contribuir y reclamar su parte de las muchas oportunidades que ofrece el microbioma, de mejores diagnósticos a nuevas opciones de tratamiento. Aún está por ver si todas estas expectativas quedan en agua de borrajas, pero ¿cómo puede el microbioma mejorar nuestra salud? Y ¿cómo pueden demostrar los científicos que las bacterias causan realmente la aparición de ciertas enfermedades hormonales?

Los habitantes de nuestros intestinos

En 2002 hice unas prácticas en el departamento de otorrinolaringología del Hospital Charité de Berlín, donde acompañaba todos los días a una profesora que se había formado en la antigua Alemania Oriental y que sólo conocerme me hizo saber que «un buen residente no pregunta nada, sino que se dedica a escuchar». Así, sentado en silencio a su lado en un taburete, aprendí todo lo que había que saber sobre infecciones que se producen en la zona de la cabeza y el cuello.

En esa época quedé cautivado por Robert Koch (1843-1910) y sus investigaciones sobre la influencia de las bacterias en el desarrollo de las infecciones. Koch era médico rural en Wollstein, Polonia (entonces Prusia), y estaba fascinado por la saliva, las heces y la supuración de las heridas de sus pacientes enfermos, sobre todo después de que su mujer le regalara un microscopio por su cumpleaños. En un rinconcito de su consulta, trabajaba en uno de los mayores descubrimientos de la medicina, que le mereció el Premio Nobel en 1905. ¿Qué descubrió? Pues que las bacterias pueden causar enfermedades.

Después de trabajar como profesor en el Hospital Charité (y recorrer los mismos pasillos por los que yo pasaría casi cien años después), publicó sus «postulados de Koch»,[18] una serie de reglas básicas que médicos y científicos pueden utilizar cuando intentan demostrar si determinadas bacterias y virus provocan enfermedades en los seres humanos. Según sus directrices, primero hay que encontrar grandes cantidades de una bacteria o virus (es decir, un patógeno) en una persona enferma (como ya vimos durante la pandemia del COVID-19). En segundo lugar, hay que poder aislar y cultivar el agente patógeno. En tercer lugar, el presunto patógeno debe provocar la afección que se está estudiando a un animal de laboratorio que se exponga a él (y posteriormente curarse mediante tratamiento). Por último, las bacterias del ensayo con animales deben ser las mismas que se encuentran en el paciente.

Entonces sólo queda una pregunta: ¿cómo podemos transferir bacterias de una persona a otra para potenciar el efecto de nuestras hormonas?

Después de que realizáramos con éxito el primer trasplante de heces de los Países Bajos en el UMC de Ámsterdam en 2006, se llevó a cabo un amplio estudio en el que también se utilizó con éxito este tratamiento en un grupo similar de pacientes.[19] Desde entonces, protocolos de todo el mundo lo incluyen en el arsenal de tratamientos para la diarrea crónica provocada por *Clostridium difficile*. Como endocrinólogo, cada vez me interesaban más los efectos que los trasplantes de heces de un donante tenían en el sistema endocrino. Por ejemplo, descubrimos (y posteriormente fue confirmado por otros estudios) que un cambio en la composición de las bacterias intestinales hace que el organismo sea más sensible a la insulina[20] y reduce el efecto de la serotonina y la dopamina en el cerebro de las personas con sobrepeso.[21] Recordemos que una deficiencia de serotonina hace que la gente se entristezca. Por otra parte, los ratones estériles, que nunca han tenido bacterias en el intestino, son más asustadizos que sus congéneres y no tienen la misma capacidad de aprendizaje que ellos. Además, su sistema intestinal está mucho menos desarrollado.[22] Por eso pensé que valía la pena examinar con más detalle qué habitantes buenos tienen nuestros intestinos, y qué «okupas» habría que desahuciar.

Las bacterias suelen agruparse en comunidades complejas (lo que Lederberg denominó «microbiota»), y la mayoría de las que tenemos en el organismo se encuentran en los intestinos. Hasta hace quince años, la única manera de saber qué bacterias había en la piel o en las heces era hacer un cultivo. Se utilizaba un bastoncillo de algodón para tomar una muestra del órgano, las heces o el fluido cuya composición bacteriana se quería examinar, y a continuación se frotaba ese bastoncillo en una placa «rica en nutrientes» (es decir, una placa con sangre de oveja) para poder ver qué bacterias contenía.

Algo que no siempre funcionaba, porque si hay muy pocas bacterias en el bastoncillo, o son bacterias con escasa tolerancia al aire, no crece nada. Como se puede imaginar, este método tan selectivo provocaba que se subestimara enormemente el número de bacterias en el intestino; por eso se asumía que en el intestino sólo vivían unas trescientas especies bacterianas. Sin embargo, se ha avanzado mucho en la determinación de la composición exacta de nuestro intestino, algo que ha sido posible gracias al uso de las denominadas técnicas de alto rendimiento para analizar el ADN bacteriano. Sería demasiado largo explicar exactamente cómo funciona, pero, gracias a esta tecnología de última generación, hemos podido establecer que en un gramo de heces de un intestino sano hay miles de diferentes tipos de bacterias, es decir, mucho más de trescientos, y eso sin siquiera contar virus y hongos. A esto se le añade que estos habitantes intestinales también liberan sustancias de nuestros alimentos. Por ejemplo, desde hace poco sabemos que todos los días los intestinos de las personas sanas producen una cantidad de alcohol equivalente a dos o tres botellas de cerveza, y los de las personas obesas, el equivalente a medio litro de whisky.[23] Tenemos una pequeña fábrica de cerveza en la barriga, ¡quién lo hubiera dicho!

Así que hay muchos tipos de bacterias, e influyen de muchos modos. La caja mágica que es la población bacteriana de nuestros intestinos resulta ser muchísimo más que la idea original de un simple tubo digestivo. Podemos imaginarnos el microbioma intestinal (que incluye hongos y virus, además de bacterias) como un órgano de dos kilos de peso que desempeña funciones muy diversas. Como ya hemos mencionado, produce hormonas beneficiosas como la serotonina y la dopamina, importantes para nuestro estado de ánimo, pero también libera sustancias perjudiciales, por ejemplo la quinurenina, una sustancia similar a las hormonas que es un metabolito del triptófano.[24] La sangre de los pacientes con enfermedades inflamatorias intestinales presenta un exceso de esta sustancia, que puede entristecer a las personas y provocar hígado graso. Además, desde hace poco también sabemos que las células inmunitarias de nuestra médula ósea primero van al intestino delgado para aprender a reconocer las bacterias buenas y malas (podríamos decir que es una especie de escuela primaria para nuestro sistema inmunitario), tras lo cual desempeñan su función como defensoras de nuestro organismo.[25] A veces, algo falla en este aprendizaje y las células inmunitarias se vuelven contra nuestra fábrica de hormonas, lo que agota la glándula tiroides.[26]

En definitiva: las bacterias intestinales son cruciales. Además de cuidar del sistema inmunitario, extraen toda la energía posible de los alimentos...[27] siempre que permanezcan suficiente tiempo en el intestino, claro. Las personas con sobrepeso tienen un tránsito intestinal más lento; esto se debe a que la composición de sus bacterias intestinales es más pobre.[28] En ratones, la composición del microbioma incluso afecta a la temperatura corporal y, por tanto, a su metabolismo.[29] Sabemos que un microbioma diverso contribuye a una mejor calidad del sueño,[30] y que el *jet lag* puede alterar a nuestros habitantes internos a tal punto que interfieran en la liberación de la hormona del sueño melatonina.[31] Por tanto, no es de extrañar que el metabolismo también quede alterado.

Pero ¿qué pasa con los okupas, las bacterias malas que preferiríamos no tener en casa? Recuerda que llevas una alarma incorporada: tu sistema inmunitario, que puede impedir el paso a los patógenos invasores. Además, las bacterias intestinales también contribuyen a repeler con éxito a los patógenos. Si alguna bacteria resistente a los antibióticos amenaza con imponerse, por ejemplo, la flora intestinal sana responde de inmediato, y entre otros efectos, proporciona una protección adicional a la mucosa del intestino.[32] De este modo, el nuevo inquilino queda retenido, como una especie de rehén, y no puede liderar un gran movimiento okupa.

Además, las bacterias intestinales colaboran produciendo toxinas naturales para inhibir el crecimiento de otras bacterias. El ejemplo más conocido de este tipo de toxina es la penicilina, que, como casi todos los antibióticos, proporciona a una bacteria un arma para eliminar a otra. Además, las bacterias pueden fabricar bacteriocinas, que eliminan de nuestro intestino las bacterias malas, como por ejemplo las bacterias que pueden mantener una respuesta de estrés crónico en nuestro organismo.[33,34] Por tanto, entre el organismo y las bacterias intestinales existe una especie de simbiosis.

¿De dónde salen tantas bacterias intestinales?

Durante los trimestres de embarazo, las bacterias intestinales de la madre cambian, seguramente debido a la influencia de las hormonas del embarazo.[35] Y así ocurre que en el primer y el tercer trimestre, las bacterias intestinales de una futura madre se parezcan más a las de las personas con sobrepeso. Esto se debe probablemente a que permite a los intestinos de la madre absorber la máxima energía de los alimentos, dando al bebé el mejor comienzo posible. Además, parece que la forma en que el bebé viene al mundo también desempeña un papel importante en el desarrollo de su flora intestinal y en la aparición de posibles enfermedades más adelante, ya que en un parto vaginal reciben bacterias del intestino de la madre en la boca que luego van a parar a los intestinos de este nuevo habitante del mundo. Estas bacterias quedan expuestas al sistema inmunitario del recién nacido tanto a través de la vagina como de la sangre, de modo que estimulan y nutren el incipiente sistema inmunitario del recién nacido para que responda mejor a todas las bacterias desconocidas que encuentra.

Parece, pues, que las bacterias del intestino son más diversas y tienen un efecto más patógeno que las de la piel de la madre. Cuando un bebé nace por cesárea, lo ponen sobre la piel de la madre, de modo que las bacterias de la piel pueblan el intestino a través de la lactancia. Este proceso y el otro tienen resultados muy diferentes, pues el sistema inmunitario intestinal no considera las bacterias de la piel tan agresivas, de modo que se pueden multiplicar más fácilmente en el intestino, y el sistema inmunitario del bebé «entrena» menos. Es, por así decirlo, un baile más fácil (como diría Giulia Enders: no es ningún tango), lo cual provoca que el sistema inmunitario sea menos capaz de dominar los pasos difíciles.

Y esto puede dar problemas en etapas posteriores de la vida, porque si nunca has aprendido a tratar con estas bacterias desconocidas, los patógenos (por ejemplo, tras una intoxicación alimentaria) tienen más posibilidades de invadir tu microbioma, instalarse y causar grandes daños (como trastornos inmunitarios de la tiroides y el páncreas),[36] mientras que, naturalmente, lo que queremos es que esas bacterias nocivas no tengan ninguna oportunidad. Por suerte, se puede ofrecer un «entreno extra» a los bebés nacidos por cesárea. Katri Korpela, investigadora sobre el microbioma vinculada a la Universidad de Helsinki, ha iniciado recientemente un estudio en el que los bebés nacidos por cesárea son tratados con una mezcla de las heces de sus madres mediante un minitransplante fecal, y ha demostrado que introducir heces y bacterias vaginales de la madre en el intestino del recién nacido les permite empezar de un modo mucho más saludable.[37]

En todo caso, tanto si has nacido por cesárea como si no, a partir del nacimiento la flora intestinal sigue creciendo hasta convertirse en una comunidad compleja y estable de microorganismos que van formando un equilibrio entre sí. Si todo va bien, virus, hongos, parásitos y bacterias conviven armoniosamente. Si uno de los habitantes ocupa demasiado espacio, el resto de las bacterias intestinales y sus sustancias similares a las hormonas lo corrigen, como ya he explicado.

El desarrollo de una comunidad de este tipo va a trompicones, y el entorno en el que crece el bebé desempeña un papel importante. En el pasado, por ejemplo, era bastante común que un bebé fuera amamantado por varias mujeres. Estudios recientes demuestran que el hecho de dar el pecho o no tiene una gran influencia en la formación de cepas bacterianas beneficiosas (o perjudiciales) en el intestino del bebé, ya que el sistema inmunitario se regula de forma adecuada (o no), y, por tanto, también influye en la probabilidad de contraer enfermedades más adelante.[38]

Cacas parecidas

Un descubrimiento interesante es que la composición intestinal de las personas que viven juntas en una misma casa es similar. Incluso se ha descubierto que las personas tienen hasta un 50 % de similitud en la composición de sus bacterias intestinales con las de sus mascotas.[39] La frase «dime con quién andas y te diré quién eres» adquiere un significado médico más profundo e importante. De hecho, hasta parece que podemos dividir a las personas en función de una determinada combinación de sus bacterias intestinales, de forma similar a los grupos sanguíneos. Estos llamados «enterotipos» no tienen nada que ver con la nacionalidad, el sexo, la edad o el peso, pero la dieta es un importante factor vinculante.[40] Resulta curioso que estos grupos microbianos también pueden influir en la acción de la hormona tiroidea[41] y la insulina.[42]

Es posible que en un futuro no muy lejano los hospitales nos ofrezcan pruebas con las que podamos identificar nuestro enterotipo, y que esto permita detectar de forma precoz determinadas enfermedades (endocrinológicas). La composición de nuestra flora intestinal probablemente no sólo contribuye a nuestro bienestar general, sino que también puede revelar susceptibilidad a ciertas enfermedades, o los efectos de una dieta concreta, del consumo de alcohol y quizá incluso de la medicación. Por tanto, es muy posible que la persona A, que la noche anterior salió de fiesta y ahora se enfrenta a una fuerte resaca, sienta menos el efecto de un paracetamol que la persona B, que, aunque también ha bebido demasiado alcohol, genéticamente tiene más bacterias en su intestino que no descomponen los componentes del paracetamol antes de que los absorba el torrente sanguíneo. Debe quedar claro que, a fecha de hoy, esto sólo son hipótesis, pero no cabe duda de que es muy necesario seguir investigando.

Así como una población sana de bacterias intestinales te mantiene en buena forma, una composición anormal puede provocar enfermedades hormonales. Y aunque todavía nos queda mucho por investigar para entender exactamente cómo funciona, ya disponemos de conocimientos importantes que pueden ayudarnos a avanzar. Según el catedrático Martin Blaser, médico y microbiólogo vinculado a la Universidad Rutgers, el uso frecuente de antibióticos y nuestro estilo de vida occidental pueden reducir la diversidad de nuestra flora intestinal de forma tan drástica que a menudo tarda meses en recuperarse... y, en muchos casos, ese equilibrio no llega a recuperarse nunca.[43] De hecho, recientemente hemos sabido que la flora intestinal de los indígenas amazónicos, que nunca han tomado antibióticos ni han consumido una dieta occidental, es un 30 % más rica que la nuestra.[44] Y un detalle a destacar: en esa población apenas hay personas diabéticas u obesas. Por tanto, si partimos de la idea de que la flora intestinal procede en un 50 % de los padres y en el otro 50 % del entorno, según Blaser se producirá una pérdida de diversidad de bacterias intestinales con cada nueva generación.[45] Sabiendo esto, a lo mejor mirarás el pañal lleno de caca de tu bebé con otros ojos...

¿Hay esperanza para los humanos con una composición de bacterias intestinales «pobre»? Como ya he dicho, en los hospitales ya se utilizan trasplantes de heces procedentes de donantes, y esos trasplantes pueden mejorar la composición de la flora intestinal del receptor, al menos durante un tiempo. Hoy en día están disponibles en forma de elegantes cápsulas (mucho más apetitosas que comer heces) e incluso hay clínicas privadas que ofrecen este tipo de tratamiento a un alto precio.[46] Aunque en mi opinión es demasiado pronto para un tratamiento comercial con trasplantes fecales, más estudios podrían aportar información sobre el tesoro hormonal que probablemente albergan nuestras bacterias intestinales para nuestra salud. Queda por ver cuál será el significado de todos estos nuevos conocimientos para cada caso individual.

A veces, por cierto, también es útil echar un vistazo a lo que se escribió hace miles de años. Por ejemplo, los médicos saben desde hace mucho que la glándula tiroides contribuye de forma importante a nuestro metabolismo, actuando como metrónomo de nuestro cuerpo y coordinando el ritmo cardiaco, la temperatura y el metabolismo, y que el intestino deja de funcionar correctamente si hay deficiencia de hormona tiroidea. Quizá por ello, el cirujano y farmacólogo griego Dioscórides (siglo I d. C.), conocido por su obra *De materia medica*, se puso manos a la obra con una versión temprana del trasplante fecal: realizó frenéticos intentos de ayudar a los pacientes con problemas de tiroides administrándoles heces de perros y lagartos sanos.[47] Aunque en su libro no se describe por qué eligió precisamente estas especies, parece ser que estaba familiarizado con la relación entre el tránsito intestinal normal y el buen funcionamiento de la tiroides.

Durante décadas consideramos que las heces eran un residuo inútil y maloliente de nuestro metabolismo, pero ahora parece que se están convirtiendo en una fuente de nuevos métodos de tratamiento. Podríamos, por ejemplo, tomarnos a diario una bebida de cepas bacterianas formulada específicamente para cada uno de nosotros con el fin de evitar que desarrollemos reumatismo o diabetes más adelante, o tal vez se puedan fabricar medicamentos a partir de las sustancias similares a las hormonas de las bacterias intestinales de un paciente para mejorar su metabolismo. En el pasado, esto habría sido una utopía, pero pronto podría constituir la base de nuevos tratamientos médicos y del descubrimiento de nuevas hormonas. Y aunque no creo que mejorar la composición y diversidad de nuestras bacterias intestinales vaya a erradicar todas las enfermedades, sí sospecho que nos permitirá controlar mejor nuestro equilibrio hormonal.

Una nueva generación de investigadores podrá aprovechar mejor el poder de las hormonas en nuestra vida diaria gracias a las bacterias intestinales. Por ejemplo, se podría mejorar la función tiroidea para reducir la agresividad de una enfermedad autoinmune, o aumentar el apetito para ayudar a los pacientes que reciben tratamiento contra el cáncer. Y como ésas, hay más afecciones en las que las hormonas desempeñan un papel importante en nuestro bienestar físico y psicológico y sobre las que las bacterias intestinales podrían tener un efecto positivo. Una fantástica perspectiva, gracias tanto al chino Ge Hong como al griego Dioscórides, que compartieron sus conocimientos hace más de dos mil años.

7

Las hormonas hacen o deshacen al hombre y a la mujer

Edad adulta

La mayoría de las enfermedades endocrinas se manifiestan durante la vida adulta y afectan a entre el 5 y el 10 % de la población.[1] La mayoría de las veces son las sospechosas habituales: la diabetes y las enfermedades tiroideas (hipotiroidismo). Pero en realidad todas las alteraciones del equilibrio hormonal tienen un gran impacto en la carga de la enfermedad, e incluso en la supervivencia de los pacientes. Podríamos pensar que, si estas glándulas endocrinas no funcionan como es debido, podemos recuperarlas suplementando las hormonas que faltan mediante píldoras o inyecciones. Y eso es lo que hacemos los médicos, sí, pero este tipo de intervención no hace que los síntomas desaparezcan como nieve que se funde bajo el sol, ya que con la medicación no podemos imitar la regulación y producción natural de hormonas. Lo que da lugar a nuestro bienestar es la sutil interacción entre el cuerpo y el sistema hormonal. O, como dice Hilary Mantel en el prefacio de este libro: cuando cambia algo en tu equilibrio hormonal, también cambia tu estado de ánimo.[2]

En este capítulo, vamos a centrarnos en los tratamientos hormonales más habituales, empezando por la píldora anticonceptiva, y en las enfermedades hormonales en adultos.

Durante mi estancia en la Universidad de San Diego, en los años 2007-2008, me encantaba asistir a los almuerzos-seminarios académicos semanales, donde conocidos ex alumnos como el empresario Craig Venter o el premio Nobel Paul Crutzen, en pantalones cortos y chanclas, hablaban de su vida ante un público interesado y variado en una sala de conferencias abarrotada. Después de la conferencia, quien quisiera podía quedarse a charlar con estas lumbreras tomando un café.

En uno de esos almuerzos escuché hablar de Carl Djerassi, un conocido científico y escritor estadounidense que participó en el desarrollo de la píldora anticonceptiva en la década de 1950. En su fantástica autobiografía *This Man's Pill*,[3] describe de forma evocadora el éxito que tuvo, en su opinión, el descubrimiento de cómo recrear artificialmente hormonas femeninas en el laboratorio, pero al mismo tiempo se pregunta, con razón, por qué nunca se ha desarrollado una píldora para los hombres. El efecto secundario más frecuente de la píldora es la fatiga, y como las mujeres en edad fértil son las que la toman, esto las afecta de un modo desproporcionado. Y ¿por qué en algunos países, como Japón, hubo que esperar hasta finales de la década de 1990 para que los médicos empezaran a recetar la píldora a las mujeres que no querían quedarse embarazadas?

La principal conclusión de Djerassi, sin embargo, es que sin la píldora anticonceptiva no habría habido revolución sexual. Estudios realizados en la década de 1960 mostraron que esta hormona, administrada de forma periódica, reducía la fertilidad de la mujer. Ese descubrimiento llegó en un momento extraordinariamente propicio. Por un lado, había ciertos grupos que advertían de la superpoblación en la rica Europa Occidental; por otro, los movimientos feministas deseaban que las mujeres tuvieran más control sobre el momento de su reproducción.

La píldora anticonceptiva moderna contiene progesterona, que puede ir combinada con estrógenos. Estas dos hormonas inhiben la ovulación (véase el capítulo 1), con lo que impiden que un espermatozoide fecunde el óvulo. Éste es el efecto más conocido de «la píldora», pero también puede utilizarse para aliviar molestias menstruales como el sangrado abundante o el doloroso síndrome premenstrual (SPM), que entorpece la vida diaria de la mujer, y también se receta a pacientes con endometriosis, una enfermedad que a menudo cuesta diagnosticar correctamente en la que el tejido endometrial se extiende por los ovarios y la cavidad abdominal, provocando mucho dolor. Aunque el tratamiento con la píldora anticonceptiva reduce los síntomas, sigue siendo un control sintomático, y no un tratamiento como tal.

En 1995, la profesora Saskia Middeldorp, actualmente investigadora de la coagulación e internista en Nimega, en los Países Bajos, dio la voz de alarma porque el uso de una cierta píldora parecía aumentar el riesgo de trombosis (es decir, formación de coágulos en los vasos sanguíneos que, en el peor de los casos, pueden ser mortales). El resultado fue una reducción drástica: el uso de píldoras con altas dosis de estrógenos cayó en picado.[4] Al mismo tiempo, aumentó el interés por otros efectos secundarios de los medicamentos hormonales; entre las quejas habituales de las usuarias de la píldora se encuentran el aumento de peso (debido a la mayor cantidad de estrógenos) y la disminución de la libido. Esto último es algo que se sospecha desde hace tiempo; seguramente se deba a que durante un largo periodo de «suplementación» hormonal, la producción de las hormonas sexuales propias se reduce cada vez más y se obtiene de forma artificial un alto nivel constante de progesterona y estrógenos, y relativamente menos andrógenos. Esto puede tener un gran impacto, tanto positivo como negativo, en el organismo. Con el uso global y generalizado de la píldora, estos efectos son cada vez más evidentes.[5]

En teoría, una píldora anticonceptiva que contenga progesterona también podría causar fatiga y cambios de humor. Para algunas mujeres puede ser una gran molestia y un motivo para dejar de tomarla. Algunas personas son más susceptibles que otras a los efectos negativos de la progesterona.[6] Un reciente estudio danés a gran escala examinó con más detalle el aumento de los sentimientos depresivos en función de las hormonas femeninas. Se hizo un seguimiento durante ocho años a casi medio millón de mujeres que utilizaban anticonceptivos hormonales. En concreto, se analizó el riesgo de suicidio o los intentos de suicidio, comparando a los sujetos con mujeres que nunca habían utilizado hormonas.[7] Se descubrió que estos riesgos eran significativamente mayores entre las usuarias de la píldora, y todavía más entre las usuarias de píldoras anticonceptivas que contenían progesterona. Así pues, algunas pacientes son más sensibles a esta hormona que otras. Por ello, se recomienda encarecidamente a los médicos que tengan en cuenta los factores de riesgo a la hora de prescribir determinadas píldoras anticonceptivas.

La fatiga prolongada es uno de los efectos secundarios más frecuentes de la píldora anticonceptiva. Esto está relacionado con una falta de testosterona que hace que las mujeres sientan que tienen menos energía.[8] Si se toma la píldora, la poca testosterona que se produce en los ovarios también disminuye, ya que las hormonas inhiben la estimulación de este órgano. A veces, reducir la testosterona es un efecto buscado, por ejemplo si se empieza a tomar la píldora para combatir el acné. Pero incluso si se deja de tomar la píldora, la producción de testosterona propia no volverá a la normalidad de la noche a la mañana, por lo que la paciente puede seguir sintiéndose cansada durante bastantes meses.[9] Afortunadamente, existen otras formas de anticoncepción hormonal, como las inyecciones anticonceptivas y el conocido DIU, que también sirven para evitar embarazos no deseados y, además, tienen muchos menos efectos secundarios.

Por último, la píldora tiene un efecto inesperado y positivo. Las mujeres tienen fama de tener muy buena memoria: recuerdan los detalles mucho mejor que los hombres.[10] Existen estudios que sugieren que este rasgo se ve afectado por el uso de la píldora anticonceptiva. En un experimento se pidió a mujeres (tanto usuarias como no usuarias de la píldora) que miraran unos vídeos, y una semana después se les preguntó qué recordaban. Las mujeres con un ciclo natural recordaban los componentes emocionales con mucho más detalle, mientras que las usuarias de la píldora podían describir mejor lo esencial de la historia, igual que los hombres.[11] De esto se puede deducir que un ciclo hormonal natural permite recordar mejor los detalles emocionales, mientras que la píldora anticonceptiva hace que la atención se centre más en el meollo de la cuestión. Así que la capacidad de recordar detalles no tiene mérito: es hormonal. Ahora sólo tenemos que acordarnos de esto.

Si las defensas están en apuros

Recuerdo mi primer año de la carrera de Medicina en Utrecht, a mediados de la década de 1990. Durante una práctica en la sala de disección, con la nariz impregnada por el olor a formol (que aquella noche aún no me habría quitado de encima), las tuve en la mano: una glándula tiroides y dos glándulas suprarrenales. Unos órganos pequeños, delicados y frágiles, pero importantísimos. Ya lo decía Aristóteles: la tiroides hace que nuestra alma funcione mejor.[12] Durante la etapa adulta de la vida (de los veinte a los cincuenta años), las glándulas tiroides y suprarrenales suelen ser las que causan más problemas: las hormonas que producen afectan directamente al cerebro, los niveles de energía, el metabolismo y el sistema inmunitario (es decir, el conjunto de tejidos y células que protege al organismo de invasores como bacterias y virus). Si el sistema inmunitario no funciona correctamente, no puede hacer lo que se supone que debe hacer: mantener alejados a los agentes patógenos.

Y eso se nota: pensemos en los virus de cada invierno, o en problemas crónicos como la hipertensión. Entendemos lo que ocurre con la gripe, por supuesto, y hace poco también lo hemos visto con el COVID-19. Pero el papel que desempeñan las hormonas en la resistencia a estos virus es mucho menos conocido. Un nivel crónicamente elevado de cortisol, por ejemplo, nos hace más susceptibles a las infecciones víricas, y además, incrementa el riesgo de que contagiemos a otros.[13] Día tras día, una interacción de distintas sustancias hormonales actúa para controlar nuestra tensión arterial y evitar que nos desmayemos. Por tanto, esas hormonas que actúan entre bastidores son vitales.

A menudo, sólo nos damos cuenta de que algo va mal cuando este sistema hormonal se desequilibra. Gradualmente, se desarrollan síntomas que pueden conducir a una enfermedad. Los problemas son muy diversos: desde síntomas físicos (aumento de peso) a mentales (depresión), y las consecuencias van de leves (síntomas de dolor muscular) a graves (muerte). Los trastornos hormonales en la edad adulta pueden deberse al desgaste de una glándula productora de hormonas, pero más a menudo se derivan de un proceso causado por una enfermedad autoinmune. Cuando alguien padece una enfermedad de este tipo, su propio sistema inmunitario ataca a las células de sus glándulas productoras de hormonas, con lo que se estropean. Por ejemplo, si el paciente tiene una función tiroidea lenta (hipotiroidismo), fabrica anticuerpos que descomponen la glándula tiroides y le provocan fibrosis. Esto hace que la glándula tiroides funcione demasiado despacio, y a menudo se necesita tratarla administrando la hormona tiroidea sintética en forma de pastillas.[14] En realidad, los médicos todavía no sabemos muy bien cómo detectar precozmente una disfunción de estas glándulas endocrinas, y a menudo, cuando la enfermedad se manifiesta, ya es demasiado tarde. Eso provoca que algunos pacientes necesiten medicarse toda la vida. En los párrafos siguientes explicaré cómo funciona, empezando por la glándula tiroides.

Tiroides lenta o rápida

La glándula tiroides está situada justo delante de la laringe y produce la hormona T4, que interviene en distintos procesos metabólicos importantes del organismo. Por ejemplo, regula la temperatura corporal y el metabolismo, y garantiza que los intestinos absorban y quemen los nutrientes. La glándula tiroides también estimula el flujo sanguíneo; podemos imaginarnos este órgano como si fuese la caldera del cuerpo, y que el hipotálamo, situado en el cerebro, actúa como termostato. Estas hormonas regulan el metabolismo, es decir, la forma en que el cuerpo obtiene energía de los alimentos. Si la glándula tiroides no funciona correctamente, el organismo consume la energía más lenta o más rápidamente de lo que debería.

El hecho de que la glándula tiroides del feto se forme ya en el tercer mes de embarazo y que reciba nutrientes y oxígeno de hasta cuatro arterias (y, por tanto, esté mejor conectada al torrente sanguíneo que muchos otros órga-

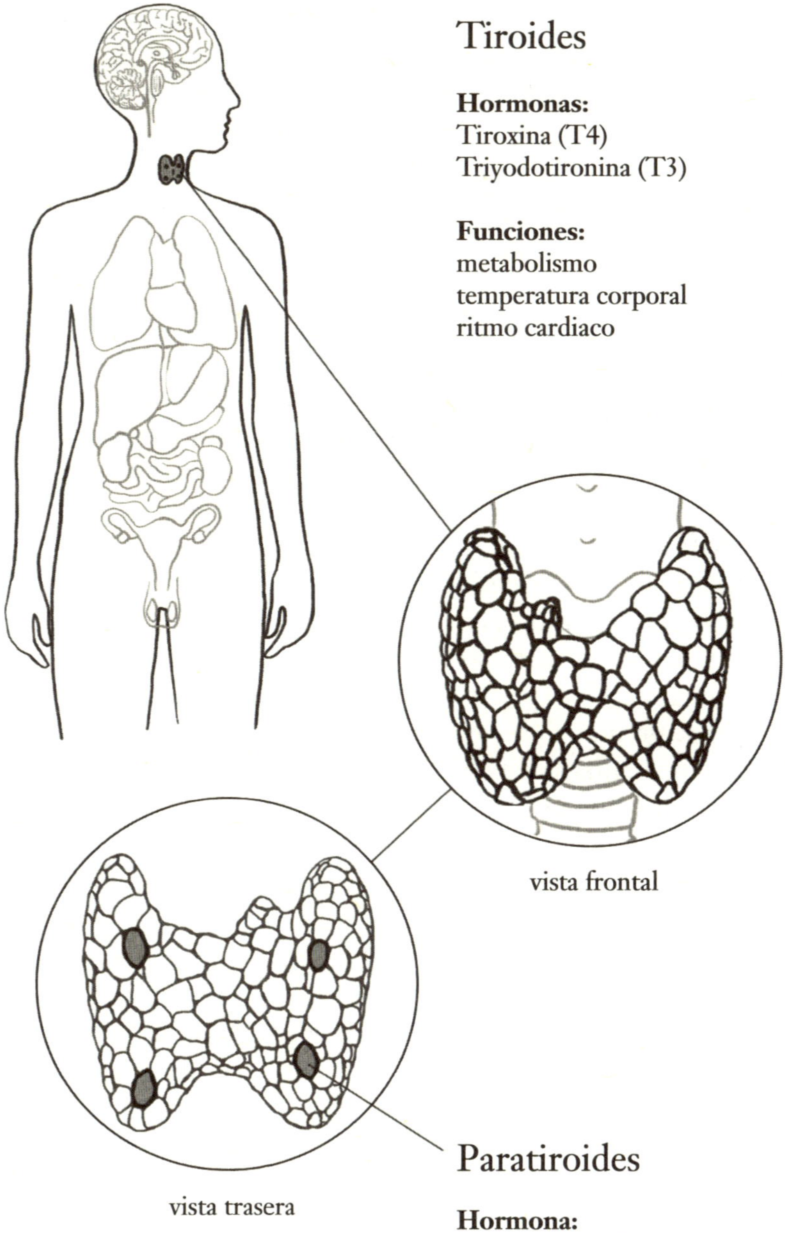

Tiroides
Hormonas:
Tiroxina (T4)
Triyodotironina (T3)
Funciones:
metabolismo
temperatura corporal
ritmo cardiaco
vista frontal
vista trasera
Paratiroides
Hormona:
parathormona (PTH)
Funciones:
estabilidad ósea
conservación del calcio

nos) dice mucho de su importancia. El cuerpo realmente no puede permitirse que la tiroides no funcione bien.

¿Cómo funciona este órgano? La hipófisis envía a la tiroides la señal para que produzca hormona tiroidea. Para optimizar al máximo la función de esa hormona, lo primero que hace la tiroides es liberar la hormona T4 a la sangre para que las células de tu organismo la conviertan en T3 (triyodotironina), una hormona mucho más activa. Casi todas las células del cuerpo contienen receptores T3, una especie de estaciones receptoras de esta hormona; por tanto, no es de extrañar que los trastornos de la hormona tiroidea puedan manifestarse de muchas maneras, tanto física como psicológicamente, y por todo el organismo. Hasta pueden cambiar el carácter de una persona.

Si la tiroides funciona demasiado despacio, no produce suficiente hormona tiroidea, y esto provoca una disminución de la temperatura corporal: manos y pies fríos. También puede provocar estreñimiento (los intestinos dejan de funcionar bien) y sentimientos depresivos.[15]

Hoy en día, en los países occidentales, la deficiencia de esta hormona suele estar causada por la enfermedad de Hashimoto, una inflamación autoinmune que destruye el tejido tiroideo.[16] También hay algunos medicamentos que pueden interferir gravemente en la función tiroidea; por ejemplo, aumentando o disminuyendo los niveles de yodo.

En todo caso, sea cual sea la causa, el efecto de una tiroides lenta siempre es el mismo: los pacientes sufren aumento de peso, ritmo cardiaco más lento, piel seca, caída del cabello y pérdida de capacidad de concentración. Curiosamente, produce muchas molestias a algunas personas y pocas a otras. Por ejemplo, una vez tuve en la consulta a un paciente cuya glándula tiroides apenas producía hormonas, pero que podía correr una media maratón sin despeinarse, solo con algunos dolores musculares, mientras que otro paciente con una glándula tiroides ligeramente descontrolada tenía tantos síntomas que acabaron concediéndole una invalidez laboral. Del mismo modo, los médicos observan a menudo que el resultado del tratamiento no es el mismo en todos los pacientes.

Por otro lado, la glándula tiroides también puede funcionar demasiado «rápido» (hipertiroidismo), lo cual provoca pérdida de peso, nerviosismo y, a veces, incluso síntomas psiquiátricos, como comportamiento maníaco. Si la glándula tiroides trabaja demasiado deprisa, suele inflamarse y a veces también se inflaman los músculos oculares, por lo que al paciente se le ponen los ojos saltones. En la mayoría de los casos, el sistema inmunitario tiene parte de la culpa de la alteración de la función tiroidea, por ejemplo en la enfermedad de Graves-Basedow. Los entendidos en arte pueden estar familiarizados con la característica hinchazón del cuello que puede producirse como resultado de una glándula tiroides de funcionamiento rápido o lento (bocio) por cuadros como la *Virgen con el niño dormido* de Mantegna o la *Madonna del Rosario* de Caravaggio.[17] Se dice que el conocido filósofo Sócrates también lo sufrió.[18]

El ex presidente de Estados Unidos George Bush padre y su esposa Barbara también mostraron síntomas de que la tiroides les funcionaba demasiado rápido, y cuando su perro empezó a desarrollar síntomas similares, la CIA inició una investigación sobre los niveles de yodo en el entorno directo de la familia. Lamentablemente, los servicios de inteligencia estadounidenses decidieron no hacer público el resultado, pero se ha sugerido que la enfermedad de Bush llegó a afectar hasta tal punto su estado mental que influyó en las decisiones que tomó como presidente.[19] Por ejemplo, se dice que siguió adelante con la invasión de Irak a pesar de que sus asesores se lo desaconsejaban rotundamente. A las personas más cercanas a él también les extrañó su comportamiento. Tras un agresivo tratamiento médico, no sólo se calmó su tiroides, sino también su belicismo. Las tropas estadounidenses fueron retiradas antes de lo previsto y es posible que el presidente, muy cansado, no fuera reelegido por ese motivo.

Una breve historia

Leonardo da Vinci fue el primero en hacer un dibujo de la tiroides, hacia el año 1500.[20] Más adelante, en 1523, el médico flamenco Andrés Vesalio describió la tiroides en su *De humani corporis fabrica libri septem*, una obra en siete volúmenes sobre la estructura del cuerpo humano. Un siglo más tarde, el anatomista inglés Thomas Wharton, miembro del Real Colegio de Médicos de Londres, escribió sobre la importancia de esta glándula para nuestra temperatura y estado de ánimo en su libro de anatomía *Adenographia*, de 1656.[21] Unos mil cuatrocientos años antes, la glándula tiroides ya se consideraba un órgano importante, aunque por aquel entonces no se conocía realmente su función. Así, en el siglo II, el médico grecorromano Claudio Galeno, cuyas teorías sobre el cuerpo humano dominaron la ciencia médica durante siglos, fue el primero en llamar a esta glándula *tiroides*, nombre que deriva de la palabra griega para «escudo». Debido a su posición estratégica en el cuello, Galeno creía que este cartílago cuadrangular formaba un vínculo entre el corazón y el alma, y que podía actuar como una especie de control fronterizo y proteger lo físico de lo espiritual (y viceversa).

Aunque la ciencia médica no ha descubierto el verdadero funcionamiento de la glándula tiroides hasta hace relativamente poco, existen imágenes de la Antigüedad que muestran a personas que sufrían problemas de tiroides. Por ejemplo, el faraón egipcio Tutankamón, que vivió en el siglo xiv a. C., tenía una hinchazón del cuello, al igual que la reina egipcia Cleopatra (69-31 a. C.) El impacto de esta glándula fascinó a médicos, filósofos y artistas de todo el mundo, de la antigua Grecia a la India, pasando por China y Egipto. En el siglo ii a. C, los chinos trataban eficazmente las enfermedades tiroideas con algas y esponjas marinas que ahora sabemos que tienen un alto contenido en yodo.[22] Dioscórides, como hemos visto en el capítulo anterior, ya experimentó con trasplantes fecales en un intento de mejorar la función tiroidea.

Para descubrir cuál es la función de un órgano, los médicos intentan averiguar a partir de qué tejido se ha creado. Las células destinadas a la glándula tiroides se forman en una fase temprana del desarrollo fetal a partir de lo que se conoce como «arcos branquiales»; en anfibios y peces, aquí es donde se produce la ingesta de alimentos. La glándula tiroides no se conoció mejor hasta los siglos xix y xx. En 1895, el investigador alemán Eugen Baumann experimentó por primera vez con tejido tiroideo hervido de hasta mil ovejas, que le sirvió para tratar con éxito a personas con trastornos tiroideos. Para comprender su funcionamiento, observó el comportamiento de perros y monos a los que había extirpado quirúrgicamente esta glándula.[23] En 1852, el médico francés Adolphe Chatin fue el primero en establecer un vínculo entre el bocio y la carencia de yodo, y transportó la sal de regiones donde apenas había enfermos de tiroides a zonas en que las enfermedades tiroideas era frecuentes.[24] La idea se le ocurrió porque poco antes un colega había descubierto que la sal marina parecía contener una sustancia violeta llamada yodo, nombre que se deriva de la palabra griega para designar el color violeta (*ioeides*). Y ¿qué pasó? La sal resolvió en gran medida los problemas de los enfermos de tiroides. Sin embargo, el bocio derivado de una deficiencia de yodo siguió siendo un problema común en zonas remotas hasta bien entrado el siglo XIX, y tendrían que pasar cien años más hasta que la conocida sal «yodada» llegara a todas las mesas de los Países Bajos y se empezara a añadir sal al pan como norma.[25]

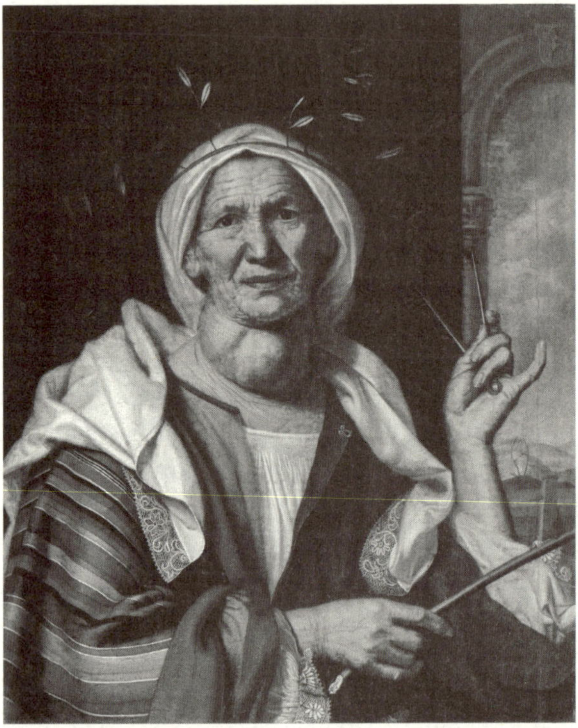

Cuadro de Pietro Bellotti (1627-1700) que muestra a una zahorí con una glándula tiroides agrandada (bocio).

El primer tratamiento con hormona tiroidea salió al mercado en 1949. Entre otras empresas, la neerlandesa Organon empezó a producir medicamentos con hormona tiroidea que se extraía de despojos animales. Una de estas sustancias (el *thyroidinum*) sigue en el mercado y está de moda entre los profesionales de la medicina alternativa debido a su origen natural. La composición variable de estas pastillas puede ser un problema para el organismo, pero, afortunadamente esto no ocurre con las píldoras de hormona tiroidea sintética. Se sabe que los productos dietéticos y para adelgazar que se venden sin receta son perjudiciales para la tiroides. Esto se debe a que estos fármacos actúan sobre las propiedades de la hormona tiroidea, lo que provoca que el metabolismo y, por tanto, el ritmo de quema de grasas, se dispare (vaya demasiado rápido).[26] Los productos de origen animal también están asociados a la llamada *tirotoxicosis facticia*, un síndrome en el que una sobredosis de hormona tiroidea en la sangre «envenena» al paciente. Por ejemplo, en la década de 1980, mezclar carne picada de vacuno con tejido tiroideo animal provocó brotes de enfermedad tiroidea, que también se denominó «tirotoxicosis por hamburguesa».[27]

Estrés y problemas en la tiroides

En el caso de George Bush padre, el cargo de presidente y el estrés prolongado asociado a él pudieron provocarle la enfermedad de Graves, que hizo que su glándula tiroides se volviera loca y su salud mental se deteriorara. Un trastorno hormonal puede afectar al estado de ánimo de una persona, pero también ocurre a la inversa: que el estrés psicológico grave y prolongado influya en nuestro equilibrio hormonal, e incluso provoque enfermedades.[28]

En las zonas de guerra, por ejemplo, se observa una clara relación entre el estrés y los problemas de tiroides. Las guerras mundiales y civiles se caracterizan por ser periodos en los que grandes grupos de personas están sometidos a una tensión extrema durante mucho tiempo.

Tras la Primera Guerra Mundial se observaron problemas de tiroides derivados del estrés. Los médicos y científicos de aquella época observaron un aumento repentino de las afecciones tiroideas en (ex)militares y civiles procedentes de zonas de guerra,[29] y después de la Segunda Guerra Mundial se observó un nuevo repunte de estas enfermedades. En condiciones normales, los problemas de tiroides eran poco frecuentes en la región alemana de la Selva Negra, pero en aquella época los médicos observaron un gran número de personas con tiroides hiperactiva.[30] El mismo fenómeno se observó en los Balcanes en la década de 1990, durante la guerra de Yugoslavia.[31]

La relación entre el estrés y la glándula tiroides se había descrito por primera vez casi doscientos años antes de esa guerra. En un artículo publicado en 1825, el médico británico Caleb Hillier Parry habló de una paciente de veintiún años que había desarrollado una glándula tiroides hiperactiva pocas semanas después de caerse de una silla de ruedas y haberse llevado un buen susto.[32] En 1840, el médico alemán Carl von Basedow mencionó otro caso: un hombre que sufría hipertiroidismo tras un periodo de estrés derivado de conflictos empresariales.[33] Y un poco antes, el médico irlandés Robert James Graves había descubierto la misma afección autoinmune: ambos son considerados los descubridores oficiales de lo que desde entonces se denomina enfermedad de Graves-Basedow.

Las revistas científicas publican regularmente casos similares. Uno de los más fascinantes fue descrito hace una década en una de las cabeceras especializadas de la prestigiosa revista *Nature*. Investigadores italianos describieron el caso de una mujer de dieciocho años que había desarrollado hipertiroidismo inducido por el estrés (enfermedad de Graves-Basedow) tras acontecimientos importantes en su vida, y cuya afección disminuyó al administrársele una medicación sedante (benzodiacepinas).[34] Esto es especialmente interesante porque solemos emplear fármacos para calmar la glándula tiroides, pero gracias a este caso sabemos que tratar el estrés físico con tranquilizantes también tiene un efecto beneficioso indirecto sobre la función tiroidea.

Otro ejemplo de la influencia del estrés en la glándula tiroides se revela con notable frecuencia tras el parto (un acontecimiento estresante para el organismo), cuando puede producirse una inflamación denominada «tiroiditis posparto» en la que vemos cómo la glándula tiroides produce una cantidad excesiva de hormona tiroidea T4, lo que provoca agitación, y más adelante pasa a producir demasiado poca, de modo que muchas pacientes se sienten cansadas y aletargadas. Dado que la mayoría de las mujeres están cansadas por el parto y las noches sin dormir que le siguen, a veces los médicos pasan por alto esta enfermedad. Afortunadamente, la función tiroidea suele recuperarse por sí sola en el plazo de un año, y esta enfermedad a menudo parece una manifestación del estrés físico que conlleva el embarazo.[35]

Cuando el sistema inmunitario ataca a las células del propio organismo, se habla de enfermedad autoinmune. Como ya hemos dicho, la mayoría de los trastornos hormonales en personas adultas tienen su origen en estos procesos autoinmunes. En este sentido, la enfermedad de Graves-Basedow no es única;[36] otras glándulas pueden verse afectadas de forma similar. Por ejemplo, el páncreas (diabetes de tipo 1), las glándulas suprarrenales (enfermedad de Addison), los ovarios (fallo ovárico prematuro o menopausia precoz), y a veces incluso varios de estos órganos a la vez. Antes de que se descubrieran oficialmente estas enfermedades endocrinas, el inmunólogo alemán y premio Nobel Paul Ehrlich ya las describió en 1901 como «*horror autotoxicus*», refiriéndose al espanto de autoenvenenarse, lo que dice mucho de los síntomas, a menudo graves.[37] Hay muchos tratamientos que pueden suavizar los síntomas, pero por desgracia, las enfermedades autoinmunes todavía no tienen cura. Actualmente se investiga mucho para encontrar la causa de estas enfermedades y las formas de influir en su proceso.

Curiosamente, las enfermedades autoinmunes son mucho más frecuentes en las mujeres que en los hombres: casi nueve veces más. Las investigaciones demuestran que las hormonas sexuales femeninas, los estrógenos, potencian el funcionamiento de ciertas células inmunitarias del organismo, lo cual provoca que las glándulas hormonales se desgasten, mientras que la testosterona, en cambio, las protege.[38] Por eso las mujeres tienen menos probabilidades de sufrir enfermedades autoinmunes después de la menopausia, ya que tienen niveles más bajos de estrógenos: esta hormona se deja de fabricar y, por tanto, el sistema inmunitario se comporta más como el de un hombre. Esto demuestra una vez más que las hormonas afectan al funcionamiento del sistema inmunitario.[39]

En las últimas décadas, el número de personas con enfermedades autoinmunes casi se ha duplicado en todo el mundo sin que se hayan producido cambios significativos en los niveles hormonales masculinos y femeninos. Por tanto, parece que ciertas influencias externas causan o agravan estas enfermedades. Por ejemplo, pensemos en el uso de medicamentos, o en los cambios en nuestra dieta (occidental), tan llena de conservantes y calorías.[40] Las medidas higiénicas excesivas también pueden acarrear problemas, ya que impiden al sistema inmunitario acumular «experiencia».

Y luego están los elementos clave de que hemos hablado en el capítulo anterior, que intentan reducir la influencia exterior sobre el sistema inmunitario: las bacterias intestinales. Éstas colaboran estrechamente con las células inmunitarias, gran parte de las cuales se encuentran en el interior de los intestinos (intestino delgado). A fin de que el sistema inmunitario tenga la experiencia necesaria para repeler a los invasores pero deje en paz a las células propias del cuerpo, tiene que entrenarse. Algunas bacterias intestinales son especialmente importantes para ciertas partes de este entrenamiento de las células inmunitarias.[41] Una buena composición de la flora intestinal puede protegernos de enfermedades autoinmunes, de modo que Dioscórides, el del tratamiento con caca de perro para las afecciones tiroideas, no iba muy desencaminado hace dos mil años.

La interacción entre las bacterias intestinales y la producción de hormonas parece tener una gran importancia tanto para la aparición como para el efecto de las enfermedades endocrinas, y es de esperar que un mayor conocimiento al respecto proporcione nuevos métodos de tratamiento en un futuro próximo.

Glándulas suprarrenales

Las glándulas suprarrenales están situadas, como su nombre indica, justo encima de los riñones. Son pequeñas como un gajo de naranja (y solo pesan ocho gramos entre las dos), pero producen cinco tipos diferentes de hormonas, a saber: aldosterona, adrenalina, cortisol, testosterona y noradrenalina. La función principal de estas hormonas es ayudar a responder bien al estrés: elevan la tensión arterial, aumentan la alerta y aportan energía. En reposo (por ejemplo, después de una sesión de entrenamiento deportivo o de un día ajetreado), las glándulas suprarrenales producen hormonas que contribuyen a la recuperación física, como por ejemplo el cortisol. El correcto funcionamiento de las glándulas suprarrenales es esencial para la salud en la edad adulta, pero su importancia se ignoró durante siglos. Los pioneros de la anatomía y la cirugía (como el ya mencionado médico grecorromano del siglo II Galeno) conocían su existencia, pero no concedían ninguna importancia a esos «trocitos de carne».[42] Pasarían más de mil seiscientos años antes de que el también mencionado médico británico Thomas Wharton (siglo XVII) sospechara que las glándulas suprarrenales desempeñaban un papel importante, interactuando con el sistema nervioso. Ya en el siglo XIX esta idea la confirmaron el médico británico Thomas Addison y Charles Brown-Séquard (efectivamente, el tipo que se inyectó testosterona animal para aumentar su libido): dos grandes nombres de la medicina que descubrieron, tras valiosas investigaciones, que las hormonas suprarrenales y el bienestar físico están estrechamente relacionados.

Así pues, las glándulas suprarrenales son pequeñas pero muy potentes, y desempeñan un papel importante ante el estrés psicológico o físico. ¿Cómo funcionan estos órganos? Su interior está formado por la médula suprarrenal, un tejido que está en contacto directo con el sistema nervioso y, por tanto, puede producir adrenalina y noradrenalina muy rápidamente en situaciones de peligro. Ambas hormonas elevan la tensión arterial, lo que aumenta la disponibilidad de sangre para el cerebro y los músculos: esto aporta claridad mental y mejora el rendimiento. En la capa externa (llamada corteza suprarrenal) se producen hormonas esteroideas como el cortisol, la aldosterona y la testosterona. La más conocida de ellas es el cortisol, también llamado «hormona del estrés». El cortisol libera azúcares de las proteínas y grasas almacenadas para generar energía (adicional). Además, afecta al ritmo sueño-vigilia e inhibe las respuestas inflamatorias crónicas. La aldosterona mantiene la presión arterial alta. Por otro lado, en la corteza suprarrenal también se produce la hormona masculina testosterona. Todas estas hormonas se fabrican a partir del colesterol (obtenido de los alimentos y elabo-

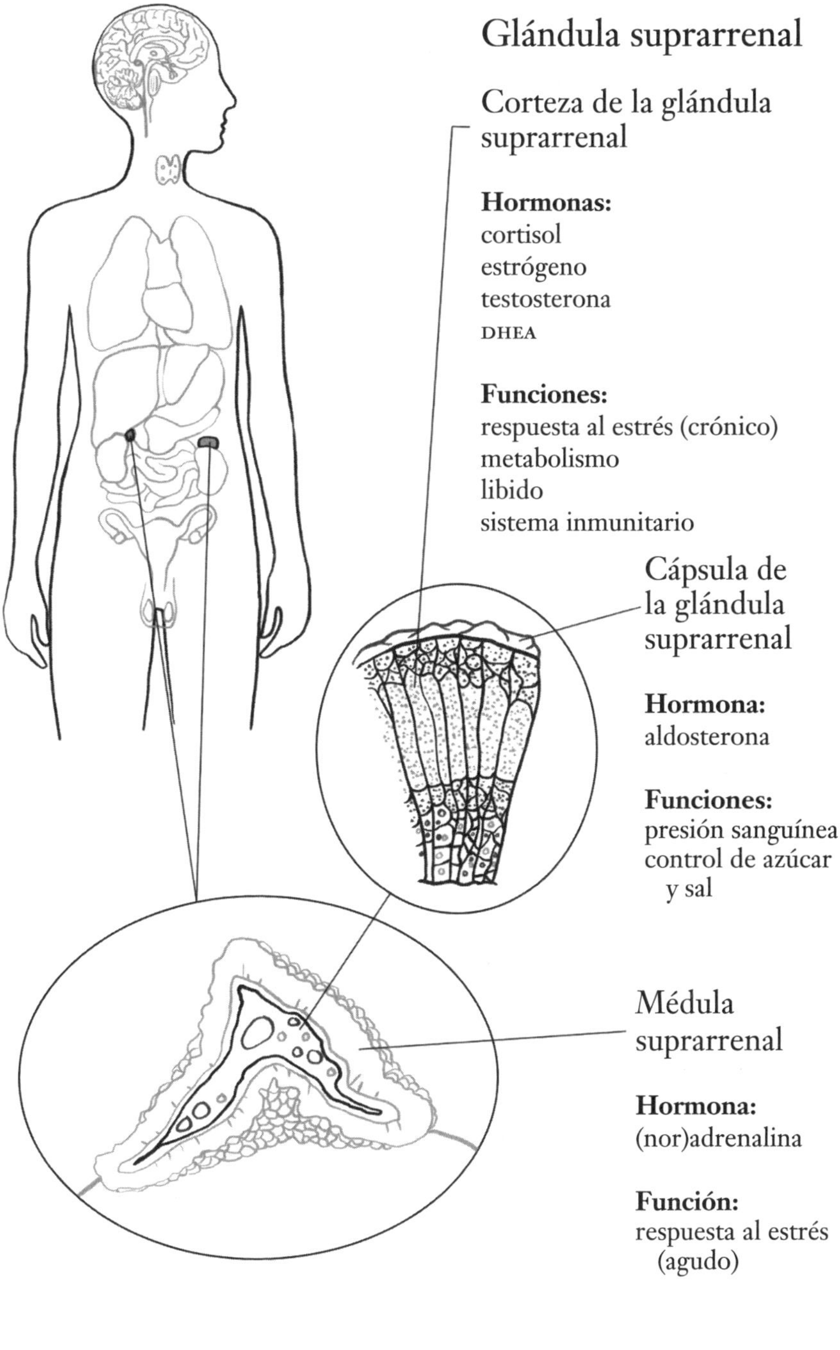
Glándula suprarrenal
Corteza de la glándula suprarrenal
Hormonas:
cortisol
estrógeno
testosterona
DHEA
Funciones:
respuesta al estrés (crónico)
metabolismo
libido
sistema inmunitario
Cápsula de la glándula suprarrenal
Hormona:
aldosterona
Funciones:
presión sanguínea
control de azúcar y sal
Médula suprarrenal
Hormona:
(nor)adrenalina
Función:
respuesta al estrés (agudo)

rado por el hígado), de modo que pueden viajar fácilmente por el organismo. El colesterol es una sustancia hidrófoba que forma la base de las membranas celulares de nuestro organismo, de modo que puede introducirse fácilmente en todas las células para hacer su trabajo. Por eso, si el colesterol provoca que se calcifique la pared arterial, aparecen las enfermedades cardiovasculares.

Las hormonas noradrenalina y adrenalina funcionan de otro modo. Proceden del núcleo de la glándula suprarrenal, que, como hemos dicho, está en contacto directo con el sistema nervioso central. Esto permite que el cuerpo actúe por reflejo cuando se liberan estas hormonas, incluso antes de que tengamos tiempo de pensar en lo que estamos haciendo; por ejemplo, si nos quemamos la mano con una cazuela caliente. A los pocos segundos de aparecer los primeros síntomas de estrés, ya aumenta la cantidad de (nor)adrenalina en la sangre. Esto incrementa la capacidad de respuesta y proporciona una «bomba» de energía. No es de extrañar que en su día se descubriera que esta hormona también mejora el estado de ánimo.

En los años cincuenta, el político británico Anthony Eden era fan de esta hormona. Antes de convertirse en primer ministro había consumido el estimulante bencedrina (un tipo de anfetamina) a raíz de una operación quirúrgica. Y tal vez su nuevo cargo lo abrumaba un poco, ya que siguió consumiendo en secreto estas píldoras de anfetaminas[43] para mejorar su rendimiento. En aquella época, estas píldoras, llamadas *bennies*, eran muy populares. Eden, que era de naturaleza reflexiva, se convirtió, debido al consumo de anfetaminas, en una persona temeraria con una exagerada confianza en sí misma, lo cual tuvo consecuencias durante la crisis de Suez, el conflicto por la posesión y el acceso al Canal de Suez que enfrentó a Egipto por un lado, e Israel, Francia y el Reino Unido por el otro. La actitud de Eden hacia el presidente egipcio Nasser sorprendió a amigos y enemigos cuando el británico decidió (sin el apoyo de su principal aliado, Estados Unidos) invadir el Canal de Suez en 1956. Según sus biógrafos, este comportamiento se debió al efecto de las píldoras sobre sus hormonas. La crisis de Suez precipitó la caída de Inglaterra como superpotencia, y Eden, desilusionado, fue forzado a dimitir.

Todavía se subestima la importancia de una buena función suprarrenal. Es lo que ocurrió, por ejemplo, durante la pandemia del COVID-19, cuando se prescribía un tratamiento con dexametasona, una hormona artificial del estrés (suprarrenal) con la idea de incrementar la tasa de supervivencia en caso de infección por COVID-19.[44]

Si las glándulas suprarrenales no funcionan correctamente, ocurre como con la tiroides, es decir, que trabajan demasiado o demasiado poco, y producen demasiadas hormonas, o demasiado pocas. Las glándulas suprarrenales debilitadas se observan, por ejemplo, en casos de estrés crónico. Si tienen que trabajar mucho durante un periodo prolongado, se agotan y se descompensan del resto del cuerpo. Podríamos compararlo con una goma elástica demasiado estirada, que no recupera su forma original. En consecuencia, las glándulas suprarrenales no producen suficientes hormonas, y esto se nota mucho: te levantas cansado, la memoria funciona peor, los niveles de azúcar en sangre son más altos, estás estresado e hipersensible a los estímulos.[45] Síntomas, todos ellos, que vemos a menudo en el *burnout* o síndrome de desgaste profesional. Aunque todavía no existe una buena prueba que demuestre sin lugar a dudas hasta qué punto la glándula suprarrenal está alterada cuando se dan estos síntomas, parece que el cortisol tiene algo que ver con el *burnout*. Esperemos que investigaciones futuras nos permitan entender mejor esta relación.

Por otro lado, existe la enfermedad de Addison, un trastorno autoinmune poco frecuente en el que las glándulas suprarrenales producen muy pocas hormonas como consecuencia de una infección. En respuesta, el sistema inmunológico se vuelve contra la glándula suprarrenal del propio organismo (como ocurre cuando la tiroides trabaja demasiado despacio), y las glándulas suprarrenales quedan dañadas y producen menos cortisol y aldosterona. Consecuencias: sensación de agotamiento, tristeza, antojos de comida salada e hiperpigmentación de piel y mucosas, como después de unas vacaciones en la playa. Y lo más curioso es que se pierde peso. Cuando esto ocurre, se puede complementar la deficiencia con cortisol exógeno (es decir, que no procede del organismo), como la dexametasona (de la que hemos hablado más arriba) o la hidrocortisona. Ambas pueden administrarse en forma de comprimidos o inyectarse. Hoy en día este tratamiento se adapta con extrema precisión a las necesidades de cada persona concreta.

En el pasado las cosas eran distintas. El presidente estadounidense John F. Kennedy, por ejemplo, padecía la enfermedad de Addison, al igual que su hermana Eunice. Los médicos le diagnosticaron esta rara enfermedad cuando tenía treinta años, es decir, mucho antes de que llegara a la Casa Blanca. En aquel momento la terapia hormonal aún estaba en pañales, y el tratamiento que recibía el futuro presidente le provocaba grandes fluctuaciones en los niveles de cortisol en sangre. Justo antes de un momento importante, su médico personal, el doctor Max Jacobson (que tenía el significativo apodo de «doctor Feelgood») le administraba una inyección de corticoesteroides (combinados con una buena cantidad de testosterona) para incrementar esos valores. Pero en el periodo previo a la crisis de Cuba de 1961, esta manipulación de las hormonas por medios artificiales falló. Cuando el líder soviético Nikita Jruschov se presentó mucho más tarde de lo anunciado a una reunión con el presidente estadounidense, se encontró con un Kennedy extenuado que no podía ni con su alma y que apenas era capaz de formular frases completas. El presidente había recibido la inyección de cortisol hacía demasiado rato.[46] Un presidente al que se inyectaban en secreto drogas psicotrópicas (entre ellas, testosterona y cortisol) en el momento más peligroso de la Guerra Fría: los historiadores no descartan que los ánimos se caldearan debido al fracaso de las negociaciones diplomáticas, tras las cuales se evitó por los pelos la instalación de misiles nucleares en Cuba, algo que habría podido desencadenar una guerra nuclear.

En el caso de Kennedy, la hiperpigmentación de la piel era evidente, y a menudo lucía un bonito bronceado. El carisma siempre viene bien en unas elecciones presidenciales, y es muy probable que el hecho de que el candidato Richard Nixon palideciera literalmente a su lado durante el debate televisado de 1960 contribuyera a la victoria de Kennedy.[47]

Aparte de los síntomas de agotamiento y el «bronceado Casa Blanca», Kennedy también sufría muchas molestias físicas derivadas de un desequilibrio en sus hormonas tiroideas y sexuales, entre otras. A lo largo de su presidencia, su salud no dejó de deteriorarse, pero esto se mantuvo cuidadosamente en secreto para el público en general hasta mucho después de su muerte. No está claro que las inyecciones diarias del doctor Feelgood influyeran en su notorio comportamiento mujeriego (Kennedy mantuvo varias aventuras extramatrimoniales), pero en todo caso no es inconcebible.[48]

Las glándulas suprarrenales también pueden trabajar demasiado. Esto puede deberse temporalmente al estrés; en tal caso, es inofensivo. Pero si las glándulas suprarrenales producen demasiadas hormonas (en picos), el organismo tiene problemas, ya que puede desarrollarse un tumor suprarrenal. Los ejemplos menos conocidos de este tipo de tumores son el feocromocitoma (en el que un exceso de adrenalina provoca taquicardia, sudoración y ataques de cefalea) y la enfermedad de Conn (en la que un exceso de aldosterona provoca hipertensión arterial), mientras que el más famoso es el tumor suprarrenal provocado por un exceso de cortisol: el síndrome de Cushing, que debe su nombre al neurocirujano estadounidense Harvey Cushing. Dado que el cortisol afecta a otros procesos (hormonales) del organismo, si una persona tiene demasiada cantidad de esta hormona en la sangre de manera continuada, puede sufrir todo tipo de dolencias: aumento de la masa grasa, ausencia de menstruación (en mujeres), disminución de la libido (en hombres), incremento de la tensión arterial, fatiga crónica y reducción de la fuerza muscular.

Ésta es la enfermedad que se diagnosticó a Minnie, una paciente de veintitrés años que acudió a la consulta del doctor Cushing en 1910 y que presentaba todas las características mencionadas de sobreexposición al cortisol.[49] Los síntomas de Minnie inspiraron a Cushing, que se pasó años buscando la causa de esos niveles crónicamente elevados de cortisol en sangre. Sin embargo, sigue siendo un misterio a día de hoy. Sí sabemos, sin embargo, que la enfermedad de Cushing puede ser mortal si no se trata. Minnie seguía viva más de cuarenta años después del diagnóstico. Médicos y pacientes tienen suerte de que el neurocirujano Cushing lograra esos resultados.

El yoga y la respiración en situaciones de estrés

Volviendo al estrés: nuestros cuerpos están hechos para «activarse» en situaciones de estrés. En la Antigüedad, cuando acechaban peligros cada dos por tres, una reacción rápida podía salvarte la vida, literalmente. Pero desde entonces han cambiado muchas cosas. En la actualidad estamos expuestos a factores estresantes muy diferentes, y la gracia es quedarnos con los aspectos positivos del estrés y desembarazarnos de los negativos. Y es que el estrés puede ser beneficioso, como escribe Sonia Lupien en su *best-seller Well Stressed.*[50] El estrés provocado por la presión del tiempo o una gran responsabilidad puede mejorar el rendimiento, pero eso sólo si no se padece de forma crónica, ya que en tal caso, el estrés acumulado buscará otra salida, lo que puede hacer que sufras consecuencias hormonales.

El descubrimiento de un remedio milagroso

En el siglo XX se hicieron muchos descubrimientos galardonados con premios Nobel, pero sólo en una ocasión se ha hablado de «tratamiento milagroso». De forma muy excepcional, los investigadores recibieron este reconocimiento internacional sólo dos años después de la primera vez que se utilizó la sustancia en cuestión. Como ocurre con muchos grandes descubrimientos, la casualidad jugó un papel clave.[51]

En la primavera de 1929, el reumatólogo estadounidense Philip Hench observó que los síntomas de un paciente que padecía una forma grave de reuma desaparecían cuando sufrió un ataque de ictericia (una enfermedad del hígado). En aquella época no existía ninguna terapia para el reumatismo, así que esto le llamó la atención. En los años siguientes, Hench observó el mismo fenómeno en otros pacientes que padecían reuma, pero los intentos de tratar la enfermedad con tejido similar al del hígado no dieron resultado.

Entretanto, se observó que a veces el reuma también disminuía después de un embarazo o de una intervención quirúrgica. En ambos casos aumentaba la cantidad de la hormona del estrés en la sangre, y esa idea llevó a Hench a dedicarse a buscar la misteriosa «sustancia X». La fatiga de los pacientes reumáticos le hizo pensar en la astenia de los pacientes con enfermedad de Addison (una enfermedad de la glándula suprarrenal), así que se puso en contacto con el bioquímico Edward Kendall, que había conseguido aislar la hormona tiroidea y estaba investigando la función suprarrenal. Ambos recibieron una ayuda inesperada.

En 1941, Estados Unidos estaba a punto de entrar en la Segunda Guerra Mundial. Corrían rumores de que los nazis recolectaban tejido suprarrenal de animales para levantar el ánimo a sus soldados y aumentar su resistencia al estrés. Finalmente, resultó que lo hacían con bencedrina (la misma píldora que veinte años después le costaría el cargo a Anthony Eden).[52] De hecho, había estudios que demostraban que el estrés era mortal para los animales sin glándulas suprarrenales, y los investigadores sospechaban que las hormonas producidas por estas glándulas protegían contra el estrés. Por eso Estados Unidos decidió invertir millones de dólares en la investigación y producción de agentes activos contra el estrés, y así fue como, después de muchos años, Hench y Kendall consiguieron aislar la hormona suprarrenal corticosteroide, que tiene un fuerte efecto antiinflamatorio y ahora se conoce como prednisona.

El éxito del tratamiento moderno con prednisona, el fármaco más eficaz contra el reuma, se debe en gran medida a la cabezonería de una paciente, la señora Gardner. Esta señora sufría reumatismo grave desde hacía años y tenía que ir en silla de ruedas. En 1948 ya llevaba un cierto tiempo ingresada en el pabellón de Philip Hench, y se negaba a que la dieran de alta sin que él la curara primero. Logró que la usara como conejillo de indias para el tratamiento con la hormona del estrés fabricada artificialmente, la cortisona (entonces llamada «compuesto E»). Al tercer día ya se encontraba mejor, y pasada una semana, le habían desaparecido todos los síntomas.[53] A continuación se administró el fármaco a más pacientes, y funcionó en todos ellos. Se convirtió en noticia mundial, y hasta el día de hoy, a pesar de sus numerosos efectos secundarios, utilizamos corticosteroides para tratar varias enfermedades.

La señora Gardner murió seis años después de su «tratamiento milagroso», ya que, al recibir una dosis demasiado alta de cortisona, desarrolló graves síntomas físicos y psicológicos, prácticamente iguales a los del síndrome de Cushing.

Hasta una cuarta parte de la población mundial sufre regularmente ansiedad y sentimientos depresivos.[54] Es lógico que el estrés también tenga un impacto psicológico enorme si tenemos en cuenta lo bien preparado que está el cuerpo para responder ante situaciones de peligro: tenemos receptores de las hormonas del estrés en todo el cuerpo, incluido el cerebro. Por eso, el estrés prolongado también afecta a la memoria, la capacidad de atención y las emociones. No es extraño que métodos ancestrales para reducir el estrés, como la acupuntura y el yoga, sean tan populares.[55]

Pero ¿hasta qué punto son eficaces estas terapias «alternativas»? Para saberlo, se han hecho estudios científicos que miden los niveles hormonales, especialmente de cortisol. Y ¿a qué conclusión han llegado los investigadores? En muchos casos han observado una mejora de los niveles de cortisol en personas que practican regularmente ejercicios de respiración o yoga.[56, 57] Así pues, ambos tienen un efecto positivo. Puesto que el cortisol eleva los niveles de azúcar en sangre (al fin y al cabo, el cuerpo necesita disponer de más energía para protegerse de un peligro), tiene sentido que los diabéticos también parezcan beneficiarse de este antiguo ejercicio indio. Un amplio estudio con 2.473 participantes demostró que practicar yoga todos los días mejoraba el metabolismo del azúcar: los niveles de azúcar estaban más bajos por la mañana y más estables después de las comidas.[58] Pero la influencia del yoga no se limita a la hormona cortisol, sino que el cortisol y los niveles de azúcar, a su vez, están implicados en el desarrollo del síndrome de ovario poliquístico (PCOS, la afección de los ovarios que hemos comentado en el capítulo 1), una causa común de infertilidad en mujeres jóvenes (a menudo con sobrepeso), ya que impide que se produzca la ovulación. En estas mujeres, se descubrió que el yoga estimulaba la producción de hormonas sexuales, haciéndolas menstruar más a menudo (y probablemente, mejorando su fertilidad).

También parece que en edades avanzadas el yoga influye en la hormona del crecimiento (una sustancia popular en el contexto del «envejecimiento saludable»), y en los niveles de tiroides en mujeres que producen demasiado poca hormona tiroidea.[59] Debido a estas mejoras tanto físicas como mentales, hay tímidas propuestas de utilizarlo como terapia hormonal.[60] Sin embargo, hace falta más investigación para averiguar si puede utilizarse realmente para tratar afecciones hormonales crónicas, y en caso afirmativo, cómo.

Las hormonas son dinero: los esteroides anabolizantes

A principios del siglo XX se empezó a tomar conciencia de que las sustancias hormonales tienen un gran impacto en el funcionamiento de nuestro cuerpo. Ese descubrimiento desató una carrera internacional entre empresas farmacéuticas e investigadores para ser los primeros en aislar y producir hormonas activas a escala industrial. El equipo de investigación de Organon, en Ámsterdam, dirigido por el farmacólogo Ernst Laqueur, pionero de la endocrinología en los Países Bajos, el endocrinólogo Marius Tausk y la química Lize Dingemanse, descubrió un pelín demasiado tarde los estrógenos femeninos: el bioquímico estadounidense Edward Doisy, que más adelante recibiría el Premio Nobel, se les adelantó. Pero en el caso de la testosterona, el equipo de Laqueur logró anotarse en su haber la primicia ya en 1935.[61] Un bonito giro del destino para el profesor, que tenía fama de mujeriego (y puede que de vez en cuando picoteara un poco de la hormona masculina que fabricaba).[62]

Igual de importante, o más, para este logro fue el espíritu emprendedor de Saal van Zwanenberg, carnicero que vivía en Oss y de quien hemos hablado en el capítulo 5. Van Zwanenberg buscaba una forma de ganar dinero con los restos de los animales, y la exitosa empresa Organon, fundada en 1923, requería un suministro constante de tejidos para la investigación hormonal. Esta colaboración aceleró el trabajo de los investigadores neerlandeses. Más adelante el equipo de Laqueur también consiguió aislar la hormona femenina progesterona a partir de ese material, y Organon se hizo famosa por desarrollar una versión temprana de la píldora anticonceptiva. Asimismo, consiguieron fabricar una variante sintética de la hormona tiroidea, a la que llamaron thyrax. Pero el logro de esta empresa que más atención recibió fue la producción a gran escala de testosterona. Gracias a su descubrimiento, hacia 1935 esta sustancia ya se podía fabricar en laboratorios. Sorprendentemente, quien recibió el Premio Nobel por este descubrimiento en 1939 no fue el judío Laqueur, sino el alemán Adolf Butenandt.[63]

Para entender cómo se produjo este descubrimiento tenemos que remontarnos a 1896, cuando los científicos austriacos Zoth y Pregl repitieron el experimento de Brown-Séquard (que he citado en la introducción) en sí mismos, utilizando una solución de mejor calidad. Aunque aún no sabían qué sustancia de los testículos de los animales era la responsable, observaron que las inyecciones que se administraban tenían un efecto beneficioso a largo plazo si se combinaban con ejercicio intenso.[64] En un intento de medir la diferencia entre la fatiga que sentían antes y después de las inyecciones, utilizaron un aparato mecánico procedente de Italia: el ergógrafo de Angelo Mosso. Este dispositivo registra cuántas veces seguidas puedes levantar un pequeño peso con un dedo. Al constatar que su rendimiento mejoraba, Zoth y Pregl sugirieron que los atletas podrían sacar provecho de esta «organoterapia». ¡La primera forma de dopaje! Adolf Hitler («Paciente A» para las personas ajenas al proyecto) también hizo que su médico personal, el doctor Morell, le inyectara una mezcla de corazones e hígados de toro molidos y diluidos con anfetamina para aumentar sus niveles de testosterona y tener más energía y valor.[65]

Medio siglo más tarde, el químico armenio Charles Kochakian administró inyecciones hormonales a perros. Sus investigaciones identificaron la testosterona como la hormona que desencadena los procesos anabólicos y androgénicos:[66] los anabólicos, porque esta hormona estimula la construcción muscular, y los androgénicos, porque la hormona está inextricablemente ligada a las características masculinas. Mientras los médicos y científicos veían posibilidades para los pacientes con pérdida de proteínas (por ejemplo, por quemaduras o enfermedades musculares), el mundo del deporte razonaba en otro sentido: administrar testosterona a personas sin deficiencia podría acelerar considerablemente el desarrollo de masa muscular. En el campeonato mundial de halterofilia de 1954, celebrado en Austria, los participantes rusos, unos gigantes llamativamente peludos, se llevaron un premio tras otro. El médico del equipo estadounidense, John Ziegler, logró averiguar el secreto tras unos vasos de buen vodka con su colega ruso: la testosterona. Las inyecciones de esta hormona masculina habían provocado un aumento sin precedentes de la masa muscular de los atletas en muy poco tiempo.[67]

Ziegler vio la posibilidad de utilizar estas inyecciones en los levantadores de pesas y llevó la idea a Estados Unidos, donde las empresas farmacéuticas estaban invirtiendo en el desarrollo de la píldora ideal para el culturismo. Cuando se realiza un esfuerzo físico durante un periodo prolongado, el cuerpo produce de forma natural hormonas como el cortisol y la testosterona. Estas hormonas contribuyen al desarrollo muscular. Las inyecciones que se desarrollaron servían para magnificar estos efectos.

El caso es que Ziegler consiguió buenos resultados con las primeras versiones de las inyecciones de testosterona que se administró a sí mismo y a otros culturistas, pero pronto se percató de los efectos secundarios del fármaco.[68] Su propio equipo tuvo problemas hepáticos y, poco después, se descubrió que los atletas rusos habían desarrollado a una edad temprana una próstata tan grande que solo podían orinar utilizando un catéter. Además, los deportistas del equipo de Ziegler parecían haberse vuelto adictos a esas sustancias y, desoyendo su consejo médico, empezaron a utilizar dosis cada vez más altas. El médico deportivo no tardó en desaconsejar su uso, y hasta su muerte —causada por problemas cardiacos que él mismo atribuyó a su dopaje anterior— mantuvo que la introducción de estas sustancias en el mundo del deporte había constituido una página negra en la historia de su vida. Una página que habría preferido borrar.

Dado que en la actualidad se ha demostrado que la testosterona favorece principalmente el *desarrollo* muscular, pero no la *fuerza* muscular,[69] esta sustancia triunfa especialmente entre los culturistas aficionados, para quienes la forma del músculo es tan importante como su función (o más). Para hacernos una idea de cómo influye el consumo de testosterona en estas personas, basta con observar la evolución de los juguetes para niños. Mientras que en los años sesenta el GI Joe era una figura de acción que representaba a un hombre esbelto, cincuenta años después prácticamente le explotan los bíceps.[70]

Esta imagen ideal, culturalmente determinada, de un Míster Universo estandarizado, ha contribuido a que, según las estimaciones, uno de cada diez aficionados al fitness padezca vigorexia, una obsesión insaciable por aumentar la masa muscular. Aunque el *stacking* (uso de más de un suplemento) de todo tipo de preparados hormonales ha demostrado ser muy eficaz, es una práctica que no está exenta de peligros. Un estudio de 2014 descubrió que los deportistas que consumían este tipo de sustancias tenían entre tres y cuatro veces más riesgo de muerte prematura, sobre todo entre los treinta y los cincuenta años.[71] Según parece, el corazón es especialmente sensible a esta sobredosis hormonal: se observó que entre las causas de la muerte de estos deportistas, los infartos y la insuficiencia cardiaca eran hasta quince veces más frecuentes que entre las personas no deportistas fallecidas a la misma edad.[72]

De hecho, los esteroides naturales que produce el propio organismo durante el ejercicio prolongado también pueden tener consecuencias negativas por sí solos. Por ejemplo, los deportistas fanáticos que no consumen suplementos hormonales pueden sufrir caída del cabello, como vemos en algunos futbolistas profesionales neerlandeses. Pero el abuso de andrógenos de venta libre en dosis que distan mucho de ser naturales acaba alterando todo el sistema hormonal, lo cual a veces tiene consecuencias de largo alcance: infertilidad y desarrollo de glándulas mamarias en los hombres. Así que un exceso de hormonas masculinas te hace volverte... menos masculino. Eso ocurre porque nuestro organismo intenta convertir ese exceso de testosterona en hormonas femeninas: los estrógenos. Además, estas inyecciones hormonales inhiben la producción de testosterona, lo que reduce el tamaño de los testículos. A menudo, esto es un efecto temporal, pero... ¡a veces es permanente!

Por tanto, si alguien pensaba que la testosterona sólo era importante para la reproducción, andaba muy equivocado. En la actualidad, el uso de anabolizantes ya no se limita a los deportistas de élite. En Estados Unidos, muchos estudiantes de secundaria han descubierto que, además del Ritalin, tomar el «desayuno de los campeones» (nombre popular del esteroide metandrostenolona, es decir, el Dianabol que Ziegler daba a sus atletas) aumenta su capacidad de concentración. A pesar de las numerosas advertencias por parte de los científicos, el consumo mundial de estos anabolizantes no deja de aumentar.[73]

Los intentos de prohibirlos han hecho que sus consumidores se fijaran en su uso en la ganadería; en este sector se utilizan, entre otras cosas, para ayudar a los terneros y cerdos a ganar peso rápidamente, y a veces son más baratos o fáciles de obtener que los productos para consumo humano. Esto ha tenido consecuencias. Desde 1988, en la Unión Europea está prohibido importar carne de vacuno estadounidense debido a su alto contenido en hormonas esteroides activas y los riesgos que eso entraña para la salud pública.[74] Por ejemplo, los análisis de sangre mostraron que los niveles hormonales de un niño de ocho años aumentaban un 10 % tras comer solo dos hamburguesas.

Obviamente, la ingesta de testosterona artificial y animal también afecta a la psique humana. Por ejemplo, las personas que utilizan esteroides exógenos como la prednisona suelen tener la sensación de «estar en la cima del mundo»; sin embargo, esta euforia puede convertirse en lo contrario si esos anabolizantes se consumen durante un largo periodo de tiempo. Los efectos secundarios conocidos incluyen sentimientos negativos, cambios repentinos de humor, ataques de ira y comportamiento agresivo. En la década de 1980, cuando los anabolizantes eran muy populares entre los culturistas, se observó que aumentaba el número de delitos cometidos por estos atletas. En muchos juicios, los abogados invocaron el *roid rage* («la ira de los esteroides»; *roid* es como se conocen los esteroides en argot) para conseguir que sus clientes fueran declarados mentalmente incompetentes debido al consumo de esteroides. En más de una ocasión, esto les permitió obtener reducciones de condena.

El caso más sonado relacionado con el consumo de esteroides y las agresiones es el de Oscar Pistorius, el *blade runner*, que mató a su novia en 2013. La policía encontró anabolizantes durante el registro domiciliario, y Pistorius declaró que aquella noche en particular se había sentido «hostigado». Sin embargo, nunca se ha demostrado una relación causal directa entre el consumo de esteroides y este tipo de agresiones. Además, esa teoría no pudo corroborarse con altos niveles de testosterona en la sangre del sudafricano. Fue declarado culpable y (en parte debido a sus cambios en la declaración de por qué poseía sustancias dopantes) no sólo no se le redujo la pena, sino que se le dobló.

Está claro que la administración de hormonas no puede sustituir ni imitar las funciones propias del organismo. Además, jugar con los preparados hormonales puede ser peligroso, sobre todo si se hace sin la supervisión de un médico. De hecho, por eso los médicos se esfuerzan en encontrar mejores tratamientos y en detectar las enfermedades hormonales mucho antes de que se manifiesten en la edad adulta.

8

La menopausia

En mujeres y hombres

Ya hace quince años que en Las Vegas se representa con gran éxito *Menopause The Musical*. El espectáculo trata de cuatro mujeres menopáusicas, con casi todos los estereotipos asociados: cantan sobre el chocolate, la pérdida de memoria, los sudores nocturnos, los sofocos y, por supuesto... los cambios sexuales. En los Países Bajos, esta visión de la menopausia (en forma de los monólogos titulados *Hormonologen* —«hormonólogos»— de Yvonne van den Hurk) también ha sido un éxito de taquilla.

Alrededor de 1,8 millones de mujeres neerlandesas de entre cuarenta y sesenta años se encuentran en pleno proceso de la menopausia. Y los hombres también experimentan todo tipo de cambios en su cuerpo en torno a los cincuenta años. Una vez más, las hormonas desempeñan un papel clave en estos procesos. En este capítulo hablaré con más detalle sobre la menopausia y la andropausia. ¿Qué les ocurre exactamente a las hormonas sexuales durante esta fase?, ¿y qué notamos? ¿Cómo vemos esta transición? ¿Qué idea teníamos de ella en el pasado, y cómo la ven otras culturas? ¿Qué puedes hacer (o no hacer) para superar este periodo de la forma más agradable posible? ¿Qué tratamientos hormonales existen para los síntomas?

Como esta transición es más drástica para las mujeres que para los hombres, empezaré por la menopausia.

La menopausia: el último óvulo

A diferencia de los hombres, las mujeres no producen nuevas células sexuales u óvulos durante su vida; tienen que conformarse con una reserva total de unos cinco millones de óvulos que ya empieza a menguar desde la concepción; al nacer quedan unos 1,2 millones, y al inicio de la pubertad, «sólo» trescientos mil.[1] Cuanto mayor sea la mujer, más deprisa se reducen la cantidad y la calidad de estas células. A partir de los cuarenta años, los óvulos «están de rebajas» hasta que llega el momento en que se agotan, unos diez años más tarde. Esta fase se inicia cuando la mujer tiene unos cincuenta años, y dura entre un año y dos en los cuales el ciclo se vuelve cada vez más irregular y los intervalos entre una menstruación y otra se alargan, hasta que finalmente desaparece por completo. La menopausia es, literalmente, la última regla: después, los óvulos se han terminado. Sin embargo, el momento exacto en que se interrumpe el ciclo menstrual sólo puede determinarse un año después. La transición o premenopausia es el periodo anterior.

En el periodo anterior a la última menstruación a menudo ya pueden detectarse varios signos de fluctuaciones hormonales en la sangre. Los ovarios envejecen y la hipófisis lo percibe, de modo que produce más LH y FSH. Esto provoca que los estrógenos que liberan los ovarios tengan picos y cada vez más valles. Este camino lleno de baches acaba por provocar la desaparición de los estrógenos del organismo, con lo que la paleta hormonal cambia drásticamente: al no haber más ovocitos (ni, por tanto, folículos), los niveles de estrógenos descienden de manera significativa, mientras que los niveles de FSH y LH (esta última es la hormona que estimula la ovulación) en sangre aumentan hasta quedar muy altos.[2]

La característica más conocida de este periodo es el sofoco: el ataque de calor que, además de todo tipo de síntomas incómodos, puede avergonzar a quien los sufre. La versión nocturna es físicamente inofensiva, pero despertarse empapada todas las noches y tener que cambiar las sábanas puede ser bastante molesto. Otros síntomas de la menopausia son los cambios de humor, el aumento de peso, un cabello más seco y fino, incremento de las arrugas en la piel, pérdida de memoria y sequedad vaginal.

Ciclo menstrual

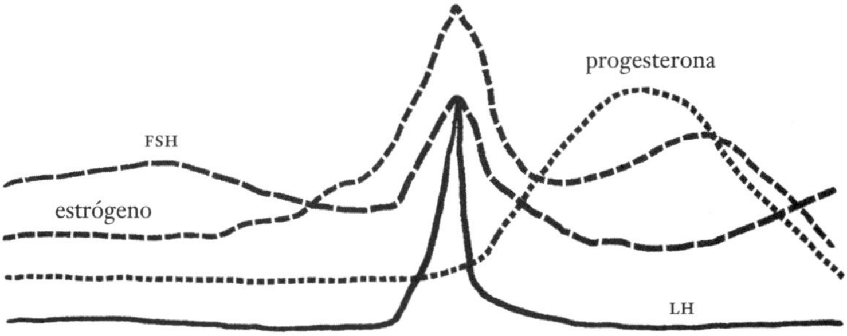

Liberación de hormonas durante un mes; en el pico de FSH se produce la ovulación, seguida de un aumento de la progesterona para permitir que el óvulo (si está fecundado) anide en el útero.

Para hablar de este tema me gusta recordar el caso de mi paciente Iris, una mujer vital de unos cincuenta años, artista visual, que viajaba por todo el mundo para hacer presentaciones de su obra. Acudió a mi consulta porque sufría regularmente sofocos intensos, a veces hasta el punto de que después de una presentación se bajaba del escenario empapada de pies a cabeza y con la cara colorada. Los síntomas de la menopausia afectaban enormemente su vida cotidiana, así que decidimos probar un tratamiento con estrógenos.

Un mes después estaba como nueva. Habían desaparecido los sofocos, ya no empapaba las sábanas de sudor, y volvía a dormir por las noches. Además su libido había vuelto a su nivel premenopáusico.

Hoy en día no suele recomendarse la suplementación hormonal debido a que tiene efectos secundarios a largo plazo. Hablaré de este asunto más adelante en este capítulo. Y aunque el caso de Iris supuso un éxito, sus síntomas de menopausia, graves y numerosos, demuestran una vez más el gran impacto que pueden tener las hormonas en nuestro bienestar físico y mental.

Hay personas más afectadas que otras. De hecho, los niveles de estrógenos de algunas mujeres durante la menopausia hasta pueden ser inferiores a los de un hombre adulto.[3] Puesto que generalmente la producción de hormonas masculinas (tanto en las glándulas suprarrenales como en los ovarios) no se reduce tanto en las mujeres como la producción de estrógenos, es habitual que se les caiga el pelo y que les aparezca más vello en lugares en que suelen tenerlo los hombres, como la barbilla y el pecho.[4] Y aunque la posmenopausia dura el resto de la vida de una mujer (es decir, que ya no vuelve a producir estrógenos), los síntomas disminuyen cuando se encuentra un nuevo equilibrio hormonal. En general, este proceso se completa en unos cinco años, pero por desgracia a veces puede llevar más tiempo.

El descubrimiento de la menopausia

La Biblia cuenta la historia de Abraham y Sara: «[...] eran viejos, de edad avanzada; y a Sara le había cesado ya la costumbre de las mujeres» (Génesis, 18, 11). En los Países Bajos, a menudo conmemoramos esta nueva fase de la vida, que comienza sobre los cincuenta años, colocando muñecos de estos personajes bíblicos en el jardín de las casas. Esta cita del Antiguo Testamento es una de las pocas menciones de la menopausia en la época premoderna. Según ella, Sara dio a luz a un hijo a pesar de su avanzada edad, cuando parecía que ya no era fértil. Lo llamaron Isaac, «el que hace reír», posiblemente por la reacción de Sara cuando le dieron la feliz noticia.

En realidad, es extraordinario que apenas se escribiera nada sobre la menopausia en los antiguos libros medievales de medicina. Posiblemente esto se deba a la esperanza de vida, que era más baja que hoy en día (rondaba los veinticinco o treinta años), de modo que la mayoría de las mujeres de la época no llegaban a la edad en la que comienza la menopausia. El hecho de que la fertilidad femenina tenga final se describió por primera vez en el *De partibus animalium* de Aristóteles, que conocemos como *Historia de los animales*, del año 350 a.C.[5] En esta obra, el filósofo y científico griego, probablemente inspirado por el papiro Ebers mencionado antes, señala que el límite reproductivo de las mujeres llega en torno a los cuarenta y cinco años. El médico bizantino Pablo de Egina lo confirmó, pero también señaló la influencia del físico sobre la fertilidad: las mujeres obesas dejaban de tener el ciclo menstrual antes, a veces ya hacia los treinta y cinco años. La *Trotula* medieval de Salerno, un conocido tríptico de libros italianos del siglo XII sobre enfermedades, tratamientos y cuestiones estéticas de la mujer, escrito por la médica Trota, también presta atención al momento crítico para la fertilidad y saca las mismas conclusiones al respecto que Pablo de Egina.[6]

En aquella época los signos de la menopausia y, por tanto, de la reducción de la fertilidad tanto en hombres como en mujeres se denominaban «climaterio.» Este nombre se deriva de teorías de los antiguos griegos que pensaban que la vida humana estaba dividida en fases de siete años llamadas *climacteria*, una especie de «periodos críticos» que según la filosofía y la astrología griegas formaban los escalones de la vida.[7] Según pensaban, después de cada periodo climatérico superado con éxito venía una fase de mayor madurez y nuevas responsabilidades, pero la transición en sí era crítica. Las edades que se podían dividir por siete traían más muertes,[8] y algunos años concretos de las fases de transición eran más peligrosos que otros: en concreto, el cuadragésimo noveno año de vida, que iba seguido del paso del final de la madurez al principio de la vejez, a los sesenta y tres años. Y entretanto se encontraba el *annus climactericus maximus*, los cincuenta y seis años, o *androklas* (literalmente: «que mata a la persona»).[9]

No fue hasta principios del siglo XIX cuando el médico británico Henry Halford llamó por primera vez la atención sobre una «enfermedad» climatérica:[10] se había dado cuenta de que los pacientes de mediana edad solían encontrarse mal durante un tiempo. Su «fuerza vital» disminuía temporalmente, pero luego se recuperaban. Se sospechaba que existía una enfermedad que se manifestaba a una edad más avanzada de la vida, pero que no seguía el patrón de deterioro correspondiente. En las mujeres, esta enfermedad climatérica aparecía justo antes, después o durante el momento en que dejan de menstruar. Poco después de este descubrimiento, como casi siempre ocurre cuando algo despierta un gran interés médico, se puso nombre al fenómeno. En 1821, el médico francés Charles-Paul-Louis de Gardanne propuso el nombre *la ménespausie*, que deriva de las palabras griegas para cesación (*pausis*) y mes (*mèn, mènos*). También acuñó un término más controvertido, *l'âge critique*, para referirse al envejecimiento de hombres y mujeres.

Nuestra imagen actual de la menopausia es más bien negativa: trae sobre todo problemas. Te vuelves estéril e irritable, engordas, te sale pelo donde no quieres y se te olvidan las cosas. Sólo una de cada cinco mujeres pasa esta fase sin problemas, y casi un tercio experimenta tantos síntomas que su vida laboral y social se resienten.[11] La primera mención negativa de la menopausia procede de Galeno (que se basó en las ideas de Hipócrates). La teoría de los humores de Galeno fue el sistema en el que se basó la medicina occidental durante siglos. Según esta idea, que gira en torno al equilibrio, las enfermedades eran un desequilibrio de los cuatro fluidos corporales: flema, bilis amarilla, bilis negra y sangre. Para Galeno, estos líquidos simbolizaban el temperamento y también determinaban el estado de ánimo. Dado que la menstruación se consideraba una forma natural de eliminar las toxinas del cuerpo, se creía que con la menopausia los residuos se acumulaban en el interior del cuerpo, lo cual hacía que la mujer se volviera histérica. En la época en que los médicos sugerían terapias como sangrías, las «viejas melancólicas» eran tachadas de brujas, con nefastas consecuencias.

Esta situación mejoró un poco en el siglo xix, cuando, en lugar de acabar quemadas en la hoguera, las mujeres eran encerradas en instituciones psiquiátricas. Pero fue la obsesión por el útero y la sexualidad asociada lo que convirtió la menopausia en una enfermedad con tintes psiquiátricos en una época tan mojigata como la victoriana (1837-1901). Aunque el médico francés Gardanne inicialmente había descrito la menopausia de forma neutra, más adelante añadió al título de su libro sobre el tema la frase «La edad crítica de la mujer». Los órganos sexuales pasaron a ser considerados responsables de las dolencias menopáusicas (descritas como *histeria*, un derivado de la palabra griega para «útero»), por lo que en aquella época el útero se extirpaba quirúrgicamente con regularidad. Incluso cuando llegó la era moderna, con las invenciones científicas y los avances tecnológicos, se siguió insistiendo en la imagen negativa. Mientras que los antiguos griegos hablaban de un «desequilibrio de los humores», los investigadores de principios del siglo XX descubrieron que la auténtica causa del descenso de la fertilidad eran los cambios *hormonales*.

De hecho, históricamente, la menopausia neutra se consideraba una transición natural: la entrada a una nueva fase de la vida, en la que se alcanzaba una mayor sabiduría y competencia para realizar tareas importantes. A menudo, justamente por eso se trataba de un cambio deseable. Hoy en día, las poblaciones no occidentales son las que más se centran en los aspectos positivos. Por ejemplo, la palabra japonesa para designar la menopausia es *konenki*, que significa «años de energía renovada». Y un artículo neerlandés (que lleva el revelador título «La menopausia es el camino hacia la muerte», y está dedicado a *Hormonologen*, la obra de Yvonne van den Hurk ya comentada) menciona el término tailandés, *thoi po ming*, que significa «años dorados».[12] En las culturas en las que la menstruación se considera impura, las mujeres se sienten aliviadas al alcanzar el «estado de limpieza» para siempre.[13] Y a las tribus aborígenes de Australia les hizo mucha gracia que los investigadores les preguntaran por los síntomas de la esterilidad relacionada con la edad de las mujeres: ni siquiera tenían una palabra para designar esta etapa.[14] En otros lugares del mundo hay grupos indígenas que tienen una actitud relativamente positiva hacia la menopausia, ya que consideran que las mujeres que han superado esta fase son sabias y venerables, por lo que se les asignan funciones más altas y disfrutan de más libertad social.[15]

Los investigadores no descartan que la actitud hacia el final de los ciclos menstruales influya en cómo se viven esos años.[16] Mientras que las mujeres de los países asiáticos apenas experimentan sofocos, éstos constituyen la principal queja entre las mujeres occidentales. En otras culturas, en cambio, el síntoma más mencionado son los dolores articulares. Por otro lado, que distintas culturas compartan una visión de la menopausia no significa que experimenten los mismos síntomas: al parecer, hay más factores en juego. Es posible que influyan los valores hormonales previos al inicio de la menopausia. En ciertos grupos y culturas, por ejemplo, las mujeres amamantan durante más tiempo, lo cual hace que tengan niveles de estrógeno más bajos y estables durante la premenopausia.[17] El estilo de vida y el peso corporal también afectan al patrón de los síntomas. Las dietas orientales contienen más fitoestrógenos (véase el capítulo 2), que pueden influir en el estado del corazón y los vasos sanguíneos. Las mujeres urbanitas no occidentales tienden a sufrir más insomnio y cambios de comportamiento durante la menopausia que sus congéneres que viven en áreas rurales,[18] quizá porque hacen menos ejercicio y están más expuestas a las toxinas.

La evolución y la hipótesis de la abuela

El *Homo erectus* fue una especie humanoide bípeda que se distinguió de sus predecesoras por tener los brazos más cortos y el cerebro más grande.[19] Según parece, esta última adaptación fue especialmente decisiva para su desarrollo posterior, ya que al tener el cráneo más grande, los niños tenían que nacer antes: de lo contrario, simplemente no cabían por el canal del parto. Y puesto que nacían menos desarrollados, en la primera etapa de su vida dependían más de sus cuidadores.

Aquí radican las teorías sobre la utilidad evolutiva de la menopausia. Mientras la función del individuo perdió importancia, ocurrió lo contrario con su función como miembro de la comunidad, pues en un grupo pueden conseguirse más cosas.[20] Cuando la descendencia propia se vuelve autónoma y ya no necesita cuidados, uno puede dedicar más energías a criar a la descendencia de otros. Las «ancianas» desempeñaban un papel importante en la supervivencia del grupo, y lo mismo sigue ocurriendo hoy: pensemos, si no, en tantos abuelos que cuidan regularmente de sus nietos y les regalan chocolatinas y golosinas «para el camino».

Según esta «hipótesis de la abuela», la presencia de abuelas proporciona una ventaja evolutiva: mueren menos niños pequeños y las madres son más fértiles, porque dedican menos energías a cuidar a sus hijos, y eso les da más tiempo para asegurar sus propias reservas de comida. El mismo fenómeno se puede observar en el reino animal. Las orcas y las ballenas piloto de aleta corta son las únicas especies animales que tienen la menopausia como los humanos, y en ambas especies las abuelas son vitales para la supervivencia de la especie.[21]

Tratamientos hormonales

Seguro que recordaréis al profesor Brown-Séquard. Sus experimentos con inyecciones de hormonas sexuales pronto tuvieron adeptos. Pero también se experimentó en el sentido contrario: extirpando glándulas productoras de hormonas sexuales para acabar con ciertas enfermedades. Desde la Antigüedad se sabía que los eunucos (hombres a los que se han extirpado los testículos) tienen menor libido, pero nunca se había intervenido de forma específica en la producción hormonal de un organismo para reducir la carga de una enfermedad. Hasta finales del siglo XIX, cuando el oficial del ejército y médico escocés George Beatson sospechó que existía una relación entre las hormonas femeninas y el cáncer,[22] ya que había constatado que los granjeros de la zona de Glasgow hacían extirpar ambos ovarios a las vacas para asegurarse de que producían leche durante toda la vida. Beatson, que era hijo del médico personal de la reina Victoria, no tenía miedo a los experimentos, así que en 1899 decidió probar este tratamiento en tres mujeres con cáncer de mama metastásico. ¿Y qué ocurrió? Una vez extirpados los ovarios, las metástasis del tumor desaparecieron durante mucho tiempo.

Beatson no recibió el Premio Nobel por este descubrimiento, pero un tiempo después su colega canadiense Charles Huggins tuvo más suerte:[23] aplicando el mismo principio, decidió interrumpir la producción de hormonas sexuales extirpando las glándulas hormonales a hombres con cáncer de próstata metastásico (resumiendo, los castró), y él también constató que, después del procedimiento, las metástasis de estos tumores desaparecían por un tiempo. Por tanto, no debe extrañarnos que en cuanto fue posible producir hormonas sexuales en mayores cantidades (primero, a partir de animales; más tarde, desde la década de 1960, artificialmente), se haya experimentado con tratamientos con hormonas femeninas para combatir distintas afecciones. Y desde el punto de vista comercial, la afección más interesante resultó ser la menopausia.

El estrógeno fue una de las primeras hormonas descubiertas en la orina femenina en 1929. Dado que después de la menopausia las mujeres tienen niveles de estrógenos significativamente más bajos que antes, se consideró que se producía una «deficiencia». De ahí a dar con el tratamiento solo había un paso. Así es como llegaron al mercado, en la década de 1940, las primeras píldoras (denominadas Premarin) elaboradas a partir de extractos hormonales de la orina de yeguas preñadas.

El ginecólogo estadounidense Robert Wilson hablaba, en su libro de 1963 *Siempre femenina*, de una «tragedia menopáusica».[24] Empezaba a verse la menopausia cada vez más como un periodo de pérdida: pérdida de juventud, vitalidad, feminidad, hormonas y, por supuesto, fertilidad. Wilson hablaba de un desajuste entre el aumento de la esperanza de vida y un sistema hormonal que no podía seguir el ritmo de este cambio tan rápido. La idea era que se podían remediar las molestias de una mujer posmenopáusica administrándole suplementos hormonales. Muchísimas mujeres empezaron a tomar píldoras hormonales; en ese momento se fabricaban con ovarios pulverizados de yeguas y vacas (comercializadas con un nombre más atractivo: «suc ovarian»), y posteriormente, a partir de estrógenos sintéticos proporcionados por... sí, el buque insignia de la industria farmacéutica neerlandesa: Organon.

Entre las décadas de 1960 y 1980, la menopausia estuvo muy medicalizada, probablemente por motivos económicos. Algo que se veía como un fenómeno natural e ineludible (y que muchas mujeres superaban sin síntomas) pasó a percibirse como una enfermedad inevitable que requería atención médica. Hoy en día sabemos que las mujeres que empiezan a menstruar antes de los once años sufren los síntomas de la menopausia, como sofocos y migrañas, durante más tiempo y con más intensidad.[25] Y lo mismo les ocurre a las mujeres con sobrepeso: cuanto más pesan, más sofocos, dolores articulares y problemas vaginales padecen.[26] Dolencias, todas ellas, que los médicos dirigidos por el ginecólogo Wilson habrían tratado con píldoras de estrógenos. A pesar de que los efectos secundarios de esta medicación eran cada vez más conocidos, en el mundo occidental los estrógenos sintéticos llegaron a convertirse en los fármacos más recetados. Casi una cuarta parte de las mujeres posmenopáusicas los utilizaron durante largos periodos de tiempo.[27]

Dos grandes estudios pusieron fin a esta situación a principios del siglo XXI, cuando demostraron que los riesgos de tomar suplementos de estrógeno y progesterona, como un mayor riesgo de cáncer de mama y ovario y de enfermedades cardiovasculares, eran peores que los beneficios que aportaban, como unos huesos más fuertes y un menor riesgo de cáncer de colon.[28, 29] Ahora bien, hay que matizar estas conclusiones. Sabemos que los tratamientos hormonales funcionan especialmente bien contra los síntomas graves de la menopausia durante periodos cortos; como le ocurrió a mi paciente Iris, a quien el tratamiento le fue de maravilla. Ante los temidos sofocos, por ejemplo, que pueden llegar a impedir a las mujeres realizar su trabajo, un tratamiento hormonal (iniciado poco después de la menopausia, y abandonado lo antes posible) puede ser una opción bastante segura. Al menos, puede servir para que una persona vuelva a dormir bien por las noches. También se están desarrollando nuevos fármacos similares a las hormonas, que sólo afectan a algunos tejidos del organismo, de modo que los demás no sufran ninguna consecuencia, con lo que se reduce la probabilidad de que aparezcan efectos secundarios desagradables.

Por otro lado, la medicina alternativa prescribe hormonas con frecuencia; y no solamente en forma de alimentos ricos en fitohormonas, como la soja y el trébol rojo.[30] Sabemos que el alcohol, la pimienta roja, el té de jengibre y la cafeína pueden provocar sofocos. También se recomiendan ciertas variantes de nuestras hormonas sexuales, como DHEA (dehidroepiandrosterona), a pesar de que no hay pruebas científicas suficientes de su efecto y de que el uso prolongado de tratamientos hormonales puede inhibir la producción hormonal propia. En el circuito alternativo se utilizan más a menudo hormonas animales (como el *thyroidinum*, del que hemos hablado más arriba). Aunque la eficacia suele ser razonable, la dosificación es menos fácil de estimar, porque muchas veces no está claro qué cantidad exacta de hormona contienen las cápsulas. En resumen, el debate sobre si la «hormona natural» debe combinarse con la sintética y, en caso afirmativo, de qué modo, dista mucho de estar zanjado.

Las hormonas y el funcionamiento de la memoria

Que la influencia de las hormonas sexuales es enorme debería ser obvio si pensamos en todos los problemas físicos que pueden aparecer en cuanto los niveles hormonales empiezan a fluctuar. Pero es que, además, también pueden provocar problemas psíquicos; por ejemplo, ya hemos hablado de que las hormonas sexuales influyen en el desarrollo del cerebro (véanse los capítulos 3 y 4). Por eso parece que los hombres tienen más sentido de la orientación y otras habilidades espaciales por naturaleza, mientras que en general las mujeres tienen mejores capacidades verbales y mejor memoria a largo plazo. En el capítulo 7 he descrito que las mujeres con niveles hormonales estables derivados del uso de la píldora anticonceptiva tienen mejor memoria.[31] Y a la inversa: hay estudios que han demostrado que las fluctuaciones en los niveles hormonales durante la menopausia hacen que las mujeres se vuelvan más olvidadizas.[32] Por tanto, esto no sólo se ve en el embarazo (lo que a veces se conoce como «mamnesia», el despiste de las madres primerizas), sino también en la otra gran fluctuación hormonal en la vida de las mujeres: la menopausia. A veces, los problemas de memoria durante la menopausia son tan graves que las mujeres temen estar empezando a sufrir demencia precoz. Y aunque hay quien considera que la «demencia del embarazo» es una ventaja evolutiva (porque el cuerpo ayuda a la futura madre a centrarse en la tarea más importante), es difícil encontrar alguna explicación beneficiosa a la pérdida de memoria en torno a la menopausia. ¿Quizá ayude a olvidar lo antes posible los síntomas de la menopausia?

La función cerebral adulta se asoció con las hormonas femeninas por primera vez a finales de la década de 1940. En un estudio sobre el endometrio se observó que las participantes que recibían tratamiento con estrógenos parecían estar más alerta y tener mejor memoria.[33] Una investigadora estadounidense decidió analizar este resultado no oficial, y así se convirtió en la primera en demostrar que el tratamiento hormonal puede mejorar las funciones cognitivas de las mujeres posmenopáusicas. Sus conclusiones (aunque fueran provisionales) llegaron en el momento oportuno para el ya mencionado doctor Robert Wilson, que se refirió a ellos con entusiasmo en su *best seller* *Siempre femenina*, promocionando así tanto su libro como el tratamiento con hormonas femeninas.

A estas alturas se ha confirmado en repetidas ocasiones que, efectivamente, una deficiencia de estrógenos puede causar problemas de memoria. Un ejemplo destacable es el de una mujer estadounidense de treinta y un años que, de repente, mostró un descenso en su rendimiento durante su entrenamiento como piloto de la Marina.[34] Al principio, los médicos estaban totalmente desconcertados, hasta que se detectó que los niveles hormonales en sangre apuntaban a una menopausia precoz. En cuanto empezó a tomar la píldora anticonceptiva, se recuperó totalmente.

Se sabe que los estrógenos de la píldora tienen efectos protectores sobre muchas células de los tejidos, incluidas las del cerebro. Hasta pueden hacer que la materia gris, que contiene los núcleos de las células nerviosas, aumente de volumen y contrarreste la acumulación de proteínas (un síntoma de la enfermedad de Alzheimer).[35] El hipocampo y la corteza prefrontal, dos partes del cerebro que participan sobre todo en la memoria, pueden producir hormona sexual y contribuyen al mantenimiento de las células nerviosas.[36] Por tanto, una menopausia precoz sin suplementos hormonales adecuados podría aumentar el riesgo de trastornos de la memoria (como el alzhéimer).

Teniendo en cuenta todo esto, se podría pensar que hay que dar estrógenos a todo el mundo. Pero, como ya se ha dicho, los suplementos de esta presunta «hormona milagrosa» no funcionan para todas las mujeres. Sólo tienen efecto si se administran en el momento oportuno, y por razones que no están claras, resultan contraproducentes si la terapia hormonal se inicia cuando ya han aparecido los síntomas de la menopausia. Dado que la capacidad de aprendizaje disminuye en los años posteriores a la última menstruación, el tratamiento debe iniciarse antes.

El momento óptimo para celebrar a la mujer

Con significados ancestrales como «gran alegría» o «liberación total, libertad y abundancia», alcanzar la edad de cincuenta años (la edad de Abraham y Sara) siempre se ha considerado un momento especial. En términos bíblicos, es «el año del jubileo»; el año en que un campo no debía cultivarse, y si el propietario había tenido que empeñarlo para pagar deudas, el campo revertiría a su legítimo dueño al cabo de siete veces siete años (los siete climaterios).[37]

Aunque la esperanza de vida de una persona no ha dejado de aumentar desde principios del siglo XX y la pubertad comienza cada vez más temprano (véase el capítulo 3), el momento de la menopausia se ha mantenido en torno a este número mágico, aunque no sabemos por qué.[38] En la Antigüedad, Aristóteles y sus sucesores ya describieron que las mujeres solían tener hijos hasta los cuarenta años, que alguna tenía un hijo entre los cuarenta y los cincuenta, pero que no se conocían casos posteriores. En comparación con otras funciones fisiológicas de la reproducción, la menopausia parece haber encontrado un momento idóneo del que apenas se desvía. Esto hace que resulte especialmente difícil para los biólogos evolutivos explicar este fenómeno. Si partimos de la idea de que «cuanta más descendencia, mayor probabilidad de supervivencia de la especie», no parece lógico que nos pasemos media vida sin reproducirnos. Sin embargo, la población humana crece más rápido que la de muchas otras especies animales con relativamente más descendencia. Los modelos matemáticos apuntan a un «momento óptimo» de la menopausia: hasta los cincuenta años, el cuerpo de la mujer puede permitirse el lujo de quedarse embarazada y tener hijos; después, es más ventajoso que dedique la energía a envejecer de forma saludable para criar a esos hijos. Así pues, el *Homo sapiens* parece haber optado por calidad en lugar de cantidad, lo cual, irónicamente, parece que acaba fomentando la cantidad.

Un sabio moderno que insistía regularmente en la importancia de saber elegir el momento oportuno fue la estrella del fútbol holandés Johan Cruyff, que, entre otras cosas, dijo: «Debes estar en el lugar adecuado en el momento oportuno. Ni demasiado pronto, ni demasiado tarde.» Cruyff se refería al fútbol, por supuesto, pero esta sabiduría también se aplica a la menopausia. Dado que el momento de la menopausia se ha mantenido invariable durante siglos, cualquier desviación se consideraba un problema de salud. Durante mucho tiempo, la menopausia antes de los cuarenta años se conocía como fallo ovárico prematuro. Actualmente le damos una denominación más neutra: en lugar de hablar de «fallo», la describimos como una insuficiencia ovárica prematura, o con el nombre especializado de «climaterio precoz». Independientemente de cómo se llame o se disfrace esta situación, el hecho es que a algunas mujeres les llega la menopausia mucho antes de lo que es habitual. En Europa le ocurre a una de cada cien mujeres de treinta y tantos años, y a una de cada mil de veinte años. En la inmensa mayoría de los casos se desconoce la causa.[39]

En casos extremos, incluso las niñas pueden tener la menopausia. Es el caso de Amanda, una niña británica que a los once años, mientras todavía iba a la escuela primaria, dobló su peso en pocos meses, empezó a sufrir cambios de humor y a tener sofocos. Inicialmente, los médicos confundieron estos síntomas con fluctuaciones hormonales adolescentes. El diagnóstico de menopausia muy precoz no llegó hasta dos años después de la aparición de los primeros síntomas. Amanda es la mujer posmenopáusica más joven jamás descrita.[40] Desde que empezó a tomar píldoras hormonales, que tendrá que usar hasta los cincuenta años, su situación está controlada, pero si quiere tener hijos deberá recurrir a la donación de óvulos.

Además de precoz, media o tardía, la menopausia también puede producirse de forma natural o no natural. La menopausia natural, como ya he mencionado, es la que tiene lugar cuando la reserva de óvulos se agota gradualmente: en la última menstruación, se desprende el último óvulo.[41] Pero también se puede llegar a una menopausia no natural de forma brusca, por ejemplo si los ovarios quedan inoperativos por un tratamiento de quimioterapia o alguna enfermedad autoinmune, o si se extirpan de forma quirúrgica. Un ejemplo famoso es la actriz Angelina Jolie. Perdió a su madre por un cáncer de ovarios y descubrió que ella también era portadora de una mutación en el gen BRCA1 que la exponía a un mayor riesgo de padecer cáncer de ovarios y de mama.[42] A raíz de ello, decidió someterse a una extirpación quirúrgica de ovarios y mamas. Lo anunció en una carta a *The New York Times*, y causó tanto revuelo que en el sistema sanitario se vivió un verdadero «efecto Angelina Jolie»: muchas mujeres quisieron hacerse pruebas para detectar ese mismo gen, o se sometieron a cirugía preventiva. Jolie admitió públicamente que había iniciado la menopausia de forma repentina y, aunque tenía pocos síntomas, decidió empezar de todos modos una terapia hormonal, probablemente para mantener la calidad del resto de su vida.

Hace unos años se daba por hecho que la edad en que se producía la menopausia de la madre era un buen predictor de cuándo les llegaría la menopausia a sus hijas.[43] Y puesto que desde los años setenta las mujeres cada vez tardan más en tener a su primer hijo, surgió la pregunta de si podía predecirse el inicio del descenso de la fertilidad. La idea era que quien espera demasiado, puede llegar tarde. Por suerte, hoy en día existen todo tipo de opciones medicotécnicas que permiten prolongar la fertilidad de la mujer (como congelar óvulos, embriones e incluso ovarios, de lo que hablaremos más adelante); pero, por supuesto, se trata de trucos que, debido a su precio, no están al alcance de todos los bolsillos.

En 2012, unos investigadores daneses confirmaron antiguas sospechas de que el ritmo al que disminuyen las reservas de óvulos depende en aproximadamente un 50 % de la genética.[44] Entre gemelas idénticas, ese momento está más cerca que entre mellizas.[45] Es importante que las parejas que quieren conciliar la vida familiar y laboral sepan que apenas se puede influir sobre este factor genético. Al mismo tiempo, esto significa que al menos el 50 % no está fijado en nuestro código genético, y que los factores ambientales y de estilo de vida también pueden tener efecto sobre este temporizador arraigado evolutivamente.

A nivel individual, fumar (incluso pasivamente) es el factor predictivo más importante.[46] Las toxinas de los cigarrillos provocan una disminución irreversible tanto de la calidad como de la cantidad de los óvulos. El tabaco puede provocar que la menopausia empiece hasta cuatro años antes de tiempo. Además, puede hacer que el nivel de estrógenos descienda más rápidamente. Esto se debe a que las toxinas del humo del tabaco afectan al funcionamiento del hígado, y como consecuencia, el estrógeno se descompone más rápidamente. Por eso no es extraño que fumar cause tantos problemas de fertilidad.

Entonces ¿por qué la investigación sobre cómo influyen otras sustancias químicas sobre las hormonas en el momento de la menopausia progresa tan despacio? En parte se debe al largo periodo que transcurre entre la exposición y la aparición de los síntomas. El desastre de Seveso aportó información al respecto.[47] En 1976 se produjo una explosión en una empresa química en la región italiana de Lombardía. De repente una parte de la población local femenina joven quedó expuesta a una sustancia tóxica, la dioxina TCDD. (Que esta dioxina es perjudicial para la reproducción humana ya se sabía desde la guerra de Vietnam, durante la cual se utilizó con fines militares, ya que era uno de los componentes del pesticida Agente Naranja.) Unos treinta años después del desastre de Seveso, un grupo de investigadores comparó la edad en que tenían la menopausia las mujeres que vivían cerca de la planta química con la de las mujeres de otras regiones. El resultado: cuanto más expuesta había estado una mujer a la sustancia tóxica, antes se producía su última menstruación.[48]

Recientemente también se ha sabido que la menopausia puede adelantarse debido a las sustancias polifluoroalquiladas y perfluoroalquiladas (PFAS), conocidas por encontrarse en el revestimiento antiadherente de sartenes y materiales de envasado, y muy usadas por sus propiedades repelentes de la suciedad y el agua.[49] No es sorprendente que una mayor exposición a las sustancias PFAS y TCDD también esté relacionada con una función tiroidea más lenta.[50, 51]

Los alteradores endocrinos llevan mucho tiempo en el punto de mira de toxicólogos y expertos en fertilidad. Futuras investigaciones confirmarán o desmentirán si, por ejemplo, el uso frecuente de cosméticos (que contienen disruptores endocrinos) también puede provocar una menopausia prematura.[52]

Métodos anticonceptivos y menopausia: ¿tanto retrasar, al final no llega?

Desde su introducción en los años setenta, la píldora anticonceptiva ha provocado un descenso drástico del número de embarazos adolescentes, así como del número de embarazos no deseados entre las mujeres neerlandesas mayores de treinta y cinco años.[53] Gracias a esta nueva forma de planificación familiar, las mujeres neerlandesas tienen su primer hijo a una edad cada vez más tardía. Mientras que en las décadas posteriores a la Segunda Guerra Mundial las mujeres tenían el primer hijo a los veinticuatro años, actualmente lo normal son los treinta. Sin embargo, esta postergación también juega malas pasadas a las mujeres.

Desde que la píldora ha resuelto el problema de la anticoncepción («¿Qué tengo que hacer para no quedarme embarazada?») hemos entrado en la era de la proconcepción («¿Cómo puedo quedarme embarazada?»). Como ya hemos dicho, la cantidad y la calidad de los óvulos se deterioran rápidamente a medida que se envejece, y la píldora anticonceptiva no cambia esta situación. Años antes de la menopausia, la fertilidad ya puede haber descendido tanto que un embarazo natural resulte muy improbable. La divergencia entre el reloj biológico y el reloj social ha provocado que la demanda de asistencia médica para conseguir un embarazo haya aumentado considerablemente.

Aproximadamente una década después de la aparición de la píldora, avances tecnológicos como la fecundación in vitro (en la que la fecundación tiene lugar fuera del cuerpo) ampliaron las posibilidades de las parejas menos fértiles (y a menudo mayores). Sin embargo, con una tasa de éxito del 20 %, a principios de la década de 1980 este tratamiento no acababa de funcionar.[54] Y es lógico: la fecundación in vitro sólo se realizaba con mujeres bastante mayores. A finales de esa década, la criopreservación (cuyo nombre se deriva de la palabra griega que significa «helado») ofreció una solución. Esta técnica permite congelar y conservar material biológico como óvulos y espermatozoides (o incluso embriones fecundados) para usarlo en el futuro. Al igual que nuestros alimentos se conservan más tiempo si los guardamos en el congelador, reducir la temperatura de 37 a tan sólo -196 °C hace que las células entren en un estado de hibernación, de modo que no envejecen. Por tanto, para las parejas con problemas de fertilidad (o perspectivas de tenerlos), puede ser muy útil.

Mientras tanto, los investigadores siguieron trabajando para encontrar soluciones al deseo insatisfecho de tener hijos en mujeres con menopausia precoz. En 2013 se presentó el nuevo método «activación in vitro» (IVA) como una especie de complemento a la FIV.[55] Este proceso consiste en extirpar quirúrgicamente los ovarios poco activos de estas mujeres y estimularlos en un laboratorio, tras lo cual despiertan milagrosamente de su sueño eterno. La reimplantación del tejido activado, combinada con la terapia de estimulación hormonal, ya ha dado lugar al nacimiento de cientos de niños sanos en todo el mundo.[56]

Por ahora, en los Países Bajos sólo es una opción para mujeres que padecen menopausia precoz, pero en Estados Unidos esta técnica está cada vez más al alcance de las parejas adineradas, que pueden utilizarla para decidir cuándo quieren formar una familia.

Si los óvulos y espermatozoides jóvenes ofrecen tantos beneficios, y los tratamientos de fertilidad están en auge, cabe preguntarse por qué no congelamos habitualmente nuestros óvulos y espermatozoides mientras somos jóvenes; además, por ahora no hay pruebas de que los bebés probeta o los niños «descongelados» se desarrollen peor que los embriones «frescos».[57] Sin embargo, aparte de que congelar óvulos y espermatozoides de todas las parejas aumentaría considerablemente el gasto sanitario, parece que hasta la tecnología más avanzada sigue quedándose corta respecto de la Madre Naturaleza. Hoy en día, el embarazo natural es el que más éxito tiene; no sólo en cuanto al número de hijos, sino también en lo que respecta a la salud de éstos y de la madre. Nuestros valientes intentos de imitar la compleja hoja de ruta hormonal mediante terapias de fertilidad (también conocidas, en conjunto, como tecnologías de reproducción asistida) provocan picos hormonales pronunciados, y los científicos temen cada vez más sus consecuencias, aún desconocidas.

Bebés congelados

En 1984, Australia tuvo una primicia mundial: había nacido el primer bebé congelado del mundo. Zoe había pasado dos meses congelada mientras era un embrión.[58] La técnica de criopreservación se desarrolló para reducir el número de embarazos múltiples en las mujeres embarazadas mediante FIV y controlar todos los riesgos asociados. Si se pueden conservar los embriones, no es necesario implantarlos al mismo tiempo, y se puede elegir el momento óptimo para ello: cuando la madre tenga los niveles hormonales más favorables. Además, así se reduce la frecuencia con que se extraen óvulos de la madre (incluida la potente estimulación con medicación hormonal, con todo el dolor y los riesgos que conlleva). En conjunto, este criotratamiento ha servido para ofrecer una mayor probabilidad de embarazo: hasta un 65 %.[59]

¡Son muchas ventajas! Después del procedimiento que trajo al mundo a Zoe, que aparentemente transcurrió sin problemas, no tardaron en llegar más «reyes y reinas del hielo» (o «esquimales», como también se llama a estos bebés). Durante mucho tiempo, esta técnica experimental se reservó a las parejas con algún problema médico, pero en 2012, con el contador en seiscientos mil partos con éxito, empezó a comercializarse, lo que supuso un gran aumento del número de tratamientos criogénicos. Las principales razones que las mujeres aducen para decidir congelar sus óvulos son que todavía están buscando a la pareja adecuada o que tienen dificultades para conciliar la dureza de los primeros años laborales con la formación de una familia. Algunas grandes empresas de Estados Unidos, como Facebook, Apple y Google, incluso ofrecen a sus empleadas una compensación económica si desean someterse a este costoso procedimiento.[60]

James Watson, que desempeñó un papel muy importante en el descubrimiento de nuestro ADN en 1953, fue uno de los primeros en mostrarse crítico con la tecnología de la fertilidad. Los trasplantes de embriones no le parecían una buena idea, por decirlo suavemente, y, cuatro años antes de que se hiciera el primer procedimiento de fecundación in vitro con éxito, predijo que «se desataría un infierno, tanto política como moralmente en todo el mundo».[61] Las nuevas técnicas tuvieron una recepción mucho más positiva, pero no es inconcebible que la exposición a altas concentraciones hormonales tenga consecuencias a largo plazo. Ya he comentado un ejemplo en el capítulo 2: los efectos secundarios del DES, un preparado estrogénico utilizado hasta la década de 1970 para evitar abortos, resultaron ser más graves de lo que se pensaba, tanto para las madres como para sus hijos (y nietos).

En los tratamientos de fertilidad se utilizan antiestrógenos sintéticos para hacer crecer las vesículas de los ovocitos, tras lo cual la FSH puede provocar lo que se conoce como «superovulación». La Sociedad Neerlandesa de Obstetricia y Ginecología también menciona en su directriz otras opciones de tratamiento hormonal, como la progesterona o la hormona del embarazo hCG, corticosteroides o agentes que fomentan la ovulación.[62] En definitiva, esto es tan confuso para tu cuerpo como para ti, y como no hace tanto tiempo que aplicamos estos tratamientos, simplemente no se pueden descartar posibles consecuencias negativas a largo plazo (o para generaciones venideras).

Todo esto significa que hay margen para la especulación. Por ejemplo, que podría existir un mayor riesgo de trastornos similares al autismo en los niños concebidos en probeta. Sin embargo, un amplio estudio sueco de 2013 refutó esta hipótesis.[63] Es probable que las características de los padres que optan a un tratamiento de fertilidad (como la edad avanzada, los problemas de salud y embarazos múltiples más frecuentes) influyan más en la salud de los hijos que el tratamiento en sí.[64]

Teniendo en cuenta todas las estadísticas sobre las tasas de éxito en cuestiones de fertilidad, estos procedimientos pueden seguir pareciendo una lotería, salvo que en este caso probablemente tenemos una influencia considerable en el resultado. Esto se debe a que nuestras propias hormonas son determinantes para el éxito de un tratamiento de fertilidad. Resumiendo, si tienes problemas de fertilidad, deberías programar la introducción del embrión en primavera y renunciar al café durante una temporada. De hecho, algunos estudios demuestran que la exposición a la luz primaveral activa las células que estimulan la liberación de LH y FSH: dos hormonas importantes para la maduración de los ovocitos y la ovulación. Se ha demostrado que la primavera es la estación que ofrece más probabilidades de quedarse embarazada tras un tratamiento de fertilidad. La cafeína, en cambio, tiene un efecto negativo: beber más de cinco tazas de café al día es tan desastroso para las posibilidades de éxito de un intento de fecundación in vitro como fumar.[65]

Embarazada de su nieta

Como ya predijo James Watson, todos estos avances tecnológicos y los conocimientos adquiridos, además de solucionar los problemas de fertilidad, a veces pueden provocar discusiones éticas y dilemas sociales. Gracias a las hormonas sintéticas, la criopreservación y las técnicas de fecundación/activación in vitro, las mujeres pueden quedarse embarazadas incluso después de la menopausia. Para hacerlo se fecundan óvulos premenopáusicos y se transfieren a un útero, que puede ser de una madre de alquiler. En 1999, una británica de sesenta y seis años se convirtió en la mujer de más edad en dar a luz cuando parió a sus propios nietos después de que su hijo y nuera no lograran concebir. Sin embargo, el honor de la madre de más edad jamás descrita corresponde a la india Omkali Charan Singh. Ella y su marido sólo tenían hijas, y conforme a la ley, éstas no podían heredar. Por lo tanto, con una edad (estimada) de setenta y cuatro años, hizo un intento desesperado por tener un hijo por fecundación in vitro...[66] Y ¡lo consiguió! En los Países Bajos, la ley no lo permite; durante mucho tiempo se aplicó una edad máxima de cuarenta y cinco años para este tipo de procedimiento con el fin de proteger la salud de la madre y el bebé. Dado que estas condiciones tan estrictas hacen que a veces las mujeres decidan acudir a clínicas del extranjero, y que la esperanza de vida de las personas ha aumentado, recientemente el límite de edad se aumentó hasta los cuarenta y nueve años. Los expertos no descartan que dentro de unos años no nos sorprenda ver embarazadas a posmenopáusicas. Otra posibilidad que nadie se había planteado cuando las técnicas de fertilidad asistida estaban en pañales es el posible viaje en el tiempo de los bebés no natos. Un ejemplo es el niño chino Tiantian, que nació de un vientre de alquiler en Laos en 2018, cuatro años después de que sus padres murieran en un accidente de tráfico.[67] Puesto que la gestante no dio a luz en China, los abuelos tuvieron que luchar para que se le concediera a Tiantian la nacionalidad china.[68] Emma, otro ejemplo, sólo tiene un año menos que la madre que la gestó: sus padres biológicos se habían sometido a una fecundación in vitro veinticuatro años antes, y habían hecho congelar varios embriones, algunos de los cuales nunca se transfirieron.[69] Cuando donaron los embriones restantes a una joven pareja, y éstos tuvieron una hija, se produjo un extraño viaje en el tiempo. De forma lenta pero constante, la atención se desplaza de las maravillas técnicas de los tratamientos hormonales a los dilemas éticos: ¿hasta dónde podemos llegar? Por ejemplo, ¿podría una mujer algún día gestar un hermano o hermana que todavía está congelado?

ADAM Y LA ANDROPAUSIA

La menopausia masculina ha permanecido en un segundo plano hasta hoy (probablemente porque es un proceso mucho más gradual), pero hace tiempo que se sabe que durante esta fase también se producen cambios en los hombres. El neurólogo alemán Kurt Mendel (1874-1946) tomó prestado el término «climaterio» de los antiguos griegos para describir las quejas de desgana, pérdida de fuerza, sofocos e inestabilidad emocional de los hombres que envejecían: *climacterium virile*.[70] No logró determinar exactamente de qué se trataba, pero su investigación fue muy importante, porque, durante su búsqueda sistemática de las posibles causas de estos síntomas, tropezó con las sustancias que producen las gónadas, incluso antes de que estas hormonas fueran descubiertas. Mendel supuso que estas sustancias explicaban los rasgos específicos de cada sexo y que, por tanto, una disminución de éstas hacía que las mujeres fueran relativamente más masculinas, y los hombres, más femeninos.

Poco más tarde, el ginecólogo inglés Robert Barnes, en respuesta a la teoría de Mendel sobre el climaterio masculino, afirmó categóricamente que la andropausia no se parece ni remotamente a la revolución total que se produce en el cuerpo femenino cuando comienza el deterioro hormonal de los ovarios. A medida que se imponía el término «menopausia» para referirse a la crisis hormonal de la mediana edad, a lo largo del siglo pasado, la mitad masculina de la población mundial quedó excluida y la atención se centró en los cambios bruscos del cuerpo femenino, lo que hizo que los «síntomas masculinos» quedaran olvidados.

En todo caso, es cierto que los cambios hormonales son más intensos para las mujeres que para los hombres. Al no tratarse de un momento tan abrupto como la menopausia, tenemos que darle la razón a Barnes: los hombres suelen sentir menos los efectos de su proceso de envejecimiento hormonal y, además, los síntomas son más graduales. Esto se debe a que la principal hormona masculina, la testosterona, no presenta fluctuaciones mensuales, ni su producción se detiene bruscamente (como sí ocurre con los estrógenos en las mujeres), sino que disminuye gradualmente un 1 % al año a partir de los treinta años. En 2016 se publicó el libro *How Men Age*, del antropólogo médico estadounidense Richard Bribiescas.[71] Este superventas expone los beneficios biológicos y sociales de la andropausia, provocada por unos niveles de testosterona más bajos y estables: mayor almacenamiento de grasa (mejor supervivencia en épocas de hambruna), comportamiento menos temerario y mayor conocimiento de los procesos sociales de grupo.

Gracias a los estudios de Mendel y al descubrimiento de muchas hormonas poco después, se mantuvo el interés por los cambios hormonales durante el envejecimiento.[72] Los conocimientos actuales nos permiten responder a los síntomas de este cambio de forma mucho más específica. Ahora sabemos que, en los hombres, el nivel de testosterona empieza a fluctuar diariamente a partir de los cuarenta años, tras lo cual la producción disminuye de forma gradual hasta que a los ochenta años de edad llega a estar en aproximadamente el 70 % de los valores normales.[73] Por eso el término «andropausia» se ha sustituido por nombres más específicos como «deficiencia androgénica en el envejecimiento masculino», también conocida como ADAM por sus siglas en inglés (*androgen deficiency of the aging male*).[74] Partiendo de las funciones de la testosterona, una carencia de andrógenos puede provocar, como observó Mendel, una disminución de la libido, una reducción de la masa muscular y de los glóbulos rojos, huesos más frágiles y peor estado de ánimo; en resumen, una situación paralela a la que provoca la pérdida hormonal femenina.

Las memorias del médico y escritor neerlandés Ivan Wolffers ilustran el impacto de estos cambios. En 2002 le diagnosticaron cáncer de próstata. Dado que la testosterona envía una señal de crecimiento a las células de la próstata y, por tanto, puede permitir el crecimiento de células cancerosas (metastásicas), se le aplicó una «castración química» mediante fármacos bloqueadores de hormonas, una forma de castración más conservadora que la castración completa por la que Huggins ganó su Premio Nobel. En su libro *Heimwee naar de lust* («Añoranza de la libido»), cuyo título hace referencia a uno de los efectos secundarios de la terapia hormonal que más molestos resultaban al autor, demuestra que la árida enumeración de los problemas es muy inferior a las experiencias reales de los pacientes y su entorno.[75] También contaba que sentía que el carácter le estaba cambiando rápidamente, y que estaba dejando de ser el fanfarrón duro y seguro de sí mismo que siempre había sido para convertirse en «un eunuco blando y sin pelo [e] impotente llorón», hipersensible, que se preguntaba continuamente «dónde empezaba [él y] dónde acababan las hormonas».

Su libro ofrece una buena perspectiva de los cambios físicos, como la disminución de la masa muscular y el vello, así como de los efectos en la salud mental e incluso del impacto en la personalidad. Wolffers, por cierto, también sufrió sofocos terribles a raíz de la terapia: un fenómeno típico de las mujeres posmenopáusicas que no es inusual en los hombres con ADAM. Todavía no se sabe exactamente cuál es la causa. Los investigadores no descartan que las hormonas sexuales influyan en los centros cerebrales que regulan la temperatura. Cabe destacar, por ejemplo, el caso de un soldado británico de treinta y dos años que perdió ambos testículos tras un grave accidente en Afganistán y entró así en una andropausia traumática.[76] En las primeras semanas, su temperatura corporal fluctuó aparentemente sin motivo, y los médicos intentaron en vano tratarlo con antibióticos. Su temperatura no se estabilizó hasta que se le administraron unas inyecciones musculares de testosterona, lo que demuestra lo importantes que son las hormonas (masculinas) para las funciones corporales cotidianas.

¿Es la testosterona la fuente de la eterna juventud?

Se calcula que sólo uno de cada cincuenta hombres que creen padecer ADAM tiene realmente una deficiencia de la hormona masculina.[77] Por tanto, el tratamiento con testosterona no suele ser la mejor solución, y sin embargo, la sustancia es más popular que nunca: en la última década, las ventas de preparados de testosterona se han multiplicado por cinco. Brown-Séquard y sus seguidores ya aseguraban en el siglo XIX que habían «rejuvenecido» gracias a las inyecciones de extracto testicular animal. Ahora sabemos que se trataba de un efecto placebo, pero en su momento, el entusiasmo del francés provocó un interés mundial por esta supuesta clave de la eterna juventud. Muchos médicos temerarios experimentaron con extractos testiculares o incluso con trasplantes del órgano. Después del descubrimiento de la testosterona, la terapia hormonal (paralela a la suplementación con estrógenos en las mujeres) gozó de una enorme popularidad durante mucho tiempo.

Nunca se demostró que administrar suplementos hormonales cuando el nivel se reducía fuera buena idea. Por ejemplo, un artículo reciente demostró que la terapia con testosterona no sólo no tenía un efecto beneficioso sobre las fracturas óseas, sino que había mayor incidencia de fracturas entre quienes tomaban testosterona.[78] Sin embargo, las masas creían en ella y libros como la novela *La hormona masculina*, del microbiólogo estadounidense Paul de Kruif, contribuyeron a fomentarla.[79] En este libro de 1945, inspirado en experimentos científicos con la testosterona (recién descubierta cuando se escribió), se elogia la sustancia «mágica», que se considera indispensable durante los años dorados de la vejez («cuando la vida es más rica, y sus exigencias, más pesadas»). Después vendrían muchas historias de éxito.

A pesar de la ausencia de pruebas científicas de que la testosterona cumpla sus promesas, cada vez hay más clínicas de baja testosterona (más conocidas como «Low T Centers»), a las que se puede acudir para obtener una receta de rejuvenecimiento.[80]

Es posible que el supuesto efecto reconstituyente que proporciona un aumento de testosterona se deba a un incremento de los glóbulos rojos,[81] ya que la testosterona estimula los riñones a producir más EPO (una sustancia conocida por los escándalos de dopaje), que permite transportar el oxígeno más rápidamente a los tejidos corporales. Esto, por supuesto, es beneficioso para la resistencia y la forma física en general, pero no significa que se rejuvenezca. Además, las inyecciones de testosterona tienen el efecto secundario de aumentar la retención de sal y agua en el organismo debido a la ADH (hormona antidiurética o vasopresina), lo cual, a su vez, puede incrementar la tensión arterial. En general, la esperanza de vida de los hombres es inferior a la de las mujeres, y los suplementos de testosterona la reducen aún más.[82] Existen distintos estudios sobre eunucos que demuestran que vivían hasta veinte años más que sus congéneres no castrados.[83] Por tanto, por ahora no podemos considerar que la testosterona sea la respuesta a la clásica búsqueda del elixir de la vida eterna.

Además, el gran número de problemas que se consideran relacionados con la edad en culturistas jóvenes nos puede hacer pensar instintivamente que aquella pizca de testosterona adicional no aporta más vitalidad.[84] Pero la gracia está en la «pizca»: la cantidad que se utiliza con fines deportivos es muy superior a la necesaria para suplementar la producción propia del organismo.[85] Aun así, aunque nos limitáramos a esa pequeña cantidad, en realidad la testosterona nunca es la solución a los síntomas de andropausia en un hombre de mediana edad, porque a menudo la baja testosterona no es la *causa*, sino una *consecuencia* del deterioro de la salud. Y esto complica aún más el tratamiento de este tipo de problemas.

Es algo que vemos, por ejemplo, después de un aumento de peso: la grasa corporal de un hombre gordo convierte la testosterona en estrógeno femenino.[86] Uno de los primeros síntomas de la baja testosterona, como tan bien describe Wolffers, es la disminución de la libido. En Estados Unidos y Gran Bretaña, durante la década de 1940, sabían cómo solucionarlo: en aquella época los jóvenes homosexuales recibían un controvertido «tratamiento» experimental con preparados de testosterona. Durante mucho tiempo se pensó que su «constitución femenina» se podía remediar ahogándolos en hormonas masculinas.[87] No se sabe si esto hizo que aumentara su libido, pero en todo caso el cambio de orientación sexual que se pretendía conseguir no se produjo.

En definitiva, la reducción de la testosterona en los hombres de mediana edad se ajusta a un proceso natural que existe desde hace miles de años y cuyos beneficios parecen ser, sobre todo, biológicos y sociológicos, como describe Richard Bribiescas. A pesar de todas las historias de éxito, el tratamiento con testosterona no puede detener para siempre la decadencia del cuerpo atlético del hombre joven. Por tanto, de momento, seguramente la conclusión más sensata es que a los hombres de mediana edad les conviene más mejorar su estilo de vida (y, sobre todo, mantenerlo) que administrarse una dosis diaria de suplementos para ganar masa muscular. Al fin y al cabo, la Madre Naturaleza es justa, y con la menopausia y la andropausia lo que hace es dar, tanto a las mujeres como a los hombres, un empujón hacia la siguiente etapa de la vida.

9

Un nuevo equilibrio

La vejez tras una vida hormonal

A principios de la década de 1990, John Gray, terapeuta relacional y escritor estadounidense, alcanzó un gran éxito en todo el mundo con su libro *Los hombres son de Marte, las mujeres son de Venus.*[1] En él destacaba aspectos reconocibles de ambos sexos y los relacionaba con ejemplos y explicaciones cotidianos, jugando con algo que nos despierta curiosidad a todos: las diferencias esenciales entre hombres y mujeres. Que estas diferencias existen en la naturaleza es algo que no se cuestiona: por ejemplo, durante una visita al zoo infantil nos explican que el pavo real con la vistosa cola de colores es un macho, y el de color marrón, una hembra. En comparación con los animales, las diferencias entre los sexos humanos no son tan evidentes, pero las apariencias engañan, ya que existen numerosas características específicas en el aspecto, el físico, las funciones de los órganos e incluso en la forma en que hombres y mujeres enferman, se recuperan y envejecen. Nuestras hormonas influyen mucho en todo esto.

El hecho de ser hombre o mujer depende de una única diferencia biológica: la presencia del cromosoma Y en nuestro acervo genético, que consta de un total de cuarenta y seis componentes. La información que contiene este cromosoma masculino provoca el desarrollo de los testículos y, en consecuencia, la producción de testosterona (véase el capítulo 2), que influye durante toda la vida en la formación del cuerpo masculino. Ya antes del nacimiento, las hormonas sexuales hacen que la estructura física se desarrolle de forma diferente en hombres y mujeres.

En general, los hombres son más altos y la forma de su cráneo (y, por tanto, de la cara) es distinta a la de las mujeres. Además, como las mujeres necesitan poder dar a luz, suelen tener las caderas más anchas. En la típica silueta femenina parecida a un reloj de arena, el ombligo queda por debajo de la cintura, mientras que en la silueta masculina en V (con los hombros más anchos que las caderas) el ombligo está justo por encima del punto más estrecho. También somos distintos en la distribución de la grasa: los hombres almacenan el exceso de energía en el abdomen, mientras que las mujeres suelen hacerlo alrededor de las caderas y los muslos.[2] Y si prestamos atención, podemos observar otras cosas, como que los pies planos son más frecuentes en los hombres mayores,[3] mientras que las mujeres parpadean más a menudo, y de hecho, la frecuencia aumenta con la edad.[4]

Y hasta aquí sólo hemos hablado de características externas, pero por dentro también somos diferentes: la tiroides, el hígado y los riñones son más pequeños en las mujeres, mientras que el cerebro, el corazón, los pulmones y el esófago de los hombres son considerablemente más grandes. ¿Por qué es importante saber esto cuando envejecemos? Porque conocer las diferencias entre el cuerpo masculino y el femenino es clave para prestar una atención médica adecuada. No hace mucho que se sabe que muchas dolencias relacionadas con la edad evolucionan de forma diferente en los hombres y en las mujeres, y que los cambios en las hormonas sexuales influyen en ello. En resumen, «envejecer» es un concepto muy amplio; la palabra «senior», etimológicamente, alude tanto a la edad avanzada como a la experiencia. Aunque el descuento en el precio del transporte público sea generalizado, la percepción del envejecimiento es algo muy personal. Algunas personas mantienen una gran vitalidad, incluso en la actividad sexual, otras tienen miedo del deterioro, y otras ya han empezado a deteriorarse debido a alguna enfermedad. En este capítulo explicaré lo que ocurre físicamente en las edades comprendidas entre los sesenta y los setenta y cinco años. En esta etapa de la vida, el organismo atraviesa una época hormonalmente convulsa en la que se prepara para el inicio de la vejez. Algo fascinante es que en esa etapa de la vida hombres y mujeres se van pareciendo cada vez más.

Cambio de guardia hormonal

El sexo biológico es una de las primeras clasificaciones que hacemos, a menudo inconscientemente, de nosotros mismos y de los demás. Uno es hombre o mujer, aunque cada vez es más habitual no sentirlo de este modo. A esa distinción entre sexos van unidas todo tipo de creencias estereotipadas muy arraigadas: las niñas lloran antes que los niños, los hijos adolescentes se vuelven taciturnos, la psicología es una carrera para mujeres y el hombre de la casa es quien arregla los armarios de la cocina. Y aunque existen estudios que han demostrado que las mujeres provocan menos accidentes de tráfico que los hombres, a menudo se las critica por lo mal que aparcan.[5]

A la mayoría de la gente, cuando piensa en hormonas, le viene a la mente las diferencias entre hombres y mujeres. Y gran parte de ellas están provocadas por las hormonas sexuales, sí. Pero en nuestra vejez ocurre algo curioso:

resulta que, con la edad, las distinciones hormonales entre hombres y mujeres se reducen poco a poco. A pesar de que el estrógeno cae de manera brusca y repentinamente en las mujeres posmenopáusicas, mientras que la testosterona va disminuyendo poco a poco en los hombres mayores, surgen similitudes bioquímicas entre ambos sexos. A partir de la pubertad, en el cuerpo de la mujer mandan los estrógenos, pero alrededor de los sesenta años se produce un cambio de guardia hormonal: la testosterona procedente de los ovarios y las glándulas suprarrenales va relevando poco a poco a los estrógenos. La mayoría de los hombres de edad avanzada conservan por los pelos una mayoría de andrógenos, pero de repente tienen hasta el triple de estrógenos que antes.[6] Y si un hombre mayor ya tiene sobrepeso, la situación se ve agravada, porque el propio tejido adiposo también produce estrógenos.

Tras toda una vida de diferencias físicas y hormonales, en esta etapa de la existencia hombres y mujeres empiezan a parecerse cada vez más, lo que algunas parejas acentúan llevando la misma chaqueta y el mismo peinado. El cambio hormonal se refleja en la forma en que el cuerpo de las personas mayores se adapta físicamente. En las mujeres, los cambios en el vello corporal, la piel, la voz y el comportamiento son más drásticos que en los hombres. Veámoslo con más detalle, empezando por el vello corporal.

Para muchas personas, el proceso de envejecimiento está asociado a una pérdida de cabello: a los hombres se les reduce el vello en las piernas, el pecho y los brazos, y se les cae el pelo; en cambio, los cambios hormonales de las mujeres mayores pueden provocar un aumento del vello. Este crecimiento inducido por la testosterona se observa sobre todo en partes del cuerpo en que típicamente sólo tienen pelo los hombres: la barbilla y el labio superior.

Este fenómeno también se conoce como «hirsutismo». Además, aunque los niveles de testosterona de las mujeres mayores siguen siendo inferiores a los de los hombres, comparando con las mujeres jóvenes, presentan vello facial y calvicie más a menudo.[7] El hecho de que no veamos mujeres barbudas todas las semanas tiene más que ver con el ideal de belleza de nuestra sociedad (y las consiguientes oportunidades de eliminar el crecimiento del vello no deseado con depilaciones y láser) que a una falta de vigor hormonal.

Cabello = fuerza

Las fuerzas física y mental se atribuyen al vello corporal desde hace mucho tiempo, desde mucho antes de que se descubriera el papel de la testosterona. Pensemos, por ejemplo, en el personaje de Sansón, de la Biblia, cuya fuerza estaba asociada a su larga melena. Y los más duchos en hagiografía podrían recordar a santa Librada,[8] que había decidido consagrar su vida a Dios. Sin embargo, su padre, el rey de Portugal, tenía otros planes para ella, y decidió buscarle marido. Sus plegarias para «librarse» de padre y prometido fueron escuchadas: en el rostro de Librada creció una barba que la afeaba y le dio un aspecto más fuerte. Por desgracia para ella, la barba se consideró un signo del diablo, y fue crucificada. La historia de santa Librada es similar a la de la primera papisa, la papisa Juana, que también podría haber sufrido el síndrome adrenogenital.[9] En épocas posteriores, durante las cazas de brujas, se rapaba a las mujeres acusadas antes de interrogarlas, para privarlas de cualquier poder oculto.

Y los hombres aprecian su pelo. Los masáis de Kenia, por ejemplo, están convencidos de que la pérdida de vello facial en sus jefes está relacionada con un declive en su capacidad de liderar; a cierta edad avanzada, las mujeres incluso rapan a los hombres.[10] Y casi se diría que esta idea ha llegado hasta la Casa Blanca, porque el expresidente Trump intenta mantener a toda costa su cabellera rubia como símbolo de su vitalidad y fortaleza. Según se dice, toma a diario finasterida,[11] que inhibe la pérdida de testosterona y, por tanto, la caída del cabello. ¿Experimentará también el expresidente los efectos secundarios habituales de esta sustancia, a saber, pérdida de libido, impotencia o crecimiento de las glándulas mamarias? Su médico personal no hace comentarios al respecto. Lo importante es que el pelo tenga buen aspecto.

Piel y estructura ósea

Además de la caída del pelo y el crecimiento del vello, el envejecimiento conlleva otros fenómenos, como los cambios en la piel. Hoy en día, los tratamientos cosméticos y los fármacos hormonales basados en la testosterona, como la finasterida, hacen que sea difícil calcular la edad de una persona partiendo del cabello. La piel, en cambio, es un indicador mucho más preciso, especialmente en el caso de las mujeres.[12] De hecho, las arrugas dan una idea tan precisa de la edad de la persona que los investigadores las usan para entrenar sistemas informáticos a fin de determinar, por ejemplo, la edad de los refugiados.[13] Por supuesto, hay cosas que ayudan a conservar la piel en buen estado, como no fumar y evitar el alcohol, dormir bien, untarse con una crema de noche (sin aditivos complicados) desde joven y protegerse del sol al aire libre, pero las hormonas también influyen en el deterioro de la piel. Los estrógenos que proporcionan a la mujer una piel más tersa y joven que la del hombre durante mucho tiempo[14] la abandonan de un modo bastante repentino después de la menopausia. La piel se arruga y pierde elasticidad y firmeza, y las heridas tardan más en cicatrizar.[15]

La teoría de que los hombres envejecen mejor que las mujeres (algo que se conoce extraoficialmente como *senior sex appeal*, con hombres como George Clooney, Pierce Brosnan y Richard Gere como referentes) parece deberse al aumento de los niveles de estrógeno. Por otra parte, esto también provoca que los hombres desarrollen cierto exceso de peso (el llamado «cuerpo de papá»).[16]

Mientras que la disminución de estrógenos afecta sobre todo a la piel, la forma del rostro de las mujeres mayores parece cambiar por la influencia de la testosterona, que ahora es dominante.[17] En concreto, cambia la proporción entre anchura y altura del rostro: cuanto más alto es el nivel de testosterona, más ancha se vuelve la cara en relación con su altura. Durante la pubertad, esto hace que la cara de los chicos adquiera la forma adulta,[18] y las mujeres con PCOS también sufren estos cambios en la estructura facial.[19] A veces también se observan mandíbulas más anchas y cejas más prominentes en mujeres culturistas cuyos niveles de andrógenos han aumentado debido al uso de esteroides.[20, 21]

Pero la testosterona no es el único factor. En esta etapa, no sólo observamos cambios en la piel, la estructura facial y el cabello de las mujeres de edad avanzada, sino también en su personalidad.

Roles masculinos y femeninos

Parece que al desaparecer la tarea reproductiva, el cuerpo femenino experimenta una inversión de roles y expresa su fuerza de otra manera. Los estudios de las científicas estadounidenses Margaret Zube y Esther Perelman, expertas en problemas de pareja en personas mayores, demostraron que, en la vejez, los hombres se vuelven más introvertidos, mientras que las mujeres desarrollan la necesidad de emprender nuevos proyectos más allá de la vida familiar.[22]

Los hombres no sólo se vuelven más tranquilos, sino también un poco más lúgubres, y se rinden antes que cuando eran jóvenes. Y también vemos que hombres y mujeres se van pareciendo cada vez más en lo psicosocial. A lo largo de su vida, las mujeres tienen un mayor riesgo de sufrir trastornos afectivos, como la depresión. Esto tiene que ver con la cantidad de monoaminas, unas sustancias mensajeras similares a las hormonas que hay en el cerebro y que actúan sobre las emociones, entre otras cosas, y que son parecidas a neurotransmisores como la dopamina y la serotonina.[23] En las mujeres adultas y sanas, estas monoaminas son volubles; entre otras cosas, influye en ellas el ciclo de las hormonas sexuales, que provoca fluctuaciones que hacen que las mujeres sean más susceptibles a la depresión. Pero en fases posteriores de la vida, cuando se produce el cambio en las hormonas sexuales, aparecen en escena los esteroides, que parecen tener un efecto beneficioso sobre las monoaminas. Y, con el tiempo, los perfiles de riesgo se vuelven aún más extremos: las investigaciones demuestran que el 86 % de todos los suicidios entre ancianos fueron cometidos por un hombre.[24] Por supuesto, debido a la compleja naturaleza de la depresión y de los factores que intervienen en el suicidio, es difícil determinar cuánto influyen en ello exactamente las hormonas.

Unas mandíbulas más anchas y un comportamiento más racional (ambas cosas, provocadas por cambios hormonales) pueden resultar beneficiosos para las mujeres en su trabajo. A menudo, un aspecto masculino se relaciona con el control y el éxito. Existen estudios que demuestran que los presidentes de empresas internacionales y los líderes de grandes organizaciones son relativamente más propensos a tener mandíbulas más anchas.[25] Aparentemente, consideramos que las personas con una mandíbula ancha son más competentes. Y el aspecto del candidato o candidata también es crucial en las campañas electorales. En una fracción de segundo, los votantes ya se forman una primera impresión sobre lo competente que es una persona,[26] lo cual parece ser el factor decisivo cuando acudimos, sobrecargados de información, a las urnas. En un experimento se presentaron a niños de entre cinco y trece años imágenes de candidatos a las elecciones con la siguiente pregunta: ¿a quién elegirías como capitán de tu barco? Y una vez más las mandíbulas anchas salieron favorecidas:[27] ¡resultó que los niños fueron capaces de predecir bastante bien los resultados de las elecciones!

Volvamos a los cambios de comportamiento que ocurren cuando nos acercamos a la jubilación. Muchos gurús de la gestión empresarial han detectado el cambio de comportamiento de los trabajadores de más edad en función del sexo:[28] los hombres valoran cada vez menos la jerarquía, y se vuelven más afables y están más centrados en las personas. Las mujeres, en cambio, son más propensas a cambiar sus motivaciones emocionales por otras más racionales. Aunque, obviamente, esto es una generalización, saberlo nos permite comprender mejor la dinámica de grupo y, por tanto, gestionar mejor a los trabajadores de más edad.

El cambio de voz

Por último, la vejez a veces se delata sin que ni siquiera veamos a la persona en cuestión: al fin y al cabo, la voz también cambia con el paso de los años. Los hombres desarrollan gradualmente una voz más aguda, y las mujeres, más grave.[29] Para las cantantes profesionales, este «síndrome de la voz posmenopáusica» puede resultar muy problemático.[30] A menudo, las mujeres están familiarizadas con el efecto que su ciclo mensual puede tener en la altura de su voz,[31] y muchas cantantes han aprendido a programar sus actuaciones en función de ello, o toman anticonceptivos hormonales para salvaguardar su capacidad para cantar. Cuando la voz de los hombres se vuelve más aguda, puede indicar que su fertilidad está llegando a su fin. Desde un punto de vista evolutivo, una voz más grave es un sistema eficaz para atraer el interés femenino: existen estudios científicos que demuestran que las mujeres se sienten más atraídas por los hombres con la voz más grave, sobre todo durante sus días fértiles.[32] Además, parece que los hombres adaptan la voz a su interlocutor en función de la jerarquía social (percibida); si tratan con otro hombre con el que compiten por la atención de una pareja potencial, su voz se vuelve más grave.[33] Y un hombre de edad avanzada, que tiene otros intereses y unos niveles de testosterona más bajos, no usa tonos tan graves,[34] porque ya no tiene que reproducirse.

Como hemos visto, hay muchas pruebas de que los hombres y las mujeres se vuelven más similares hormonalmente a medida que envejecen; sin embargo, las características específicas de cada sexo persisten. Al fin y al cabo, apenas hay abuelos que se dediquen a tricotar, ¿no? Que el cuerpo se haya pasado toda la vida controlado por el cóctel hormonal femenino o masculino deja huella.

Diferentes síntomas del mismo mal

En primer lugar, las diferencias anatómicas generales entre los cuerpos masculino y femenino pueden explicar por qué un sexo es más propenso a sufrir una dolencia concreta que el otro. Entre las personas mayores, esta diferencia se hace aún más evidente. Por ejemplo, en el caso de las infecciones de orina. Después de la menopausia, las mujeres son aún más propensas a sufrirlas que antes, porque el grosor de la mucosa uretral disminuye a medida que desciende el nivel de estrógenos en su sangre.[35] En los hombres, la tasa de infecciones del tracto urinario se mantiene más o menos igual durante las distintas fases de la vida. La explicación anatómica es la siguiente: en la mujer, la uretra es recta y corta (sólo mide cuatro centímetros), mientras que la uretra de un hombre mide una media de veintidós centímetros y es curva,[36] de modo que sólo llegan a la vejiga masculina agentes patógenos muy cabezones. Sin embargo, dado que el tamaño de la próstata aumenta con la edad, la infección de vejiga es cada vez más frecuente en los hombres mayores. A menudo, ante una infección de este tipo debe aplicarse un tratamiento más agresivo que antes, para evitar que acabe provocando una pielonefritis o una sepsis.

El esqueleto también es revelador. Los huesos masculinos suelen ser más fuertes; las mujeres mayores, en cambio, tienen más probabilidades de sufrir fracturas por compresión vertebral y desgaste en las rodillas.[37] Esto también está relacionado con la forma de la pelvis femenina, que está colocada de tal modo que con relativa frecuencia las mujeres tienen las piernas en una ligera forma de X. Esto hace que las articulaciones de sus rodillas estén sometidas a más presión durante toda la vida, lo que provoca que se desgasten antes que las de los hombres.[38] Y ocurre algo injusto, pero cierto: como esto resta movilidad más rápidamente a las mujeres, ellas son, a su vez, más propensas a padecer afecciones derivadas de la falta de ejercicio y la obesidad, lo que se traduce en un mayor riesgo de diabetes tipo 2 (diabetes de inicio en la edad adulta).

Además, los hombres toleran mejor el alcohol y, por tanto, se mantienen sobrios más tiempo. El hígado de las mujeres no sólo es más pequeño, sino que también produce menos alcohol-deshidrogenasas, el grupo de enzimas que aceleran la descomposición del alcohol, de modo que después de tomarse el mismo vaso de vino, queda más alcohol en la sangre de una mujer.[39] Además, como las mujeres tienen relativamente más masa grasa, excretan el alcohol con menos facilidad, por lo que se emborrachan más deprisa.

¿Significan estas diferencias en el metabolismo que las mujeres siempre salen peor paradas? No del todo. En algunos casos, de hecho, tienen ventajas. Puesto que queman las grasas con mayor eficacia, las mujeres retienen más energía almacenada en forma de azúcares, lo que les ofrece una mayor resistencia natural.[40] Y a pesar de que los hombres poseen relativamente más masa muscular, un corazón más grande, una capacidad pulmonar más amplia y mayor capacidad de transporte de oxígeno, en una larga caminata suelen salir perdiendo frente a las mujeres, que disfrutan de una mejor eficiencia energética.[41]

Éstos, por cierto, son sólo algunos ejemplos de diferencias demostrables entre el cuerpo masculino y el femenino. Sin embargo, hasta hace bien poco, estos conocimientos rara vez se tenían en cuenta en el tratamiento de las afecciones, lo que involuntariamente ponía en peligro a los pacientes. De hecho, las diferencias en la constitución y el comportamiento de nuestros cuerpos son determinantes no sólo para reconocer los síntomas, sino también para determinar cuál es el mejor tratamiento. Por ejemplo, hace poco que sabemos que las enfermedades cardiovasculares se manifiestan de forma diferente en las mujeres que en los hombres. En los hombres, el clásico «dolor torácico» (el famoso indicio que presagia un infarto de miocardio) suele irradiar hacia el brazo izquierdo o la mandíbula, mientras que las mujeres, por el contrario, sienten más dolor en la espalda o el cuello... ¡y a veces ni siquiera sienten ningún dolor![42] La naturaleza atípica de los síntomas de las mujeres, como mareos y fatiga, hace que tanto las pacientes como sus médicos rara vez reconozcan un posible infarto como tal.[43] «El corazón femenino es codiciado, pero también gravemente incomprendido», escribió la cardióloga Janneke Wittekoek en su libro *Het vrouwenhart* («El corazón de la mujer»).[44] Angela Maas, cardióloga y catedrática, puso el corazón femenino en el mapa internacional gracias a sus estudios sobre las diferencias entre hombres y mujeres (posmenopáusicas) en cuanto a riesgo y tratamiento de enfermedades cardiovasculares.

El hecho de que las enfermedades tengan comportamientos distintos en función del sexo hace que todavía cueste más reconocer los síntomas. En caso de arteriosclerosis coronaria, por ejemplo, las arterias femeninas, que son más pequeñas, se estrechan en toda su longitud, mientras que en los hombres el estrechamiento de los vasos cardiacos se produce de forma más localizada, pero es más grave.[45] Se observó que las mujeres exfumadoras seguían teniendo más riesgo de sufrir un infarto más de catorce años después de dejar el tabaco, mientras que el efecto en los hombres desaparecía ocho años después del último cigarrillo.[46]

Incluso si utilizamos técnicas diagnósticas, un posible infarto resulta más difícil de detectar en las mujeres. Por ejemplo, un electrocardiograma (ECG) hecho a una mujer es mucho menos fiable, porque su tórax tiene una forma diferente.[47] Y aunque existen mejores métodos de detección, suelen ser más caros y menos fáciles de usar, y por eso el ECG se sigue considerando el sistema estándar para diagnosticar un infarto cardiaco. Otra objeción importante a esta técnica es que, como muchos medicamentos, se ha diseñado a partir de estudios en sujetos masculinos. Como dice la cardióloga Angela Maas: «El hombre era la norma, los problemas cardiacos de las mujeres eran mucho más difusos y los médicos hombres los tildaban de síntomas de la menopausia o quejas sin fundamento.»

Es algo que vemos en la detección del cáncer de colon, que después del de mama es el más frecuente en mujeres. El diagnóstico se basa en la presencia de cantidades minúsculas de sangre en las heces, pero esto no es un buen indicador en el caso de las mujeres, porque además de que en su caso el tumor de colon suele estar situado en otro lugar (en concreto, en la parte derecha del vientre, donde es más difícil detectarlo, mientras que en los hombres está a la izquierda), cosa que influye en las probabilidades de supervivencia de las personas que padecen este tipo de cáncer, el tránsito intestinal de las mujeres es más lento.[48] Esto provoca que se pueda reabsorber más sangre en el intestino y, por tanto, que esta sangre no vaya a parar a las heces y no se pueda detectar con el test de cribado de que disponemos.

Medicina del biquini

Si el cuerpo de la mujer es tan distinto del cuerpo del hombre, ¿por qué se ha creído durante tantos años que la fisiología femenina era una especie de «versión *light*» de la masculina? El motivo es tan simple como incómodo: en la medicina moderna se han hecho muchos más estudios en hombres.

Según Marek Glezerman, catedrático emérito de obstetricia y ginecología israelí que escribió el libro *Medicina de género*, publicado originalmente en 2017,[49] gran parte de ello se debió a dramáticos resultados de pruebas de fármacos que se llevaron a cabo en mujeres embarazadas en las décadas de 1950 y 1960. Cuando se detectaron problemas en los hijos de las participantes, la institución

Food and Drug Administration de Estados Unidos lo consideró motivo suficiente para prohibir ciertos tipos de investigaciones médicas en mujeres en edad fértil. El hecho de que los medicamentos se prueben preferiblemente en hombres se deriva del hecho de que, al no tener el ciclo menstrual, sus niveles hormonales son mucho más estables. Las hormonas sexuales pueden influir en la descomposición de los medicamentos, de modo que esto ha provocado un significativo retraso en los conocimientos sobre el funcionamiento y el comportamiento de las enfermedades en mujeres, y por ende, sobre su tratamiento farmacológico.

Este desfase es tan grande, de hecho, que se tarda mucho más en diagnosticar a las mujeres, y a menudo hasta se les da un diagnóstico erróneo.[50] Además, un estudio de Oxford parece indicar que se tarda más en recetar medicación a mujeres que a hombres, y también que, para que sea efectiva, por ejemplo la medicación para insuficiencia cardiaca, debería recetárseles en cantidades distintas.[51] Expertos del ámbito de las diferencias biológicas entre sexos lo han calificado de «Medicina del biquini»: el peligroso punto ciego derivado de la antigua asunción de que las mujeres solo se distinguen de los hombres por lo que hay debajo del biquini.[52] La consecuencia es que las mujeres pasan más tiempo del necesario con una salud peor.

Entonces ¿deberían hacerse más estudios científicos sólo en mujeres? Glezerman y sus colegas abogan (con razón) por un análisis más exhaustivo de las *diferencias* entre ambos sexos. Estas diferencias, según creen, se han desarrollado sobre la base de distintas necesidades corporales a lo largo del tiempo. Nuestros antepasados más remotos se repartían las tareas cotidianas para aumentar sus posibilidades de supervivencia. Resumiendo, podemos decir que las mujeres estaban a cargo de la reproducción, para lo que necesitaban suficiente estabilidad y almacenamiento de energía en la parte inferior del cuerpo. Los hombres salían a cazar y desarrollaron un talento para la conciencia espacial.[53] El hecho de que en la sociedad actual hayamos abandonado mayoritariamente estos roles no significa que estas diferencias fisiológicas hayan desaparecido de la noche a la mañana. Glezerman y sus colegas se han comprometido a enriquecer el conocimiento médico a través de la investigación y la formación específicas de género con el objetivo de lograr una mejora asistencial que sirva para salvar vidas. Es de esperar que la emancipación de la mujer en el siglo XXI se extienda también a la atención médica, y que las pacientes reciban asistencia con un enfoque y un tratamiento adaptados a su cuerpo.

En las enfermedades cardiovasculares, ser consciente de las diferencias de género es vital. Literalmente. Y a pesar de que las diferencias en el curso de las enfermedades cardiovasculares se conoce desde los años noventa (con el nombre de síndrome de Yentl por la película homónima de 1983 protagonizada por Barbra Streisand),[54] lo cierto es que han tenido que pasar treinta años para que surja una verdadera atención a esta diferencia. La Fundación Neerlandesa del Corazón (Nederlandse Hartstichting), por ejemplo, ha lanzado campañas para sensibilizar a las mujeres sobre las enfermedades cardiovasculares.

Cuerpo de invierno

La inversión del papel de las hormonas sexuales en el organismo de las personas mayores también afecta a otros sistemas hormonales del cuerpo. Un ejemplo de «hormona engañada» es la tiroidea. La disminución de las hormonas sexuales hace que los receptores de la hormona tiroidea funcionen peor, lo que a su vez provoca que no pueda cumplir su función tan bien como antes. Como consecuencia, el metabolismo energético se ralentiza, y aumenta el tejido adiposo.[55] Y debido a la pérdida de hormonas sexuales, ese exceso de tejido adiposo produce menos leptina, la hormona de la saciedad, que garantiza un suministro adecuado de energía durante la vida adulta. La leptina influye en el comportamiento alimentario, para que dejemos de comer cuando nuestro organismo tenga suficientes nutrientes. En la práctica, pues, evita que comamos sin parar, y que almacenemos el exceso de energía en forma de grasa. El sistema es de lo más ingenioso: si tienes demasiadas pocas reservas, tu porcentaje de grasa baja, y con ello se reducen automáticamente tus niveles de leptina, lo que te genera más apetito.

Lo que pasa es que, como ocurre con la insulina en caso de diabetes (véase el capítulo 5), a medida que el organismo envejece, puede volverse resistente a la leptina.[56] En consecuencia, el sistema que nos da sensación de saciedad falla, y el organismo se ve incitado a comer más. En comparación con las hormonas sexuales, en la vejez la leptina desempeña un papel secundario, pero no hay que subestimar su influencia. En un estudio, investigadores administraron a ratones un poco más de leptina, y estos perdieron hasta el 40 % de su peso corporal.[57] Y a pesar de que la masa grasa es la principal productora de leptina, su liberación está controlada principalmente por... sí, las hormonas sexuales.[58]

En otoño e invierno, nuestro metabolismo se ralentiza, con lo que el peso aumenta: desarrollamos temporalmente un «cuerpo de invierno». En las personas mayores, el cambio en la producción de hormonas sexuales provoca otros cambios físicos. En general, con la edad se sube de peso: aumenta la masa grasa y disminuye la masa muscular.[59] Por lo tanto, para las personas mayores es especialmente difícil mantener la línea. Es solo cuestión de tiempo que su cuerpo de invierno se manifieste también en verano. Y eso que a medida que envejecemos es cada vez más importante que nos mantengamos en forma. La masa muscular es especialmente importante para la salud. El porcentaje de masa muscular es un buen indicador de los años de vida que quedan por delante: cuanto mayor sea el porcentaje, más vivirá la persona.[60] Cuando se hacen mayores, tanto hombres como mujeres necesitan hacer ejercicio para combatir la pérdida de masa muscular.

La vejez es la nueva juventud

Como ocurre en el resto de las etapas de la vida, el inicio de la vejez va claramente acompañado de profundos cambios hormonales. Y aunque hombres y mujeres son parecidos en ese aspecto, los cambios se producen de forma diferente. En ambos sexos, los problemas hormonales tienden a presentarse de forma bastante atípica en la vejez, sin seguir siempre lo que describen los manuales de medicina. Y si bien parece que tenemos un miedo común a la vejez, experimentamos los cambios de nuestro cuerpo de forma diferente. En los cumpleaños nos cuesta admitir cuántos cumplimos: asociamos la vejez con la decadencia, ya que nuestro organismo funciona cada vez peor. No empezamos de repente a oír mejor, ni corremos más, ni nos resulta más fácil aprender. Todo el mundo quiere llegar a viejo, pero nadie quiere serlo.

Durante el envejecimiento del cuerpo físico, el sistema hormonal inicia una espiral descendente similar: la mayor parte de las señales hormonales disminuyen.[61] Pero cualquiera que estudie con detalle el envejecimiento del sistema endocrino se dará cuenta de que en realidad estos cambios son adaptaciones, y que lo que hacen es contribuir a la salud, no entorpecerla. Para entender cómo la vejez se convierte en «la nueva juventud», es importante incorporar los conceptos biológicos de homeostasis y retroalimentación. Nuestro cuerpo tiene la capacidad de vigilar constantemente nuestra salud; se asegura de que el medio interno pueda recuperarse y mantenerse en equilibrio aunque cambien las condiciones. Este proceso fisiológico es lo que conocemos como homeostasis. Si el equilibrio hormonal fluctúa, es que algo va mal. Por ejemplo, un nivel de insulina y glucosa en sangre demasiado alto podría ser síntoma de problemas pancreáticos y de resistencia a la insulina. En ese caso, se trata a las personas mayores con fármacos o preparados hormonales sintéticos para volver a estabilizar esos valores lo antes posible, pero la cuestión es si esto es realmente necesario.[62] Voy a explicar de dónde viene esta idea.

Las exigencias que planteamos a nuestro funcionamiento físico siguen siendo las mismas durante mucho tiempo; no cambian hasta que envejecemos y disminuye la capacidad de nuestro organismo para repararse a sí mismo. Para maximizar las funciones cambiantes del organismo, se establecen nuevos «puntos de ajuste» hormonales. Unos niveles más altos de insulina, por ejemplo, permiten retener más energía, de modo que disponemos de reservas para recuperarnos en caso de enfermedad. A los treinta años, cuando el cuerpo aún tiene una excelente capacidad reconstituyente, no lo necesitamos; pero al llegar a la vejez se establecen, por primera vez en mucho tiempo, unos nuevos valores de normalidad hormonal.

Disminuye la producción de prolactina, la hormona de la hipófisis que estimula las glándulas mamarias para que produzcan leche materna; al fin y al cabo, no tiene sentido que una mujer de sesenta años siga produciendo leche materna. Por razones que aún no tenemos claras, en las personas mayores también disminuye la actividad tiroidea. Al principio, los médicos suponían que este órgano funcionaba peor debido a la edad,[63] pero más adelante se dieron cuenta de que una tiroides menos activa reduce el riesgo de ictus y arritmias cardiacas. Mientras tanto, se han ajustado los valores de referencia para los análisis de sangre en personas mayores. Por tanto, no es necesario tratar a todas las personas mayores con niveles hormonales anormales (que se deben a un reequilibrio corporal) como si estuvieran enfermas.

Lo mismo ocurre con la insulina, la hormona que mantiene bajo el nivel de azúcar en sangre. De hecho, en ayuno, las personas mayores suelen tener niveles más altos de glucosa en sangre que las jóvenes, y sus niveles de insulina también son más elevados.[64] Esto encaja con el cuadro de la resistencia a la insulina. Hoy en día sabemos que se trata de una reacción normal; por tanto, no es necesario poner la etiqueta de diabéticas a las personas mayores a la primera de cambio.

Pero ¿cómo se fijan los niveles correctos de estos «puntos de ajuste» de la etapa final de la vida? Los investigadores sospechan que la respuesta se encuentra en el funcionamiento de nuestro sistema de retroalimentación hormonal natural. Una vez más, queda claro lo inteligente que es el sistema hormonal: no pierde de vista el nivel de las hormonas en ningún momento. Este sistema, como si fuese una especie de termostato, se reajusta continuamente para adecuar el nivel hormonal a lo que el cuerpo necesita en cada momento. ¿Hay demasiada cantidad de una determinada hormona? Pues se inhibe el estímulo que desencadena su producción. Y a la inversa: si se detecta una carencia hormonal, el freno de producción se desactiva automáticamente, y la producción se retoma.

En la gran mayoría de los casos, este sistema de retroalimentación hormonal garantiza que se mantenga ese equilibrio (la homeostasis). A veces, lo que hace falta cuando nuestro organismo atraviesa una determinada etapa de desarrollo es, precisamente, ajustar los valores. Es lo que ocurre, por ejemplo, en el caso de la fertilidad.

Al principio de la pubertad, los órganos sexuales se vuelven más activos. Para no entorpecer este proceso, el cuerpo ajusta la sensibilidad de las glándulas de los órganos sexuales a la señal de retroalimentación, de modo que la estimulación por parte de la hipófisis puede permanecer alta y el proceso se inicia realmente.[65] Algo similar ocurre en las primeras etapas de la vejez, y una vez más, la hipófisis desempeña un papel importante. Del mismo modo que el inicio de la fertilidad en un cuerpo humano es uno de los primeros puntos de ajuste nuevos, un descenso de los niveles de las hormonas sexuales marca el comienzo de la «segunda adolescencia», que se desarrolla a partir de los sesenta años. Para saber cómo funciona la hipófisis, véase la figura de la página 59.

A medida que envejecemos, también cambia el comportamiento de otras hormonas. En particular, la variante de la hormona del crecimiento IGF-1 y la DHEA, una hormona suprarrenal con efectos similares a la testosterona, caen a niveles extremadamente bajos,[66] mientras que los niveles de LH y FSH aumentan, lo que brinda beneficios adicionales, como veremos más adelante. Todo esto puede provocar fluctuaciones considerables en los niveles sanguíneos y, dadas las múltiples funciones de las hormonas, es como si el cuerpo tuviera que aprender a caminar otra vez. En este caso, pues, no se cumple aquello de que una vez se aprende algo nunca se olvida.

El ajuste de la homeostasis es una de las manifestaciones más claras del proceso de envejecimiento. El cuerpo se está desarrollando. Pero si la «norma saludable» no cambia al mismo tiempo, es posible que paciente y médico observen anomalías y signos de enfermedad. Esto hace que a veces ciertos cambios fisiológicos asociados al envejecimiento sean difíciles de distinguir de los síntomas de una enfermedad. Es el caso, por ejemplo, de la menopausia: para algunas personas es muy molesta, y para otras, menos. Además, como las hormonas suelen tener más de una función, nuestros nuevos puntos de ajuste pueden presentarse como bendiciones encubiertas.

Es lo que ocurre con los niveles crecientes de LH y FSH, que estimulan los órganos sexuales. Con la desaparición de las tareas reproductivas, el estímulo persistente de unos ovarios y otras glándulas agotados parece un esfuerzo inútil; se podría pensar que, para lo que hacen, podrían parar. Pero los científicos se plantearon si estas hormonas controladas por la hipófisis desempeñarían otras funciones en la vejez, y resultó que sí: al parecer, dominan todo tipo de ámbitos. Son importantes para la densidad ósea, el almacenamiento de grasa, la temperatura corporal y el buen funcionamiento de la memoria.[67] ¿Sabías, por ejemplo, que el alzhéimer es el doble de frecuente en mujeres que en hombres? ¿Y que esta diferencia se debe a que ambos sexos tienen diferentes niveles de LH en sangre?[68,69] Los niveles más altos de LH afectan negativamente a la memoria en las mujeres.[70,71]

Interferir en estos procesos no tiene por qué ser malo, y, de hecho, puede tener consecuencias positivas, siempre y cuando desentrañemos y estudiemos bien esos complejos acontecimientos. Por lo tanto, suplementar las hormonas que faltan no siempre es una decisión acertada.

Ir y venir

«Hay un tiempo para venir y otro para irse.» Escritas por el poeta y teólogo holandés Petrus Augustus de Génestet, estas palabras se aplican asimismo a nuestras hormonas, que no sólo tienen sus ritmos diarios y mensuales, sino que también presentan subidas y bajadas durante las distintas etapas de la vida. Por tanto, unos niveles más bajos de hormonas sexuales, similares a los previos a la pubertad, se corresponden con una edad más avanzada. Y aunque las hormonas de la hipófisis actúen para rectificar esa caída, resulta que al cabo de unos años ellas también inician un declive natural.

De Génestet escribió también estos versos: «Has oído más, pero ¿lo has entendido?» Y ésta es justamente la cuestión, o al menos eso parece si tenemos en cuenta nuestros frenéticos (y fallidos) intentos para rejuvenecernos aumentando los niveles hormonales para recuperar los de nuestra juventud. Ninguno de los esfuerzos por desarrollar una cura de rejuvenecimiento hormonal ha dado mucho resultado hasta ahora (y, de hecho, la mayoría de las veces han tenido resultados negativos). Pero es comprensible que se experimente sin cesar en este campo, ya que los estudios demuestran que la disminución de determinados niveles hormonales provoca tanto síntomas físicos como mentales.

La ciencia todavía no ha descubierto la razón de un descenso de este tipo en hormonas que no sean las sexuales, pero dado que las hormonas suelen desempeñar más de una función en el organismo, Richard Bribiescas, a quien ya he mencionado en el capítulo anterior, opina que también deben poder ofrecer beneficios evolutivos en una función que no sea su función principal.[72] De hecho, muchos genes en los que intervienen las hormonas se han conservado durante miles de años (incluso en especies animales sin sistema endocrino), lo que sugiere que estas hormonas desempeñan otras funciones aparte de su tarea principal. Es el caso, por ejemplo, de la hormona FSH, que en una etapa anterior impulsa la producción de estrógenos, pero posiblemente también esté implicada en la regulación de la temperatura en las mujeres de más edad.[73] Es posible que los cambios relativamente recientes en nuestras condiciones de vida, como la mayor seguridad alimentaria que da lugar a la obesidad, provoquen la desaparición de estas funciones en un futuro lejano.

Hara hachi bun me

En lugar de reponer los déficits hormonales hasta que alcancen los niveles de nuestra adolescencia, haríamos bien en preguntarnos cómo podemos envejecer de forma saludable.[74] Y la respuesta es simple: no comer demasiado y aceptar la vejez. Nuestra dieta nos permite influir activamente en el envejecimiento: debemos comer sólo hasta quedar saciados en un 80 %. En este sentido, podríamos inspirarnos en la población de Okinawa, en el sur de Japón. Su lema *hara hachi bun me* («come hasta saciar cuatro quintas partes del estómago») es una manera graciosa de decir que ocho de cada diez mordiscos son buenos para la persona, y los otros dos, para el médico.[75] Con su dieta, baja en calorías pero muy nutritiva, pertenecen a la población de las «zonas azules», las partes del mundo donde la esperanza de vida y la salud son notablemente superiores a la media.[76] Además de una menor concentración de insulina, los habitantes de Okinawa tienen más DHEA en sangre.[77] Esta hormona esteroidea suele alcanzar su valor máximo en los adultos jóvenes, tras lo cual disminuye drásticamente, hasta situarse solo entre el 20 y el 30 % de esos valores en los ancianos occidentales de entre setenta y ochenta años. Esto la convierte en un buen marcador para estimar la edad biológica de una persona. Además, la DHEA es muy activa en nuestro cerebro, donde alimenta las células nerviosas.[78] Los investigadores que estudiaron la sorprendente correlación entre la DHEA y la salud de los habitantes de Okinawa esperaban encontrar una forma de mejorar nuestra salud,[79] pero, lamentablemente, la conclusión fue que un suplemento de DHEA no frena el envejecimiento hormonal.[80]

El uso de pastillas para aumentar la concentración de DHEA en la sangre, pues, no mejora la salud por sí solo. Parece más probable que los niveles hormonales de estos japoneses sanos son tan altos porque hacen mucho ejercicio y comen menos calorías: ambas cosas estimulan la liberación de DHEA; es decir: son más una consecuencia del envejecimiento saludable que una causa.

El hecho es que, a nivel hormonal, en esta etapa de la vida ocurren muchas cosas en el organismo de los occidentales de edad avanzada. Las mujeres son cada vez más peludas, arrugadas y mandonas; los hombres, más calvos, tranquilos y un poco menos alegres. Aunque mujeres y hombres convergen hormonalmente, siguen siendo diferentes en muchos aspectos. Una vez más, la principal conclusión parece ser que hay que dejar que los cambios en el circuito hormonal sigan su curso, y tener cuidado de no interferir en este sistema tan complejo.

10

Viejo y gastado

El principio del fin

Ludo viene a mi consulta una vez al año. Viudo, a sus noventa y cuatro años sigue siendo muy vital y pasa la mitad del año en la costa española. Aunque entra en mi consulta algo encorvado, me sorprende que siempre parezca más joven y vital de lo que su edad podría sugerir. A menudo bromea con un guiño sobre lo mucho que le gusta flirtear con las mujeres y comenta que «no ha perdido la chispa ni mucho menos». Con su frondosa cabellera gris, sigue teniendo muy buen aspecto y siempre está contento: nunca le he oído quejarse. Es enjuto y delgado, y a pesar del desgaste articular en la cadera, los hombros y las rodillas, se levanta de la silla con agilidad.

Al salir, informa alegremente de que la batería de enfermedades relacionadas con la edad (tiroides lenta, diabetes incipiente y tensión arterial elevada) no conseguirá deprimirlo, y que «sigue viendo el vaso medio lleno». Después de una reciente operación de cataratas, que le permitió volver a ver «como un águila», se las arregló para seguir viviendo de forma autónoma, con solo un poco de ayuda de otras personas. Come muy poco, limitándose sobre todo a pescado, verduras y una copa de vino. Ludo no se siente viejo («Doctor, me siento como si tuviera cincuenta años») y, como exprofesor de educación física, está acostumbrado a hacer mucho ejercicio, una costumbre que ha mantenido después de jubilarse. Cuando está en España, nada en el mar todos los días, y día sí, día no, camina por la playa hasta el pueblo cercano para ir de compras. Un trayecto de ida y vuelta de diez kilómetros, que ahora le lleva entre cuatro y cinco horas, mientras que antes tardaba poco menos de una hora corriendo. Su actitud optimista ante la vida y su constitución (que ha mantenido siempre haciendo mucho ejercicio) lo convierten en un anciano sano.

En este último capítulo voy a describir la influencia de las hormonas sobre el estado de ánimo y la salud física en la última etapa de la vida de las personas, y qué podemos hacer (a veces, desde décadas antes) para envejecer de la forma más saludable posible.

¿Qué ocurre hormonalmente a partir de los ochenta años? En general, en los organismos de las personas más mayores se producen tres cambios hormonales: a consecuencia de un sueño de peor calidad, pierden el contacto con el ritmo diurno y nocturno, lo que altera la producción hormonal; además, la calidad de sus huesos y músculos sigue disminuyendo; y, por último, su sentido del olfato se deteriora. Como las personas de ochenta años o más tienen menos apetito y, por tanto, comen menos, suelen estar menos en forma. Estos factores se refuerzan entre ellos: la disminución del apetito y de la ingesta de alimentos, a su vez, hace que las personas mayores duerman peor y liberen menos hormonas.

El primero en mencionar la pérdida de este equilibrio hormonal en los ancianos, antes de la Segunda Guerra Mundial, fue el fisiólogo estadounidense Walter Cannon,[1] que desarrolló la teoría de la homeostasis a partir de los descubrimientos de Claude Bernard. Cannon afirmó que las reservas fisiológicas de una persona que pueden restablecer su equilibrio físico disminuyen a medida que la persona envejece, y que este proceso da lugar a un peor pronóstico en caso de enfermedad. Yo suelo explicar a los médicos jóvenes que una vez que el castillo de naipes de los pacientes ancianos empieza a tambalearse, la cosa no acostumbra a acabar bien. Ya no les queda margen de acción.

Y lo mismo ocurre con sus hormonas. Como ya he mencionado, el ritmo de veinticuatro horas de nuestro reloj biológico (también conocido como ritmo circadiano; de *circa*, que significa «aproximadamente», y *dies*, «día») desaparece si cambia el patrón de sueño, y con él cambia la liberación de hormonas. Las concentraciones hormonales muestran un menor ascenso y descenso durante el día (menor pulsatilidad), algo parecido a las mareas en la playa. El organismo de las personas mayores reacciona incrementando continuamente la producción de hormonas como la insulina o la leptina, creando una especie de resistencia.[2] Las fluctuaciones en las concentraciones altas y bajas de hormonas son importantes para el buen funcionamiento del organismo, ya que le permiten reaccionar con flexibilidad en el momento de la enfermedad. Esta pérdida de flexibilidad hormonal, que se traduce en unos niveles de cortisol ligeramente elevados, ha demostrado ser un factor fiable de predicción de la demencia y la muerte prematura en la vejez.[3, 4]

Otro cambio hormonal importante es que las hormonas sexuales (especialmente la testosterona) descienden aún más a esta edad, lo que provoca una reducción significativa de la calidad muscular.[5] Dado que el organismo también produce menos vitamina D y, por tanto, los intestinos absorben menos calcio, el organismo de las personas mayores tiene que aumentar la producción de la hormona paratiroidea PTH para que los huesos liberen suficiente calcio y los niveles sanguíneos sean adecuados, lo que provoca osteoporosis. Además, debido a la influencia de los cambios de las hormonas (sexuales), el nervio óptico no funciona tan bien, de modo que vemos cada vez peor, y lo mismo ocurre con el órgano auditivo, así que oímos peor.[6, 7] En la vejez, esto es desastroso: somos más propensos a caernos y sufrimos fracturas que, además, se curan peor.

Vida eterna

Aunque ahora sabemos que las hormonas pueden hacer muchas cosas, una propiedad en particular está en el punto de mira: la capacidad de prolongar la vida.[8] En 1939, el científico inglés Aldous Huxley (sí, el de *Un mundo feliz*) escribió un libro titulado *Viejo muere el cisne*,[9] en el que ridiculiza de manera sublime la obsesión por permanecer eternamente joven en California (estado al que acababa de trasladarse). El protagonista, Jo Stoyte, es un millonario que tiene pánico a la muerte y por eso quiere vivir el máximo tiempo posible, y para conseguirlo, contrata al doctor Obispo para que investigue qué posibilidades hay. Obispo sugiere (inspirándose en los diarios de un tal conde de Gonister, que doscientos años antes había hecho frenéticos intentos para encontrar la fuente de la vida eterna) que consumir, entre otras cosas, intestinos de carpa y su contenido (es decir, una especie de trasplante de caca) podría tener un efecto beneficioso. Al final del libro, Stoyte y Obispo visitan juntos al conde de Gonister, que sigue vivo, y se lo encuentran viviendo en una mazmorra y comportándose como un mono. Al final, Jo Stoyte decide no someterse al tratamiento.

Lo curioso es que, unos años antes de terminar su novela, el propio Huxley investigó sobre las carpas para averiguar por qué pueden llegar a envejecer tanto (más de cien años, pensaba Huxley). En su libro describe un tratamiento mediante trasplante de heces de carpa para transferir ciertas hormonas de los peces a los humanos.

Actualmente, Aubrey de Grey, gerontólogo y bioinformático británico-estadounidense, es el célebre apóstol del «evangelio de la vida eterna» basado en las hormonas (del crecimiento). Su interés por la inmortalidad humana (y lo que podemos aprender sobre ella a partir de otras especies) no es nuevo; de hecho, tiene siglos de antigüedad. De Grey cree que podemos vivir hasta mil años, como en el Antiguo Testamento, siempre que nos aseguremos de que nuestros órganos se someten a un mantenimiento frecuente.[10] Un mantenimiento que debería consistir en sustituir las células del cuerpo por células madre en el momento oportuno, y en eso se han centrado sus estudios durante las dos últimas décadas. Una de las sustancias por las que apuesta es la hormona melatonina.

Una de las primeras descripciones de la búsqueda de la vida eterna data de unos doce siglos antes de Cristo. Gilgamesh, semidiós y rey del sur de Mesopotamia,[11] tras presenciar la agonía y muerte de su mejor amigo Enkidu, decide dedicar su vida a buscar el elixir de la juventud. Temiendo correr la misma suerte que su amigo, visita a muchos sabios y les pregunta qué puede hacer. Uno de sus consejeros es Utnapishtim («El que encontró la vida»), el protagonista de la historia más antigua del Diluvio Universal (una historia similar a la de Noé), que era inmortal por su relación con la diosa de la Vida.[12] Utnapishtim dice a Gilgamesh que la vida eterna podría estar en el fondo del océano. La búsqueda personal de Gilgamesh fracasa, pero otros han seguido su ejemplo.

De hecho, hace unos treinta años, Christian Sommer, un estudiante de biología alemán, hizo un descubrimiento accidental durante su investigación sobre el plancton en el agua marina de la costa norte de Italia:[13] las muestras de agua contenían diminutas medusas, pero una vez llegaban al laboratorio, estos animales parecían haber cambiado de forma: sin prisa pero sin pausa, volvían a su estado primario, como una mariposa que volviera a ser oruga. Actualmente las conocemos como *Turritopsis dohrnii*, la «medusa inmortal». Que sepamos hasta el momento, este animal es la única especie que puede volver a su estado original tras desarrollarse con éxito hasta convertirse en adulto, y luego resucitar como una criatura sana.[14] Este proceso se produce como respuesta a un estrés físico o ambiental. Uno de los desencadenantes internos de este ciclo vital inverso de las medusas es alcanzar cierta edad, es decir, llegar a la vejez. Y a ver quién adivina qué factores forman parte del proceso... ¡las hormonas! Aunque parezca mentira, las hormonas juveniles que regulan el proceso en esta medusa parecen estar controladas por sustancias similares a nuestra hormona del crecimiento.[15]

¿Viviremos todos tanto como Matusalén?

En los últimos cincuenta años, la esperanza de vida en los Países Bajos ha aumentado más de un 13 %, lo que equivale a casi diez años.[16] Mientras que en 1970 la esperanza de vida para un recién nacido varón era de 70,9 años, y para una niña, de 76,5, en 2021 había aumentado a 79,7 años para los hombres y 83,0 para las mujeres. En el futuro, los esquemas de población tendrán menos forma de pirámide: cada vez más personas alcanzan una edad avanzada, y no sólo en los Países Bajos. Se prevé que en 2050, en el conjunto del mundo habrá tantos mayores de sesenta y cinco años como quinceañeros. Esto se debe principalmente a la mejora de las condiciones de vida, que reducen cada vez más el riesgo de morir en la infancia. Lo cual, dicho sea de paso, no significa que en el pasado la gente no llegara a vieja, sino que hacerlo era menos probable.[17] Por cierto, con un récord de 122 años, el *Homo sapiens* está aún muy lejos de la venerable edad de Matusalén. En este aspecto, los humanos salen perdiendo frente a muchas especies emparentadas, que pueden vivir hasta cuatro veces más. Mientras nosotros tenemos que conformarnos con fantasías sobre rejuvenecimiento (como por ejemplo la película *El curioso caso de Benjamin Button*, o la novela *Orlando*, de Virginia Woolf, la maravillosa historia de la vida de un joven poeta que cambia de hombre a mujer durante sus tres siglos de vida), para la medusa inmortal, esto es lo más normal del mundo.

Sin embargo, existen estudios que demuestran que los humanos podemos ganar años de vida, y esta constatación tiene implicaciones para nuestra visión de la vejez y la muerte. Aunque la mayoría de los científicos y habitantes de la tierra ven nuestro final como una parte inevitable de la vida,[18] otros (encabezados por Aubrey de Grey) piensan que debería ser posible retrasar los síntomas del envejecimiento y así alargar la vida. En el futuro, la vejez podría entrar en la lista de «enfermedades» tratables. Este cambio de mentalidad ha inspirado a los investigadores a ir más allá de los límites de nuestra capacidad fisiológica, como un atleta de élite que se esfuerza por conseguir una nueva marca personal. Con una población cada vez más envejecida, es vital para la sostenibilidad de la sociedad que nuestros habitantes de más edad gocen de mejor salud, para que puedan vivir más tiempo sin la asistencia de las generaciones más jóvenes.

Llegar a ser ancianos como Enoch y Matusalén, del Antiguo Testamento, sigue estando fuera de nuestro alcance, pero comprender mejor nuestras hormonas podría contribuir a cambiar esta situación. En el capítulo anterior he explicado que limitarse a suplementar los niveles hormonales no es suficiente, pero se investiga frenéticamente, las hipótesis se ponen a prueba, y los resultados mejoran poco a poco. Los científicos entienden cada vez mejor lo que ocurre en la vejez a nivel hormonal. Según parece, en esta fase se produce una reorganización en la central hormonal que, como ya sabemos, se encuentra en lo más profundo de nuestro cerebro.

El hipotálamo como reloj de la vida

El neurocirujano estadounidense Harvey Cushing dijo ya en 1929 que el hipotálamo es el escondite en el que se encuentra la fuente de nuestra existencia.[19] Y no es extraño que allí cerca esté la epífisis, de la que Descartes dijo que era la sede de nuestra alma.[20] En los capítulos anteriores he mencionado un par de veces el hipotálamo como una importante glándula cerebral: tan pequeño como la uña del pulgar, pero increíblemente influyente. Como una especie de controlador del tráfico, garantiza una buena salud hormonal. Entre otras cosas, regula el comportamiento de supervivencia: que comas y bebas lo suficiente para tener energía (mediante estímulos de hambre, sed y saciedad), que luches o huyas ante el peligro (preparando tu cuerpo para la acción) y que tengas relaciones sexuales para reproducirte. Además, el hipotálamo también regula el reloj biológico (ritmo día-noche) y la temperatura corporal.

Llama la atención que a menudo las funciones corporales que regula el hipotálamo quedan perturbadas durante la vejez. Esto ha llevado a los científicos a preguntarse si el hipotálamo, además de controlar el ritmo circadiano, también influye en el calendario de las etapas vitales, como un cofre lleno de energía vital. Y parece que Cushing no se equivocaba, porque ahora, poco menos de un siglo después de que presentara su teoría, los investigadores están aportando pruebas verosímiles de

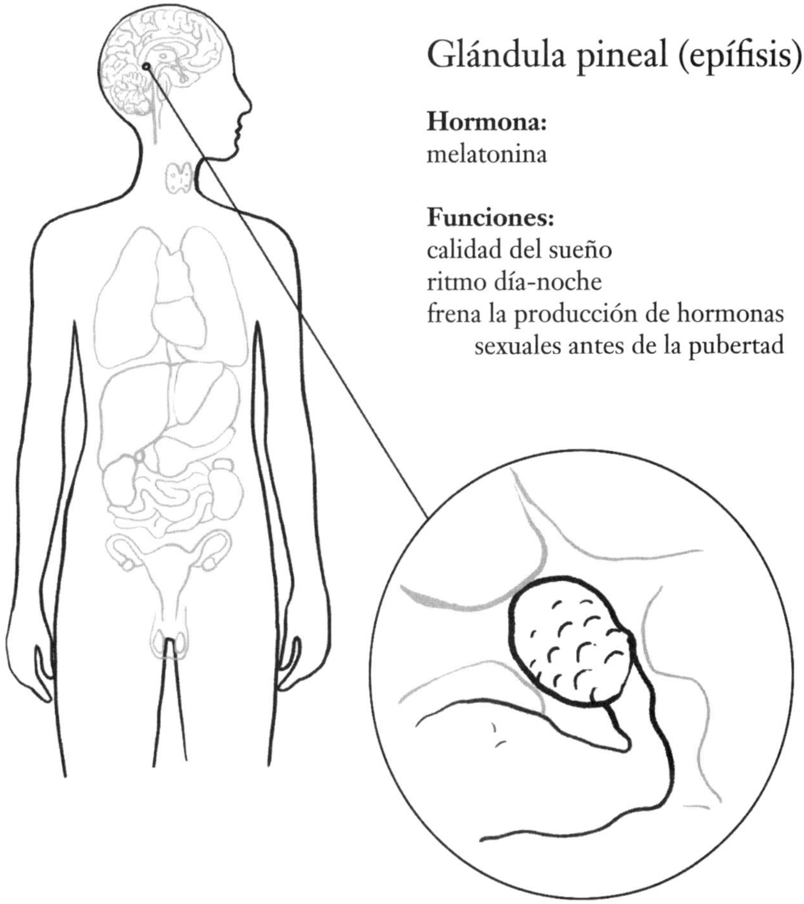

que el hipotálamo desempeña un papel destacado en el inicio de los procesos de envejecimiento de todo el organismo.

Las «joyas» del cofre del tesoro (la «fuente», en palabras de Cushing) podrían ser nuestras células madre: unas células base especiales que pueden convertirse en casi cualquier tipo de células de nuestro cuerpo: piel, sangre, músculos, cerebro. Hace tiempo que se sabía que la médula ósea contiene células madre, pero ahora las investigaciones demuestran que el hipotálamo también, y las células madre del hipotálamo parecen ser la clave del envejecimiento, al menos en ratones, ya que cuando tienen dos años (el equivalente en ratones a entre setenta y ochenta años en humanos), no les queda ninguna célula madre en el hipotálamo. Una dosis extra puede alargarles la vida el equivalente a más de once años humanos.[21]

Está estrechamente relacionado con la división celular. Las células del cuerpo se renuevan sin parar en una especie de proceso de mantenimiento continuo en el que se sustituyen las piezas desgastadas. Así es como el cuerpo mantiene sanos los tejidos. El sistema inmunitario elimina las células envejecidas y dañadas, y las células sanas se dividen por la mitad para reponer la fuerza celular. Algunos órganos necesitan recambio antes que otros, pero, en general, este sistema permite reemplazar gran parte del cuerpo (incluido todo el tejido adiposo) tras un periodo de entre siete y diez años.[22]

Cuando somos jóvenes, la renovación celular es constante. Y a medida que envejecemos, este proceso se vuelve aún más importante. Las células madre se encuentran en órganos repartidos por todo nuestro cuerpo, como la piel, el cerebro, el hígado, la sangre y, sobre todo, la médula ósea. Estas células generan un impulso renovador y pueden regenerar gran parte de un hígado, por ejemplo. Puede parecer que las provisiones son infinitas, ya que una célula madre también puede producir nuevas células madre, pero no lo son. Una renovación constante de células madre sería de gran ayuda para las dolencias relacionadas con la edad, pero por desgracia ese equipo de mantenimiento formado por células madre también va disminuyendo. Y ese podría ser el principio del final de nuestra existencia.

Células madre, hormonas y el proceso de envejecimiento

A medida que envejecemos, el suministro de células madre disminuye, como ya he dicho. Y lo mismo ocurre con las células madre del hipotálamo. Se podría pensar que cuanto más pequeño es el stock, más cerca se está del final. El estudio con ratones del que hemos hablado más arriba demostró que reponer las células madre contrarresta de algún modo el envejecimiento físico. En ese sentido, parece que existe una relación con las hormonas, porque estas células madre se encuentran principalmente en los lugares del hipotálamo implicados en la producción hormonal que regula nuestro reloj biológico. Esto sugiere que los factores hormonales pueden influir en el envejecimiento, y viceversa: que el envejecimiento provoca ajustes hormonales.

Esto también se ha estudiado en ratones. Los mismos investigadores observaron que la diminuta glándula cerebral comunica al organismo el inicio del proceso de envejecimiento a través de las llamadas «moléculas de señalización», y que, mediante estas sustancias mensajeras, el «reloj de la vida» influye en los ritmos biológicos de determinados órganos. Ya conocemos una de estas sustancias señalizadoras: la GnRH, fabricada por el propio hipotálamo (véase el capítulo 1). La función clásica de esta hormona es incitar a los órganos sexuales a producir hormonas sexuales. Un stock de células madre cada vez más pequeño coincide con una menor liberación de GnRH, porque a medida que envejecemos se produce una disminución de esta hormona.[23] Los ratones con niveles potenciados de GnRH no sólo perdieron menos células cerebrales y tuvieron un mejor rendimiento cognitivo, sino que también se mantuvieron jóvenes en otros aspectos, como la fuerza muscular, la masa ósea y el tejido conjuntivo. Y la estrategia rejuvenecedora también hizo que aumentaran las hormonas sexuales de estos ratones. Esto podría explicar por qué envejecemos más rápido cuando nuestra fertilidad se acaba.

La GNRH no es el único mensajero que produce el hipotálamo: las células madre también producen ciertas proteínas mensajeras que controlan la situación: una menor cantidad de células madre se traduce en menos proteínas mensajeras, con lo que todo el organismo envejece.[24] Y esto puede provocar los cambios mencionados más arriba en los niveles diarios de hormonas.

La edad biológica: envejecer con salud

Cuando hablamos de vejez, enseguida nos referimos a la edad natural de una persona, es decir, el tiempo transcurrido desde su nacimiento. Pero esta cifra no siempre se corresponde con la edad biológica, que describe si una persona envejece de forma saludable. Por ejemplo, dos personas mayores de ochenta años pueden tener una edad natural similar, pero diferir mucho en cuanto a la forma física (y, por tanto, en esperanza de vida).[25] El eslogan «Tu edad real» dio a conocer esta diferencia a los neerlandeses hace unos años a través de anuncios de televisión, programas y libros; en páginas web especiales se podía utilizar un cuestionario para calcular la diferencia entre la edad natural y la biológica.[26] Los datos sobre el estilo de vida (ejercicio, dieta, hábito de fumar y beber), el estrés y el peso corporal se combinaban para obtener un resultado positivo (edad biológica inferior a la del calendario) o negativo, que se acompañaba de consejos bienintencionados. Aunque estos factores pueden dar una idea del comportamiento relativo a la salud, un cuestionario de este tipo no permite determinar con exactitud el estado físico de una persona.

Entonces ¿cómo podemos averiguar la edad biológica de alguien? En la actualidad utilizamos datos objetivos, como el grosor del cristalino del ojo y la fuerza de agarre de la mano, que son un buen reflejo de la edad biológica.[27] Pero buscar valores biológicos objetivos (o biomarcadores) con los que estimar la forma física no es fácil. Desde los años sesenta, los científicos buscan piezas de este rompecabezas para determinar la edad biológica de una persona. Uno de los campos de estudio es el de las hormonas, como por ejemplo la DHEA, de la que hemos hablado en el capítulo anterior en relación con los habitantes de Okinawa (Japón), que llegan a una edad avanzada con muy buen estado de salud.[28] Esta hormona suprarrenal, también conocida como «madre de todas las hormonas», porque puede convertirse en hormonas sexuales en el organismo, ha estado en el punto de mira durante mucho tiempo, porque los investigadores creían que una mayor concentración en sangre podría estar relacionada con una buena salud en etapas posteriores de la vida. Sin embargo, por desgracia, el tratamiento con esta hormona no tuvo resultados favorables.[29, 30]

El viaje al país del sueño

Ya he descrito la importancia del sueño, la alimentación y el ejercicio para un cuerpo sano en el capítulo 3, cuando hablaba de la salud hormonal de los adolescentes. No es casualidad que esos mismos factores parezcan aplicarse también a los ancianos en la última fase de su vida. Como ya he dicho, en el tráfico hormonal, la noche es hora punta. Especialmente durante la fase profunda del sueño, en la que las ondas cerebrales son más lentas, se libera a la sangre una gran cantidad de hormona del crecimiento. Como les ocurre a los adolescentes, las personas mayores carecen de un sueño de buena calidad, algo necesario para reparar y reconstruir el tejido muscular y óseo. En su caso, el reloj biológico funciona de un modo diferente, porque tienen un sueño distinto, menos eficiente (más breve y superficial), con menos periodos profundos de ondas lentas.[31] La vía nerviosa entre la retina y el hipotálamo (el tracto retinohipotalámico), que regula la liberación de melatonina en la epífisis, funciona peor, lo que altera aún más el ritmo diurno y nocturno.[32] Esto también altera el patrón de producción y liberación de la hormona del sueño (la melatonina) en las personas mayores.[33] Como les ocurre a las personas ciegas, por cierto; según parece, viven toda su vida con un ritmo circadiano alterado porque su tracto retinohipotalámico no funciona.[34]

Un amplio estudio sobre el sueño realizado en los Países Bajos por, entre otros, Eus van Someren, catedrático de neurofisiología de la Universidad Libre de Ámsterdam, demostró que las personas mayores son las que más sufren de insomnio (dificultades para dormir).[35] Sin embargo, los estudios demuestran que si se quiere vivir hasta los cien años, es importante dormir al menos ocho horas, y que una siesta por la tarde no es la solución.[36] Por desgracia, este patrón de sueño no es frecuente en la mayoría de las personas mayores, y precisamente un ritmo de sueño-vigilia alterado influye directamente en la producción (ya afectada) de hormonas del crecimiento y del estrés, como les ocurre a los adolescentes. Esto acaba por elevar los niveles de colesterol y azúcar en sangre, reduciendo aún más la capacidad de reparación del organismo.

Sin embargo, parece que hay esperanzas para las personas mayores con problemas para dormir, ya que el tratamiento diario con pastillas con dosis bajas de melatonina parece ayudar un poco.[37] Aun así, hay algo mucho más eficaz, también para las personas mayores, que la medicación: llevar un estilo de vida saludable. Es decir:

evitar el sedentarismo, moverse al aire libre y a la luz del sol; esto favorece la producción de melatonina y da lugar a un sueño de más calidad.[38] También se recomienda evitar la luz azul de las pantallas del móvil durante una hora antes de acostarse,[39] y dejar las comidas copiosas con vino para el mediodía.[40] En resumen: también en el caso de los mayores, para viajar al país del sueño no hay nada como un estilo de vida saludable.

Ejercicio físico

El ejercicio estimula de forma natural la producción y liberación de hormonas como la melatonina,[41] pero sobre todo la hormona del crecimiento. A medida que envejecemos, disminuyen los niveles de hormonas de construcción muscular (anabólicas), como la testosterona y la hormona del crecimiento. El ejercicio físico puede aumentar los niveles hormonales de las personas mayores: más masa muscular significa menos riesgo de caídas y mejor metabolismo[42] (como es el caso de mi paciente Ludo). De media, un octogenario ya ha perdido aproximadamente la mitad de la masa muscular.[43] Además, el grado de pérdida de masa muscular está relacionado con un mayor riesgo de muerte y de aparición de enfermedades propias de la vejez.[44] Por eso, a medida que se envejece, es cada vez más importante practicar regularmente deporte, tanto de resistencia como de fuerza.

Un caso como el de Lido demuestra que la edad natural por sí sola apenas dice nada sobre la edad biológica de uno.[45] Y lo mismo podemos decir de los ancianos del documental *Olímpicamente grandes*,[46] que entrenan a diario para conseguir una medalla en el mundial de atletismo para veteranos. A pesar de que los niveles basales tanto de testosterona como de hormona del crecimiento disminuyen, los estudios demuestran que el ejercicio regular proporciona un aumento beneficioso de la hormona del crecimiento en los hombres mayores de ochenta años que hacen ejercicio. En el caso de las mujeres, este efecto no está tan estudiado, pero se puede afirmar que en su caso treinta minutos diarios de ejercicio también sirven para contrarrestar el deterioro de la calidad muscular y ósea (y deben complementarse con media hora de ejercicio mental, como hacer crucigramas).[47]

Sobre las personas y su olor

Lo único de lo que se queja Ludo es de que a la gente no le gusta cómo huele después de hacer ejercicio. «¿No puede hacer algo al respecto, doctor?»

El olor de un cuerpo nos transmite algo sobre su estado de salud; el olfato nos alerta. Seguro que todos conocemos alguien que huele un poco a almizcle, o a mantequilla. En medicina también usamos la nariz prácticamente a diario. Todos los médicos conocen el olor acre que desprende un enfermo hepático en la fase final de su enfermedad. Y ¿quién no reconoce el típico olor penetrante de una infección de orina incipiente, o el olor dulce de la orina con que los médicos diagnosticaban la enfermedad hormonal diabetes mellitus (por aquel entonces, sin tratamiento)? Personalmente, utilizo la nariz sobre todo en la clínica de heridas del pie, cuando intento adivinar qué tipo de infección bacteriana ha provocado una determinada herida basándome en un olor dulzón (los cultivos bacterianos tardan un par de días en dar la respuesta definitiva).

En nuestra vida cotidiana también nos fascinan los olores. Ya en el año 200 a. C., Aristóteles intentó determinar por qué sudamos por las axilas,[48] y llegó a la conclusión de que era porque es un punto del cuerpo que no se ventila a menudo. Y ¿por qué nuestro cuerpo no empieza a apestar cuando comemos algo que huele mal? Según este sabio griego, si te tragas algo apestoso, ¡su olor es sustituido por el tuyo!

Además de las feromonas, emitimos olores derivados de nuestro metabolismo a través de las heces, el aliento, la orina, la sangre, la saliva, los fluidos vaginales y, por supuesto, la piel. De hecho, en la piel tenemos dos tipos de glándulas que segregan fluidos: las glándulas exocrinas para la solución acuosa del sudor de la piel, y las glándulas holocrinas, en los folículos pilosos, para la secreción de sebo. Y estas últimas son las que provocan malos olores interactuando con las bacterias de la piel y la luz solar UV. Las grasas cutáneas (lípidos) recién producidas tienen un olor delicioso a limón dulce, pero tras el contacto con el aire y la luz solar, éste se convierte en un olor almizclado marcadamente acre. Además, el grado de secreción sebácea de europeos y africanos difiere del de los asiáticos. Por ejemplo, las glándulas sudoríparas apocrinas de africanos y europeos producen un tipo de sebo cutáneo pringoso que desprende olor a queso, mientras que los asiáticos no tienen este transportador y, por lo tanto, desprenden un sebo cutáneo seco.[49] Las hormonas sexuales también afectan a nuestra producción de sebo cutáneo a través de este transportador.[50]

Nuestra dieta y el microbioma intestinal (véase el capítulo 6) determinan el olor de nuestros excrementos. Por ejemplo, si hemos comido muchos productos lácteos, desprenderán un olor dulzón o agrio, y después de comer proteínas o col, se percibe olor a amoniaco o azufre. La cuestión es si la alimentación influye en el olor que desprende nuestra piel. Por supuesto, esas sustancias descompuestas no sólo se encuentran en nuestras heces, sino que vagan por todo nuestro cuerpo y pueden desencadenar buenos o malos olores, tal y como han demostrado varios estudios. En uno de ellos, tanto madres recientes como mujeres que aún no tenían hijos experimentaron un efecto placentero a partir del olor de los bebés alimentados con leche materna. Escáneres cerebrales mostraron claramente que se activaba su sistema de recompensa (dopaminérgico).[51] Y a la inversa: las madres con más cortisol (hormona del estrés) en la saliva (es decir, las que están más «alerta») resultaron ser más capaces de reconocer el olor de su propio bebé y, en consecuencia, tranquilizarse.[52] Esto también ocurre con los hombres: lo sé por experiencia propia. Cuando mi hijo pasó algunos meses en el hospital por su tratamiento contra el cáncer, yo a menudo buscaba «consuelo olfativo» hundiendo la nariz en su pijama en casa durante un rato para deshacerme de esa sensación de estrés.

La TMAO (trimetilamina oxidasa) es uno de los olores más conocidos de nuestros excrementos, y puede darnos información sobre nuestra salud en la edad adulta. Esta sustancia huele a pescado podrido, y la libera nuestro microbioma intestinal a partir de las proteínas,[53] y ese olor es un indicador clave de enfermedad cardiovascular y daño renal. Sabemos por estudios de trasplante de heces que el *cresol* (que huele a establo de caballo) también puede ser un indicio de estas afecciones, y que también debemos estar alerta si se detecta una menor presencia de ácido butírico y ácido acético en sangre.[54, 55] Los ácidos butírico y acético tienen efectos beneficiosos sobre nuestra ingesta de alimentos, el equilibrio energético y el sistema inmunitario.[56] Y quién no conoce el aliento pútrido que se exuda después de una noche de fiesta: dice mucho del estado del metabolismo del cuerpo en ese momento... Incluso se está desarrollando una tecnología médica que utiliza una nariz electrónica para captar determinados olores en el aire exhalado para detectar precozmente el cáncer y las enfermedades gastrointestinales y pulmonares.[57]

Pero volvamos a Ludo y a su preocupación por su mal olor corporal. No hay duda de que las personas mayores tienen un olor corporal distinto al de las personas jóvenes.[58] Al parecer, los americanos viejos huelen a cera de abeja, mientras que los japoneses huelen a pepino.[59] Tanto en un caso como en otro, a las personas jóvenes el olor de las viejas les gusta menos que el suyo propio, que recuerda a la mantequilla.[60] Los japoneses llaman al olor corporal de los ancianos *kareishu*, u olor a viejo, como describe maravillosamente Harold McGee en su libro *Aromas del mundo*.[61]

Ya me imagino que estás pensando: «¿No he leído algo sobre eso antes?» De hecho, estas sustancias olfativas podrían ser feromonas que nos dicen algo sobre la edad y las intenciones de alguien que tenemos cerca antes de que le dirijamos la palabra. Así, basándonos en el olor corporal, podemos estimar la edad de alguien con bastante fiabilidad. Y, al igual que las feromonas, algunas sustancias del olor corporal (producidas por bacterias de la piel) pueden transmitir señales a nuestro hipotálamo para regular nuestra producción hormonal.[62,63] Todo esto no nos sirve para resolver el problema de Ludo, pero sí aclara por qué otras personas creen que no huele tan bien como antes. Al menos, nuestro sentido del olfato se deteriora con la edad, así que, afortunadamente, a nuestros congéneres ancianos les afecta menos.[64]

Digestión y apetito: gracias a las hormonas

Los efectos de los cambios hormonales también pueden observarse en los hábitos alimentarios de las personas mayores. Muchas personas de más de ochenta años empiezan a comer distinto debido a la edad y al empeoramiento de su forma física. Mientras que los adolescentes pueden atiborrarse hasta hartarse y, a menudo, apenas experimentan sensación de saciedad, el organismo de las personas mayores emite menos señales de hambre.[65] Les apetece menos comer, y por tanto, también pican menos entre horas.[66] Además, a las personas mayores les apetecen menos ciertos tipos concretos de comida; ya no les pasa como a nosotros, que se nos hace la boca agua pensando en unas deliciosas croquetas.[67] Esto podría estar relacionado con la alteración de los niveles de hormonas digestivas como la colecistoquinina (CCK)[68] y la hormona de la saciedad (leptina),[69] lo cual, combinado con unos niveles de ghrelina ligeramente elevados,[70] hace que las personas mayores tengan menos apetito.

Que los procesos digestivos funcionan de forma diferente en los ancianos es un descubrimiento reciente, pero importante, ya que este grupo sufre a menudo desnutrición, algo que se ve facilitado por otra afección relacionada con la edad que contribuye a su patrón alimentario: sequedad de boca y alteración del gusto. Todos estos procesos son el resultado de cambios hormonales.[71]

El complejo proceso de la digestión comienza en la boca, donde la saliva «prepara» literalmente los alimentos. Ya he comentado en el capítulo 3 que esta sustancia viscosa contiene hormonas importantes que nos sirven para saber si alguien podría ser la pareja adecuada para nosotros. Con el paso de los años se reduce la producción de saliva, lo que dificulta la masticación y la deglución.[72] Además, el sentido del gusto también está regulado por hormonas a través de receptores situados en la lengua: la leptina, por ejemplo, hace que el dulce nos apetezca menos.[73]

Así pues, la combinación de sequedad de boca y cambios en el sentido del gusto derivados de la modificación de las hormonas digestivas afecta directamente a la cantidad y calidad de nuestra ingesta de alimentos y al apetito. Uno de los ejemplos más conocidos es la «alteración del gusto» durante el embarazo: de repente, a la futura madre ya no le gusta su comida favorita (véase el capítulo 1). Es probable que, en el caso de los ancianos, la alteración del gusto también sea un mecanismo de adaptación evolutiva, un sistema que hace que los mamíferos se decanten instintivamente por alimentos y bebidas que contienen nutrientes apropiados para una determinada etapa de la vida. No es de extrañar que a los niños pequeños no les apetezcan los guisos excesivamente salados de la abuela, mientras que para la abuela, más sal garantiza una presión arterial más alta, lo que la hace menos propensa a caer o desfallecer.[74]

Las personas mayores que pierden (parte de) el sentido del gusto tanto pueden adelgazar demasiado como sufrir sobrepeso. Si se empieza a comer menos, o sólo se comen ingredientes de un tipo debido a la reducción del sentido del gusto, es fácil perder peso. Esto les ocurre, sobre todo, a los mayores de ochenta años, que solo por su edad ya tienen menos reservas y corren un mayor riesgo de sufrir enfermedades derivadas de la pérdida de peso.[75] Por supuesto, esto plantea la cuestión de si el hipotálamo puede ser la base para mantener un peso saludable en los ancianos, y convierte esta central de control de las hormonas en un objetivo interesante de las estrategias antienvejecimiento.

El hipotálamo parece influir tanto en la liberación de hormonas por parte de las glándulas endocrinas como en la calidad de la masa ósea y muscular y el sentido del hambre y el gusto;[76] por tanto, tiene sentido que científicos de todo el mundo crean que es posible reajustar los relojes personales de distintos órganos mediante el hipotálamo, y que hasta intenten invertir la edad biológica transfiriendo sangre de animales jóvenes a viejos.[77]Al parecer, la sangre de los animales jóvenes contiene sustancias que previenen el envejecimiento. Por desgracia, todavía no sabemos de qué sustancias se trata en el caso de los seres humanos. Por eso las transfusiones de sangre no se consideran una opción viable para encontrar el elixir de la juventud eterna. Así que aquí se acaba el mito de un Drácula moderno.

Una limpieza a fondo

Todo el mundo estaría interesado en participar en la investigación de la eterna juventud, ¿no? Jeff Bezos, multimillonario propietario de Amazon, lo tiene claro: ha invertido millones de dólares en una *start-up* llamada Unity Biotechnology, que desarrolla fármacos contra el envejecimiento.[78] Lo más probable es que detrás haya motivos económicos, o que tenga algo que ver con su eterna competencia con los fundadores de Google, que en 2013 fundaron Calico, una empresa con el mismo objetivo...[79] Pero teniendo en cuenta las recientes escapaditas de Bezos al espacio, es muy posible que también pretenda ocuparse de su propia inmortalidad.[80] Al fin y al cabo, si queremos poner a cero nuestro reloj biológico como aquella medusa inmortal, parece más recomendable contrarrestar el decaimiento natural de las mencionadas células madre en lugar de potenciar todo tipo de niveles hormonales.

Una de las situaciones que agotan rápidamente las reservas de células madre es la formación de las llamadas células zombis. Tenemos que volver por un momento a la división celular, un proceso que no es infinito: el número de divisiones celulares que pueden tener lugar sin dañar nuestro ADN tiene un límite. Esto se debe a que nuestro ADN tiene unos extremos protectores (llamados telómeros) que se acortan ligeramente con cada división celular, hasta el punto de que son demasiado cortos para permitir otra división sin que se pierda información importante del ADN. Esa célula queda en una especie de «modo zombi» en el que ya no se puede dividir, pero tampoco se autodestruye.[81]

Estas células zombis son nuestras células de la vejez. Las tenemos por todo el cuerpo, y tarde o temprano van apareciendo por todos los tejidos. Hacen que nuestra piel se arrugue y que nuestros órganos estén menos en forma. Y aunque el nombre «zombi» suena como algo inactivo, por desgracia estas células permanecen muy activas en un sentido: producen inflamación. A medida que estas células se acumulan, se desarrolla una respuesta inflamatoria crónica en nuestro organismo, incluido el hipotálamo.[82] Las células madre son muy sensibles a este entorno inflamatorio, que puede provocar su rápida desaparición. Esto hace que nuestros órganos no se recuperen, y nos vamos deteriorando cada vez más.

La investigación en el campo de la prolongación de la vida en humanos experimenta con fármacos que eliminan selectivamente las células zombis: una especie de limpieza a fondo. Estos agentes experimentales se denominan *senolíticos*, que literalmente significa «que rompen el envejecimiento». Uno de los pioneros en este campo es el biólogo celular neerlandés Jan van Deursen, quien, junto con su equipo de investigación estadounidense, administró por primera vez un fármaco senolítico a ratones en 2011.[83] Este medicamento eliminó las células viejas y las dolencias asociadas de los animales, ya que su número de células zombis se redujo en un 30 % aproximadamente. Y además, hubo un efecto secundario positivo: la calidad ósea y los niveles hormonales de esos afortunados ratones aumentaron proporcionalmente. La terapia se basaba en un experimento anterior que tuvo el mismo efecto de limpieza sobre las células grasas.[84] Esto demostró que hay una sustancia mensajera específica que afecta tanto a nuestro metabolismo como a nuestra longevidad: la hormona del crecimiento humano. Ya sabíamos, porque también ocurre en la adolescencia, que nuestra hormona del crecimiento es una pieza clave en nuestro metabolismo; pero cada vez vemos más relaciones entre esta hormona y una vida larga y, sobre todo, sana.

Este tipo de resultados es lo que llevó a Aubrey de Grey a preguntarse si se podría conseguir la vida eterna mediante intervenciones hormonales.[85] Hay quien no quiere esperar a los resultados de las empresas vinculadas a Amazon y Google y ha decidido ser conejillo de indias, como por ejemplo el millonario americano Darren Moore, que se inyecta abundantes cantidades de FOXO1 (la sustancia que podría dar lugar a la inmortalidad de las medusas inmortales), y usa senolíticos a diario;[86] según dice, con la esperanza de detener el proceso de envejecimiento o, mejor aún, rejuvenecer.

Sin embargo, científicos como Van Deursen advierten contra una interpretación demasiado optimista del estado actual de las cosas.[87] Aunque los senolíticos son fármacos prometedores para la preservación de nuestro equilibrio hormonal, se han probado principalmente en ratones, y no se ha demostrado que sean eficaces en humanos. Administrar precipitadamente senolíticos a las personas podría acarrear problemas de salud.

Por tanto, todavía no existe ninguna píldora hormonal milagrosa contra el temido deterioro celular; pero mientras haya vida, hay esperanza. Y siguiendo el lema «más vale prevenir que curar», podemos recurrir a otra opción para combatir el envejecimiento mediante las hormonas.

La primera mujer inmortal

Henrietta Lacks nació en 1920 en el estado de Virginia, donde trabajó como tabaquera hasta poco antes de su muerte. Cuando tenía treinta y un años acudió al hospital Johns Hopkins de Baltimore con fuertes dolores abdominales. Le diagnosticaron un cáncer de cuello de útero metastásico que al cabo de un tiempo le provocó la muerte. Sin embargo, técnicamente, Henrietta Lacks sigue viva, y no sólo en el libro que le dedicó Rebecca Skloot.[88]

Sin que ella lo supiera, los médicos que la trataban le habían extraído células tumorales para investigar posibles tratamientos, algo que la normativa de ética médica actual no permite. A menudo, el material humano se estropea al cabo de cierto tiempo, pero las células de Henrietta, ahora más conocidas como células HeLa, duraron mucho más... De hecho, simplemente no murieron. La milagrosa inmortalidad de sus células permitió llevar a cabo un estudio farmacológico a gran escala. Yo mismo trabajé con ellas en el laboratorio de San Diego, y ¡realmente crecen asombrosamente rápido! La investigación con estas células dio lugar a valiosos avances, como una vacuna eficaz contra la polio y conocimientos sobre enfermedades como el sida y ciertos tipos de cáncer. Actualmente hay decenas de miles de patentes vinculadas a esas células que no sólo siguen vivas, sino que hay tantas que su peso total es superior a más de cien veces el edificio Empire State; no es de extrañar que su familia interpusiera una demanda contra la empresa que ha ganado tantos millones de dólares con las células HeLa, y contra los hospitales que las han utilizado para investigar en sus laboratorios.[89]

Durante mucho tiempo no se supo por qué las células HeLa eran inmortales, hasta que un trío de científicos descubrió la enzima telomerasa en 1984. Resultó ser un descubrimiento de una importancia vital (literalmente) por el que Elizabeth Blackburn, Carol Greider y Jack Szostak recibieron el Premio Nobel de Fisiología o Medicina en 2009.[90] La telomerasa es una proteína que se encuentra de forma natural en nuestras células madre y que alarga sus telómeros, evitando el mencionado modo zombi y permitiendo que la célula viva más tiempo. Y hasta para siempre, si permanece activa, como en el caso de Henrietta, que tenía una mutación en el código genético que provocaba que otras células, aparte de las células madre, produjeran telomerasa. Esto provocaba un crecimiento incontrolado del tejido, lo que conducía a la formación de tumores y cáncer. Es posible que Henrietta muriera por ese defecto genético, pero también es lo que dio la vida eterna a sus células.

Por eso la telomerasa es muy interesante en la búsqueda de una vida más larga.[91] El caso es que los telómeros no sólo se acortan a medida que envejecemos, sino que también están relacionados con la aparición de enfermedades asociadas a la edad, como las cardiovasculares, el cáncer, la diabetes y la reducción de la fuerza muscular.[92] Si pudiéramos controlar la actividad de la telomerasa (por ejemplo, si fuésemos capaces de activar y desactivar su producción a voluntad) podríamos rejuvenecer nuestras células cuando fuera necesario. Ya me imagino que ahora todos estáis pensando: ¡ojalá encontrásemos esta sustancia milagrosa! Buenas noticias: ya sabemos qué es: las hormonas. Mientras que el cortisol y el estrés crónico hacen encoger los telómeros,[93] un nivel más alto de hormona del crecimiento en sangre aumenta su longitud.[94] Así que, indirectamente, ¡hacer más ejercicio y dormir también ayuda! Y finalmente, está el efecto de la alimentación.

Los favores hay que devolverlos

Las uvas y el vino tinto, el té verde y varios suplementos dietéticos de nombre difícil de pronunciar, de los que se dice que atrapan los radicales libres del oxígeno en nuestro cuerpo, son algunas de las recomendaciones dietéticas que últimamente prometen una vida más larga y saludable. Hace unos años, la influencia de nuestros hábitos alimentarios en el envejecimiento salió a la luz de repente con el libro *De voedselzandloper* («El código de la longevidad, 2014), del médico e investigador belga Kris Verburgh.[95] En él, Verburgh defiende la creación de una nueva especialidad médica: la nutrigerontología, un cruce entre geriatría y nutrición. No es el primer médico que reconoce la importancia de una alimentación sana para la salud a largo plazo, pero sí uno de los primeros que culpa al modo en que metabolizamos el azúcar de que no lleguemos a ser más longevos.

Según él, los grandes culpables del envejecimiento de nuestro organismo son los azúcares hipercalóricos tan presentes en nuestra dieta, como la fructosa. Todavía no disponemos de pruebas científicas concluyentes al respecto,[96] pero sí hay estudios recientes que demuestran que los mecanismos hormonales que actúan para digerir los azúcares no sólo acortan nuestra esperanza de vida, sino que además provocan que pasemos parte de ella con peor salud. En animales de laboratorio, la fructosa es un conocido inhibidor de la longevidad.[97] Y en humanos, una dieta baja en fructosa parece ser importante para disfrutar de una vejez saludable,[98] porque la ingesta de este azúcar alto en calorías acorta los telómeros[99] y además parece tener un efecto directo sobre la función reguladora hormonal en animales de laboratorio a través del compuesto FOX01.[100] La mala alimentación y la falta de ejercicio hacen disminuir esta sustancia en los órganos, mientras que una buena alimentación y más ejercicio aumentan sus niveles.[101, 102] Éste es exactamente el mismo mecanismo FOX01 que permite a la medusa hacer su truco de la inmortalidad.[103]

La posibilidad de vivir once años más porque una alimentación sana (sin azúcar) da lugar a un hipotálamo bien regulado por la hormona del crecimiento, o alargar la vida un 40 % tomando píldoras antienvejecimiento (senolíticos)... no es poca cosa. Pero si alguien pensaba que eso ya es una hazaña impresionante del poder de las hormonas, tengo otra noticia: ¡la cosa no acaba aquí!

A finales del siglo pasado, la revista *Nature* publicó los hallazgos de unos investigadores estadounidenses que habían descubierto que un gusano que aún no se había reproducido vivía más tiempo que sus congéneres que ya habían criado.[104] Una vez más, este mecanismo se producía a través de la hormona del crecimiento. Y, de hecho, lo mismo parece existir en los seres humanos, aunque la madre, en particular, se lleva la peor parte en este sentido.[105] Probablemente debido a toda la energía y el desgaste físico que el embarazo supone para el cuerpo.[106] Los padres, en cambio, llegan a una edad más avanzada si han tenido hijas (curiosamente, los hijos varones no suponen ninguna diferencia). Los motivos no están claros, pero posiblemente la educación estereotipada y el reparto de roles entre hombres y mujeres, y los niveles de estrés crónico que conllevan, tengan un cierto impacto.[107] Pocos jóvenes habrá que quieran cambiar por adelantado su posible descendencia por una vida más larga; para mucha gente, es un precio demasiado alto. Pero el resultado más exitoso en esta búsqueda de una vida más larga para los gusanos se consiguió saboteando tanto la reproducción como el metabolismo del azúcar.[108] Los animales con este estilo de vida vivieron más de seis veces más, de veinte a ciento veinticuatro días; una vez más, los investigadores muestran un optimismo cauto ante la posibilidad de usar mecanismos similares en humanos.

¿Qué puedes hacer tú?

Finalmente, nos queda abordar la pregunta siguiente: aparte de todas las brillantes promesas de futuro que se nos hacen, ¿qué podemos hacer nosotros mismos para envejecer de forma saludable? La respuesta es más sencilla de lo que se cree: la edad que sentimos dice algo sobre lo sanos que nos sentimos.[109] Y aunque resulte difícil medirlo en la consulta, las personas mayores que tienen una visión positiva de la vida y/o son religiosas suelen gozar de mejor salud y, de hecho, parecen vivir algunos años más.[110, 111]

Hay estudios que demuestran que las personas de más de ochenta y cinco años con mentalidad positiva viven entre un 10 y un 15 % más que personas de la misma edad con una mentalidad más lúgubre. La melancolía y la mala memoria en la vejez se asocian a concentraciones demasiado bajas de hormonas sexuales masculinas y femeninas.[112, 113] Pero seguro que ya lo has adivinado: por desgracia, el tratamiento con hormonas sexuales no hace desaparecer la melancolía y la depresión como por arte de magia.[114, 115]

Y si las pastillas no son la solución, ¿qué podemos hacer? Escribir a diario lo que nos hace sentir felices y agradecidos, y repetirlo en voz alta varias veces (afirmación positiva), limitarnos a relacionarnos con personas positivas (siguiendo el ya mencionado «dime con quién andas...») y mantener un propósito en la vida (que va desde la práctica de la fe hasta vivir con y para los nietos). ¡Con esto ya se llega muy lejos! También se cree, a raíz de algunos estudios, que el *mindfulness* contribuye a ralentizar el envejecimiento de nuestro cuerpo.[116] En resumen, aún no hay píldoras que alarguen la vida, pero cada vez hay más esperanzas para el Gilgamesh moderno y de mentalidad positiva.

Por eso doy este consejo médico: mantén un equilibrio hormonal óptimo desde ya, con una alimentación sana y mucho ejercicio. Además, es importante mantener un buen ritmo diurno y nocturno.

Más vale coger la costumbre desde la juventud, ¡y eso ya es bastante difícil en los tiempos que corren!

Epílogo

Espero haber podido transmitir mediante este libro mi fascinación por la biología de nuestro sistema hormonal. En los últimos cien años se han desvelado muchísimos misterios sobre la interacción entre las hormonas y la sociedad. Todavía falta investigar mucho sobre las glándulas endocrinas y el tratamiento de las enfermedades hormonales, lo que resulta frustrante para un médico.

Da la sensación de que podemos detectar y tratar las enfermedades hormonales, pero, francamente, todavía hay muchas cosas que no sabemos. Por ejemplo: aún no podemos cartografiar correctamente la liberación hormonal de una glándula en personas sanas, y mucho menos detectar anomalías en una glándula endocrina enferma. Como médicos y pacientes, tenemos que conformarnos con un análisis de sangre, que es como una imagen instantánea, y utilizarlo para valorar el estado de una glándula endocrina. Y cuando iniciamos el tratamiento, no lo hacemos de forma muy diferente a como lo hacíamos hace medio siglo. Como podemos crear hormonas artificialmente, damos a nuestros pacientes fármacos que tienen que tomar o inyectarse a diario. Y aunque estos tratamientos a menudo tienen como resultado que los niveles hormonales se equilibren, no pueden imitar la ingeniosa forma en que una glándula de nuestro cuerpo libera hormonas.[1] En resumen, sigue siendo una forma de tratamiento un tanto rudimentaria, y esa es probablemente la razón por la que tantos pacientes siguen teniendo síntomas.

Tengo muchas esperanzas puestas en los tratamientos para pacientes diabéticos que se inyectan la insulina y el glucagón en el cuerpo a través de una bomba. Las últimas versiones de estas bombas de insulina tienen un sensor que puede medir directamente el efecto sobre los niveles de glucosa en sangre. Gracias al algoritmo de autoaprendizaje que lleva este sensor, este tipo de bomba de insulina se está convirtiendo poco a poco en parte del cuerpo de los pacientes con diabetes, imitando cada vez mejor la función de un páncreas; por ejemplo, estos dispositivos pueden predecir cuánta insulina necesita el cuerpo para mantener los niveles de azúcar en sangre lo más normales posible.[2] Lo cual, por supuesto, es mucho mejor que inyectarse insulina cuatro veces al día. ¿No sería maravilloso que también existieran estos dispositivos inteligentes para las personas con una tiroides lenta o una glándula suprarrenal defectuosa, o para producir la hormona del crecimiento? Afortunadamente, un artículo reciente demostró que, con la ayuda de un sensor, incluso podemos medir en los pacientes las fluctuaciones diarias en las hormonas de la glándula suprarrenal a lo largo del tiempo, lo que es un buen primer paso, ¡de los muchos que aún están por llegar![3]

En mi opinión, queda mucho por hacer en la próxima década. Todavía no sabemos exactamente cómo aparecen las enfermedades endocrinas y qué relación hay entre herencia, entorno y microbioma intestinal, por no hablar de disponer de una prueba fiable que detecte con precisión qué personas corren el riesgo de desarrollar determinadas enfermedades. Queremos poder ofrecer a estas personas un tratamiento que pueda ralentizar o, mejor aún, revertir su enfermedad. El tiempo dirá si lo conseguimos; en todo caso, será muy emocionante.

Escribir este libro me ha costado sangre, sudor y lágrimas. Había subestimado el tiempo que se necesita para plasmar los pensamientos en papel. Sobre todo porque, como científicos, estamos entrenados para informar de los resultados de los estudios de forma concisa, pero este libro me ha obligado a recorrer el camino inverso y aprender a redactar mi mensaje de forma narrativa. Un proceso con el que he aprendido mucho, entre otras cosas porque volvía una y otra vez a la aleccionadora conclusión de que en realidad sabemos muy poco sobre la causa de nuestras enfermedades. No vivimos aislados del mundo que nos rodea. Es fascinante ver que en la Antigüedad ya lo sabían, y que eso les inspiró a buscar sin descanso nuevos tratamientos para aliviar el sufrimiento de sus semejantes. Al fin y al cabo, el juramento que todo médico debe prestar al licenciarse dice: «Prometo promover los conocimientos médicos propios y los de los demás.»[4] Espero que este libro haya contribuido a ello.

Agradecimientos

Mi padre y Diederik van Geel (médicos de familia en Brunssum, donde me crié) fueron, cada uno a su manera, un ejemplo para mi actual trabajo de médico.

Querido papá, como médico de familia eras un auténtico médico de pueblo. De niño me dejabas acompañarte cuando hacías visitas domiciliarias en viejas granjas cuyos residentes a veces solo hablaban el dialecto de Limburgo o alemán, y veía cómo les diagnosticabas con facilidad sin aparatos, y cómo los tratabas.

Diederik †, padre de Roderik, me enseñaste precisamente a mirar las cosas con independencia y a veces con más objetividad, y lo divertido que es jugar con las palabras y el lenguaje. Lástima que ya no estés con nosotros para ver la publicación de este libro.

Querida mamá, gracias por compartir todas las experiencias como enfermera a finales de los años sesenta que contabas con gusto en casa (como la lección que diste a internos y residentes en Tilburg). Vuestras historias me han enseñado que siempre debo tratar a las personas con amor y respeto, pero también exigirles responsabilidades.

Queridas hermanas Ilse y Sabine, y vuestros compañeros Gijsjan y Joeri: gracias por vuestra calidez y por todos los buenos ratos.

Aparte del título de médico, Utrecht me dio tres cosas más: amistades para toda la vida, el amor de mi vida y mis suegros Speelman, que me ayudaron a adquirir conocimientos sobre la Biblia.

Señora Nolet, mi profesora de lenguas clásicas: en el instituto me dijo que hiciera una carrera de letras, pero acabé decantándome por las ciencias puras. Sin embargo, espero que con este libro haya demostrado la vertiente lingüística de mi formación.

Querido Paul Bouter, hace veintidós años, cuando era residente, me senté en un taburete a tu lado en tu consulta. Mi fascinación por la endocrinología y la diabetes nació en Den Bosch.

Queridos Marije y Huib de Goeij, pasamos meses juntos en el departamento de oncología pediátrica del UMC de Ámsterdam en 2011, durante el tratamiento de Matthias y Faas. Hemos compartido alegrías y penas. Willemijn y yo os agradecemos mucho la preciosa amistad que surgió allí.

Por último, quiero dar las gracias a las siguientes personas, a quienes menciono sin ningún orden en particular: Hans Sauerwein, Manon Schreuder, Joost Hoekstra, Paul Lips, Tessa Busch-Westbroek, Martin den Heijer, Mieke Godfried, Frits Holleman, Hans de Vries, Daniël van Raalte, Mark Kramer, Marleen Kemper, Carla Hollak, Michaela Diamant †, Robert Heine, Paul van Trotsenburg, Gabor Linthorst, Peter Bisschop, Bart Roep y Mireille Serlie, que me enseñaron endocrinología.

Fredrik Bäckhed, Martin Blaser y Willem de Vos, que me formaron sobre el microbioma intestinal. Erik Stroes, Harry Büller, John Kastelein, Peter Speelman, Marcel Levi, Joost Hoekstra, Jeff Esko, que me enseñaron ciencia.

También quiero dar las gracias a Roderik van Geel, Sander Schouten, Rogier van Tooren, Jeroen van Eendenburg, Victor Gerdes, Bert Groen, Pieter Speelman, Jan-Jaap Bakker, Peter Balk, Johan Esselink, Boaz Klein Haneveld, Celeste Snoek, Friso Verschoor, Mirjam Abdulrahman, Michiel y Marit van de Sande, Pascalle Rademaekers y Suthesh Sivapalaratnam, por los buenos debates y su valiosa amistad.

Mis compañeros de la asociación de estudiantes de Utrecht y los miembros del Tastevin de Ámsterdam, porque gracias a ellos no sólo he seguido siendo un ratón de biblioteca, sino que he evitado convertirme en un adicto al trabajo.

Hans Romijn, Eric Fliers, Maarten Soeters y Frida van den Maagdenberg por su lectura crítica del manuscrito. Alex Bakker por sus comentarios sobre el capítulo 4.

Myrthe Frissen: gracias por toda la ayuda con la búsqueda de fuentes.

Anne Kramer: Sin ti, este libro nunca habría existido. Haye Koningsveld, Mariska Kortie y Jacqueline de Jong, de la editorial De Bezige Bij, así como Catharina Schilder.

Arnold van de Laar, Jet Hopster, Lara Bressser: gracias por vuestra ayuda en la redacción.

Mis pacientes y alumnos de doctorado, por toda la inspiración.

Willemijn y mis hijos. Qué fiesta es la vida con vosotros. El vaso está medio lleno, y seguirá estándolo siempre.

Notas

Prólogo

1 Mantel, H. (2003), *Giving up the Ghost*, Londres, Fourth Estate. [Hay trad. cast.: *Los fantasmas de una vida*, Barcelona, Destino, 2023.]

Introducción

1 https://www.trouw.nl/nieuws/professor-galjaard-neemt-afscheid~-b513d97e/

2 Bayliss, W. M. y E. H. Starling (1902), «On the causation of the so-called "Peripheral Reflex Secretion" of the pancreas», *Proc Roy Soc*, 69:352-353.

3 Bayliss, W. M. y E. H. Starling (1902), «The mechanism of pancreatic secretion», *J Physiol*, 28: 325-353.

4 https://www.nobelprize.org/prizes/medicine/1904/summary/

5 Berthold, A. A. (1849), «Transplantation der Hoden», *Archiv für Anatomie, Physiologie und Wissenschaftliche Medicin*, Berlín, J. Müller, Veit & Co.

6 https://es.wikipedia.org/wiki/Heart_of_a_Dog

7 Cussons, A. J., Bhagat, C. I., Fletcher, S. J. y J. P. Walsh (2002), «Brown-Séquard Revisited: A Lesson from History on The Placebo Effect of Androgen Treatment», *J Aust*, diciembre; 2-16; 177(11-12): 678-679.

8 Knegtmans, P. J. (2014), *Geld, ijdelheid en hormonen. Ernst Lacqueur (1880-1947), hoogleraar en ondernemer*, Ámsterdam, Boom.

9 Carson, R. (1962), *Dode lente*, Ámsterdam, Becht. [Hay trad. cast.: *Primavera silenciosa*, Barcelona, Luis de Caralt, 1964.]

10 Rikken. B. *et al.* (1996), «Hypofysair groeihormoon en de ziekte van Creutzfeldt-Jakob in Nederland», *Ned Tijdschr Geneeskd*, 1996, 140, 1163-1165.

11 https://www.descentrum.nl/voor-des-dochters

1. Primero el huevo, luego la gallina

1 Stockley, P. (2011), «Female Competition and Its Evolutionary Consequences in Mammals», *Biological Reviews*, 86(2); 341-366.

2 Van Schaik, C. y J. B. Silk (2013), «Contributions of Sarah Blaffer Hrdy», *Evol Anthropol*, 22(5): 200-201.

3 http://www.bbc.co.uk/mediacentre/mediapacks/planet-earth-ii/cities

4 Bethmann, D. *et al.* (2009), «Why are More Boys Born During War? Evidence from Germany at Mid Century», *Ruhr Economic Paper*, n.º 154; 14 páginas colgadas el 12 dic.

5 Abreu, A. P. y U. B. Kaiser (2016), «Pubertal development and regulation», *Lancet Diabetes Endocrinol*, marzo; 4(3): 254-264.

6 Carson. R. (1962), *Dode lente*, Ámsterdam, Becht. [Hay trad. cast.: *Primavera silenciosa*, Barcelona, Luis de Caralt, 1964.]

7 Kasteren. J. van (1996), «De kwaliteit van het mannelijk zaad», Nemokennislink.nl

8 Carlsen, E. y N. E. Skakkebaek (1992), «Evidence for decreasing quality of semen during past 50 years», *BMJ*, 12 de septiembre; 305(6854), 609-613. doi: 10.1136/bmj.305.6854.609.

9 Tiegs, A. W. *et al.* (2019), «Total Motile Sperm Count Trend Over Time: Evaluation of Semen Analyses From 119,972 Men From Subfertile Couples», *Urology*, octubre; 132: 109-116.

10 Mammi, C. *et al.* (2012), «Androgens and adipose tissue in males: a complex and reciprocal interplay», *Int J Endocrinol*: 789653.

11 Levine H. *et al.* (2017), «Temporal trends in sperm count: a systematic review and meta-regression analysis», en *Hum Reprod Update*, 1 de noviembre; 23(6): 646-659.

12 Zerjal, T. *et al.* (2003),«Genetic Legacy of The Mongols», *Am J Hum Genet*, marzo; 72(3), 717-721.

13 Barker, D. J. P., Lampl, M., Roseboom, T. y N. Winder (2012), «Resource Allocation in Utero and Health in Later Life», *Placenta*, noviembre; 33 Suppl 2: e30-e34.

14 Lumey, L. H. y A. D. Stein (1997), «Offspring Birth Weights after Maternal Intrauterine Undernutrition: a Comparison within Sibships», *Am J Epidemiol*, 146(10), 810-819.

15 Ward, Z. J. *et al.* (2019),«Projected U. S. State-Level Prevalence of Adult Obesity and Severe Obesity», en *N Engl J Med*, 19 de diciembre; 381(25), 2440-2450.

16 Han, J. *et al.* (2005), «Long-Term Effect of Maternal Obesity on Pancreatic Beta Cells of Offspring: Reduced Beta Cell Adaptation to High Glucose and High-Fat Diet Challenges in Adult Female Mouse Offspring», *Diabetologia*, vol. 48, 1810-1818.

17 Gaspar, R. S. *et al.* (2021), «Maternal and offspring high-fat diet leads to platelet hyperactivation in male mice offspring», *Scientific Reports*, vol. 11, número de artículo: 1473.

18 Rodríguez-González, G. L. *et al.* (2015), «Maternal Obesity and Overnutrition Increase Oxidative Stress in Male Rat Offspring Reproductive System and Decrease Fertility», *International Journal of Obesity*, vol. 39, 549556.

19 Beemsterboer, S. N. (2006), «The Paradox of Declining Fertility but Increasing Twinning Rates with Advance Maternal Age», *Human Reproduction*, 21(6), 1531-1532.

20 Azziz, R., Dumesic, D. A. y M. O. Goodarzi (2011), «Polycystic ovary syndrome: an ancient disorder?», *Fertil Steril*, 95(5).

21 Kumar, P. *et al.* (2011), «Ovarian Hyperstimulation Syndrome», *J Hum Reprod Sci*, mayo-agosto; 4(2), 70-75.

22 Taguchi, O. *et al.* (1984), «Timing and Irreversibility of Müllerian Duct Inhibition in the Embryonic Reproductive Tract of the Human Male», *Developmental Biology*, 106 (2), 394-398.

23 Mauro, S. *et al.* (2021), «New Insights into Anti-Müllerian Hormone Role in the Hypothalamic-Pituitary-Gonadal Axis and Neuroendocrine Development», *Cellular and Molecular Life Sciences*, vol. 78, 1-16.

24 Wiweko, B. *et al.* (2014), «Anti-Mullerian Hormone as a Diagnostic and Prognostic Tool for PCOS Patients», *J Assist Reprod Genet*, octubre; 31(10), 1311-1316.

25 Oncul, M. (2014), «May AMH levels distinguish LOCAH from PCOS among hirsute women?», *Eur Journal of Obstetric Gynecol Reprod Biol*, Jul; 178: 183-187.

26 Pardoe, R. (1988), *The Female Pope; the Mystery of Pope Joan; the First Complete Documentation of the Facts Behind the Legend*, Cru-

cible Publishers, Thorsons Publishing group, Wellingborough, Reino Unido. [Hay trad. cast.: *El Papa mujer. El misterio de la Papisa Juana*, Barcelona, Martínez Roca, 1990.]

27 New, M. I. y E. S. Kitzinger (1993), «Pope Joan: a recognizable syndrome», *J Clin Endocrinol Metab*, enero; 76 (1), 3-13.

28 Speiser, P. W. (1985), «High frequency of nonclassical steroid 21-hydroxylase deficiency», *Am J Hum Genet*, julio; 37(4), 650-667.

29 Yaron, Y. *et al.* (2002), «Maternal Serum hCG is Higher in the Presence of a Female Fetus as Early as Week 3 Post-Fertilization», *Human Reprod*, febrero; 17(2), 485-489.

30 Lee, N. *et al.* (2011), «Nausea and Vomiting of Pregnancy», *Gastroenterol Clin North Am*, junio; 40(2): 304-334, VII.

31 Buckwalter J. G. (1999), «Pregnancy, the Postpartum, and Steroid Hormones: Effects on Cognition and Mood», *Psychoneuroendocrinology*, enero; 24(1), 69-84.

32 https://en.wikipedia.org/wiki/The_Distaff_Gospels

33 McFadzen, M. *et al.* (2017), «Maternal Intuition of Fetal Gender», *J Patient Cent Res Rev*, verano; 4(3), 125-130.

34 https://www.sciencedirect.com/topics/veterinary-science-and-veterinary-medicine/human-placental-lactogen

35 Abu-Raya, B. *et al.* (2020), «Maternal Immunological Adaptation During Normal Pregnancy», *Front. Immunol*, 7 de octubre; 11, 575197.

36 https://www.sciencedirect.com/science/article/abs/pii/S0301211520304334

37 Keynes, M. (2000),«The aching head and increasing blindness of Queen Mary I», *Med Biogr*, mayo; 8(2), 102-109.

38 Deelen. M. (2020), «Melk van allebei je moeders, dat kan dus ook», *de Volkskrant*, 5 de junio de 2020.

39 Guastellaa, A. J. *et al.* (2010), «Intranasal Oxytocin Improves Emotion Recognition for Youth with Autism Spectrum Disorders», *Biological Psychiatry*, vol. 67, n.º 7, 692-694.

40 Swaab, D. F., Boer, G. J., Boer, K., Dogterom, J., Van Leeuwen, F. W. y M. Visser (1978), «Fetal neuroendocrine mechanisms in development and parturition», *Prog Brain Res*, 48, 277-290.

41 Bell, A. F. *et al.* (2014), «Beyond labor: the Role of Natural and Synthetic Oxytocin in the Transition to Motherhood», *J Midwifery Womens Health*, enero-febrero; 59(1): 35-42.

42 Carvalho, B. *et al.* (2006), «Experimental heat pain for detecting pregnancy-induced analgesia in humans», *Anesthesia & Analgesia*, vol. 103(5), 1283-1287.

43 Knechtle, B. *et al.* (2018), «Physiology and Pathophysiology in Ultra-Marathon Running», *Front Physiol*, 1 de junio; 9, 634.

44 https://es.wikipedia.org/wiki/Papiro_Ebers

45 https://www.ncbi.nlm.nih.gov/books/NBK53528/

46 Strandwitz, P. (2018), «Neurotransmitter Modulation by the Gut Microbiota», *Brain Res*, 15 de agosto; 1693(Pt B): 128-133.

47 Schulte, E. M. *et al.* (2015), «Which Foods May Be Addictive? The Roles of Processing, Fat Content, and Glycemic Load», *PLoS One*, 18 de febrero; 10(2), e0117959.

48 Tasca, C. *et al.* (2012), «Women And Hysteria In The History Of Mental Health», *Clin Pract Epidemiol Ment Health* 8, 110-119.

49 Maines, R. P. (1998), *The Technology of Orgasm: 'Hysteria', the Vibrator, and Women's Sexual Satisfaction*, Baltimore, The Johns Hopkins University Press.

50 Anders, S. M. van (2009), «Associations among physiological and subjective sexual response, sexual desire, and salivary steroid hormones in healthy premenopausal women», *J Sex Med*, marzo; 6(3), 739-751.

51 Stevenson, S. y J. T. Thronton (2007), «Effect of estrogens on skin aging and the potential role of serms», *Clin Interv Aging*, septiembre; 2(3), 283-297.

52 Munn, D. H. *et al.* (1998), «Prevention of Allogeneic Fetal Rejection by Tryptophan Catabolism», *Science*, 21 de agosto; 281(5380), 1191-1193.

53 Russo, S. *et al.* (2009), «Tryptophan as an Evolutionarily Conserved Signal to Brain Serotonin: Molecular Evidence and Psychiatric Implications», *World J Biol Psychiatry*; 10(4), 258-268.

54 Høgh, S., Hegaard, H. K., Renault, K. M. *et al.* (2021), «Short-Term Oestrogen as a Strategy to Prevent Postpartum Depression in High-Risk Women: Protocol for the Double-Blind, Randomised, Placebo-Controlled mama Clinical Trial», *BMJ Open*; 11: e052922.

55 Edelstein, R. S. *et al.* (2015), «Prenatal hormones in first-time expectant parents: Longitudinal changes and within-couple correlations», *Am J Hum Biol*, mayo-junio; 27(3), 317-325.

56 Li, T. *et al* (2017), «Intranasal oxytocin, but not vasopressin, augments neural responses to toddlers in human fathers», *Horm Behav*, julio; 93, 193-202.

57 Mascaro, J. S., Hackett, P. D. y J. K. Rilling (2014), «Differential neural responses to child and sexual stimuli in human fathers

and non-fathers and their hormonal correlates», *Psychoneuroendocrinology*, agosto; 46, 153-163.

58 Gettler, L. T. *et al.* (2011), «Longitudinal evidence that fatherhood decreases testosterone in human males», PNAS, 108 (39): 16194-16199.

59 Fleming, A. S. *et al.* (2002), «Testosterone and prolactin are associated with emotional responses to infant cries in new fathers», *Hormones and Behavior*, 42(4): 399-413. Véase también: https://pubmed.ncbi.nlm.nih.gov/25504 668/

60 Masoni, S. *et al.* (1994), «The couvade syndrome», *Psychosom Obstet Gynaecol*, septiembre; 15(3), 125-131.

61 Miller, S. L. y J. K. Maner (2010), «Scent of a woman: men's testosterone responses to olfactory ovulation cues», *Psychol Sci*, 21(2), 276-283.

62 http://en.antiquitatem.com/couvade-matriarchy-gynecocracy-apolloniu, y https://en.wikipedia.org/wiki/Couvade

63 Cohn, B. A. (1994), «In search of human skin pheromones», *Arch Dermatol*, 130 (8), 1048-1051.

64 Trotier, D. (2011), «Vomeronasal organ and human pheromones», *Eur Ann Otorhinolaryngol Head Neck Dis.*, septiembre, 128(4), 184-190.

65 Keverne, E. B. (1999), «The vomeronasal organ», *Science*, 22 de octubre; 286(5440): 716-720.

66 Stoyanov, G., Moneva, K., Sapundzhiev, N. y A. B. Tonchev (2016), «The vomeronasal organ – incidence in a Bulgarian population», *The Journal of Laryngology and Otology*, 130 (4), 344-347.

67 Verhaeghe, J. *et al.* (2013), «Pheromones and their effect on women's mood and sexuality», *Facts Views. Vis Obgyn*, 5(3), 189-195.

68 Miller, G. (2007), «Ovulatory cycle effects on tip earnings by lap dancers: Economic evidence for human estrus?», *Evolution and Human Behavior* (28), 375-381.

69 http://healthland.time.com/2011/09/13/why-do-dads-have-lower-levelsof-testosterone/

70 https://es.wikipedia.org/wiki/Efecto_Coolidge

71 Pizzari, T. *et al.* (2003), «Sophisticated Sperm Allocation in Male Fowl», *Nature*, 426, 70-74, doi: 10.1038/nature02004.

72 Fiorino, D. F., Coury, A. y Phillips, A. G. (1997), «Dynamic Changes in Nucleus Accumbens Dopamine Efflux During the

Coolidge Effect in Male Rats», *Journal of Neuroscience*, 17(12), 4849-4855.

2. El gran salto

1 Hompes, T. *et al.* (2013), «Investigating the influence of maternal cortisol and emotional state during pregnancy on the dna methylation status of the glucocorticoid receptor gene (NR3C1) promoter region in cord blood», *Journal of Psychiatric Research*, vol. 47, n.º 7, julio, 880-891.
2 Radtke, K. M. *et al.* (2015), «Epigenetic Modifications of the Glucocorticoid Receptor Gene Are Associated with the Vulnerability to Psychopathology in Childhood Maltreatment», *Translational Psychiatry*, vol. 5, e571.
3 Hansen, D. *et al.* (2000), «Serious Life Events and Congenital Malformations: a National Study with Complete Follow-Up», *Lancet*, 9 de septiembre; 356(9233), 875-880, doi: 10.1016/S0140-6736(00)02676-3.
4 Laplante, D. P. *et al.* (2004), «Stress During Pregnancy Affects General Intellectual and Language Functioning in Human Toddlers», *Pediatric Research*, vol. 56, 400-410.
5 https://www.nobelprize.org/prizes/medicine/1977/summary/
6 Forest, M.G. *et al.* (1973),«Total and Unbound Testosterone Levels in The Newborn and in Normal and Hypogonadal Children: Use of a Sensitive Radioimmunoassay for Testosterone», *J Clin Endocrinol Metab*, junio; 36(6), 1132-1142.
7 Forest, M. G., Sizonenko, P. C., Cathiard, A. M. y J. Bertrand (1974), «Hy-pophyso-Gonadal Function in Humans During the First Year of Life. 1 Evidence for Testicular Activity in Early Infancy», *J Clin Invest*, marzo; 53(3), 819-828.
8 Andersson, A. M. *et al.* (1998), «Longitudinal Reproductive Hormone Profiles in Infants: Peak of Inhibin B Levels in Infant Boys Exceeds Levels in Adult Men», *J Clin Endocrinol Metab*, febrero; 83(2), 675-681.
9 François, C.M. *et al.* (2017), «A Novel Action of Follicle-Stimulating Hormone in the Ovary Promotes Estradiol Production Without Inducing Excessive Follicular Growth Before Puberty», *Sci Rep*, 11 de abril; 7, 46222.

[10] https://www.ncj.nl/richtlijnen/alle-richtlijnen/richtlijn/?richtlijn=2&rlpag=378

[11] Sømod, M. E. *et al.* (2016), «Increasing incidence of premature thelarche in the Central Region of Denmark – Challenges in differentiating girls less than 7 years of age with premature thelarche from girls with precocious puberty in real-life practice», *Pediatric Endocrinology*, 2016(4).

[12] Kinson, G. A. (1976), «Pineal factors in the control of testicular function», *Adv Sex Horm Res.*, 2, 87-139.

[13] Descartes, R. (1664), *Traité de l'homme*, París, Charles Angot. [Hay trad. cast.: *El tratado del hombre*, Madrid, Alianza, 1990.]

[14] Partsch, C. J. y W. G. Sippell (2001), «Pathogenesis and epidemiology of precocious puberty. Effects of exogenous oestrogens», *Hum Reprod Update*, mayo-junio; 7(3), 292-302.

[15] https://www.dailymail.co.uk/femail/article-508020/The-girls-startedgoing-puberty-three.html

[16] Okdemir, D. *et al.* (2014), «Premature thelarche related to fennel tea consumption?», *J Pediatr Endocr Met*, 27(1-2), 175-179.

[17] https://onlinelibrary.wiley.com/doi/full/10.1111/jpc.12837

[18] Zung, A. (2008), «Breast Development in the First 2 Years of Life: an Association with Soy-Based Infant Formulas», *Pediatr Gastroenterol Nutr*, febrero; 46(2), 191-195.

[19] Andersson, A. M. y N. E. Shakkeback (1999), «Exposure to exogenous estrogens in food: possible impact on human development and health», *Eur J Endocrinol*, junio; 140(6), 477-485.

[20] Sáenz De Rodríguez, C. y M. Toro-Solá (1982), «Anabolic Steroids in Meat and Premature Telarche», *The Lancet*, 319(8284), 1300.

[21] Pérez Comas, A. (1982), «Precocious Sexual Development in Puerto Rico», *The Lancet*, 319(8284), 1299-1300. Loizzo, A. *et al.* (1984), «The Case of Diethylstilbestrol Treated Veal Contained in Homogenized Baby-Foods in Italy. Methodological and Toxicological Aspects», *Ann Ist Super Sanita*, vol. 20, n.º 2-3, 215-220.

[22] Gaspari, L., Morcrette, E., Jeandel, C., Valé, F. D, Paris, F. y C. Sultan (2014), «Dramatic Rise in the Prevalence of Precocious Puberty in Girls over the Past 20 Years in the South of France», *Horm Res Ped.*; 82 supl. 1, 291-292.

[23] https://www.rivm.nl/en/news/dutch-people-eat-more-healthy-foodsmore-plant-products-less-red-and-processed-meat-0

[24] Hoffman, J. R. y M. J. Falvo (2004), «Protein – Which is Best?», *J. Sports Sci. Med.*, 3, 118-130.
[25] Barrett, J. R. (2002), «Soy and children's health: a formula for trouble», *Environ Health Perspect*, junio; 110(6), A294-6.
[26] Strom, B. L. *et al.* (2001), «Exposure to soy-based formula in infancy and endocrinological and reproductive outcomes in young adulthood», *JAMA*, 15 de agosto; 286(7), 807-814.
[27] Colborn, Th. (1990), *Great Lakes, Great Legacy?*, Institute for Research and Public Policy.
[28] Gaspari, L. (2012), «High Prevalence of Micropenis in 2710 Male New borns from an Intensive-Use Pesticide Area of Northeastern Brazil», *Int J Androl*, junio; 35(3), 253-264.
[29] https://en.wikipedia.org/wiki/Scoubidou
[30] Paris, F. *et al.* (2013), «Increased serum estrogenic bioactivity in girls with premature thelarche: a marker of environmental pollutant exposure?», *Gynecol Endocrinol*, agosto; 29(8), 788-792.
[31] Gaspari, L. (2011), «Peripheral precocious puberty in a 4-month-old girl: role of pesticides?», *Gynecol Endocrinol*, septiembre; 27(9), 721-724.
[32] Vogiatzi, M. G. *et al.* (2016), «Menstrual Bleeding as a Manifestation of Mini-Puberty of Infancy in Severe Prematurity», *J Pediatr*, noviembre; 178, 292-295.
[33] Mendez, M. A. *et al.* (2002), «Soy-based formulae and infant growth and development: a review», *J Nutr*, agosto; 132(8), 2127-2130.
[34] https://allthatsinteresting.com/annie-jones-bearded-lady
[35] https://isgeschiedenis.nl/nieuws/julia-pastrana-de-mexicaanse-aapvrouw
[36] https://es.wikipedia.org/wiki/Krao_Farini
[37] The L. A. Circus Congress of Freaks and Exotics.
[38] Véase Instagram, Rose Geil, Harnaam Kaur.
[39] Thorup, J. *et al.* (2010), «What is new in cryptorchidism and hypospadias – a critical review on the testicular dysgenesis hypothesis», *J Pediatr Surg*, octubre; 45(10), 2074-2086.
[40] Fawzy, F. *et al.* (2015), «Cryptorchidism and Fertility», *Clin Med Insights Reprod Health*, 22 de diciembre; 9, 39-43.
[41] Gill, W. B. (1988), «Effects on Human Males of in Utero Exposure to Exogenous Sex Hormones», Mori T. y H. Nagasawa (Eds.), *Toxicity of Hormones in Perinatal Life*, Boca Raton, CRC Press Inc., 161-177.

42 https://historiek.net/testikel/64849/

43 Ford, B. (2011), *Secret Weapons: Technology, Science And The Race To Win World War II*, Bloomsbury Publishing Plc. [Hay trad. cast.: *Armas secretas. Tecnología bélica, experimentos y avances para ganar la II Guerra Mundial*, Madrid, Lipsa, 2013.]

44 Brucker-Davis, F. *et al.* (2003), «Update on cryptorchidism: endocrine, environmental and therapeutic aspects», *J Endocrinol Invest*, junio; 26(6), 575-587.

45 García-Rodríguez, F. *et al.* (1996), «Exposure to pesticides and cryptorchidism: geographical evidence of a possible association», *Environ Health Perspect*, octubre; 104(10), 1090-1095.

46 Imajima, T. *et al.* (1997), «Prenatal phthalate causes cryptorchidism postnatally by inducing transabdominal ascent of the testis in fetal rats», *J Pediatr Surg*, enero; 32(1), 18-21.

47 Hadziselimovic, F. *et al.* (2005), «The importance of mini-puberty for fertility in cryptorchidism», *The Journal of Urology*, 174, 1536-1539.

48 Zhang, R., *et al.* (2002), «A quantitative (stereological) study of the effects of experimental unilateral cryptorchidism and subsequent orchiopexy on spermatogenesis in adult rabbit testis», *Reproduction*, 124(1), 95-105.

49 Moon, J. *et al.* (2014), «Unilateral cryptorchidism induces morphological changes of testes and hyperplasia of Sertoli cells in a dog», *Lab Anim Res*, diciembre; 30(4), 185-189.

50 Verkauskas, G. *et al.* (2016), «Prospective study of histological and endocrine parameters of gonadal function in boys with cryptorchidism», *J Pediatr Urol*, agosto; 12(4), 238, e1-6.

51 Boas, M. *et al.* (2006), «Postnatal penile length and growth rate correlate to serum testosterone levels: a longitudinal study of 1962 normal boys», *Eur J Endocrinol*, enero; 154(1), 125-129.

52 Koskenniemi, J. *et al.* (2018), «Postnatal Changes in Testicular Position Are Associated With IGF-I and Function of Sertoli and Leydig Cells», *J Clin Endocrinol Metab*, 1 de abril; 103(4), 1429-1437.

53 Bin-Abbas, B. *et al.* (1999), «Congenital hypogonadotropic hypogonadism and micropenis: effect of testosterone treatment on adult penile size why sex reversal is not indicated», *J Pediatr*, mayo; 134(5), 579-583.

54 Reiner, W. G. *et al.* (2004), «Discordant sexual identity in some genetic males with cloacal exstrophy assigned to female sex at birth», *N Engl J Med*, 22 de enero; 350(4), 333-341.

[55] Reiner, W. G. (2005), «Gender identity and sex-of-rearing in children with disorders of sexual differentiation», *J Pediatr Endocrinol Metab*, junio; 18(6), 549-553.

[56] Hines, M. *et al.* (2015), «Early androgen exposure and human gender development», *Biol Sex Differ*, 26 de febrero; 6, 3.

[57] https://en.wikipedia.org/wiki/Foekje_Dillema

[58] Dohle, M. J. M. (2008), *Het verwoeste leven van Foekje Dillema*, Ámsterdam, De Arbeiderspers.

[59] https://www.npostart.nl/andere-tijden-sport/29-07-2018/vpwon_1293632

[60] Véase nota 57.

[61] Stiles, J. *et al.* (2010), «The basics of brain development», *Neuropsychol Rev*, diciembre; 20(4), 327-348.

[62] Hines, M. *et al.* (2016), «The early postnatal period, mini-puberty, provides a window on the role of testosterone in human neurobehavioural development», *Current Opinion in Neurobiology*, 38, 69-73.

[63] Swaab, D. (2010), *Wij zijn ons brein. Van baarmoeder tot alzheimer*, Ámsterdam, Contact. [Hay trad. cast.: *Somos nuestro cerebro: cómo pensamos, sufrimos y amamos*, Barcelona, Plataforma, 2014.]

[64] Pasterski, V. L. *et al.* (2005), «Prenatal hormones and postnatal socialization by parents as determinants of male-typical toy play in girls with congenital adrenal hyperplasia», *Child Dev*, enero-febrero; 76(1), 264-278.

[65] Lamminmaki, A. *et al.* (2012), «Testosterone measured in infancy predicts subsequent sex-typed behavior in boys and in girls», *Hormones and Behavior*, 61, 611-616.

[66] Pasterski, V. L. *et al.* (2015), «Postnatal penile growth concurrent with minipuberty predicts later sex-typed play behavior: Evidence for neurobehavioral effects of the postnatal androgen surge in typically developing boys», *Hormones and Behavior*, 69, 98-105.

[67] Wallen, K. (1996), «Nature needs nurture: the interaction of hormonal and social influences on the development of behavioral sex differences in rhesus monkeys», *Hormones and Behavior*, 30, 4, 364-378.

[68] Morgan, K. *et al.* (2011), «The sex bias in novelty preference of preadolescent mouse pups may require testicular Müllerian inhibiting substance», *Behav Brain Res*, 1 de agosto; 221(1), 304-306.

[69] Golombok, S. y J. Rust (1993), «The Measurement of Gender Role Behaviour in Pre-School Children: a Research Note», *Journal of Child Psychology and Psychiatry*, 34(5), 805-811.

[70] Alexander, G. (2014),«Postnatal testosterone concentrations and male social development», *Front Endocrinol* (Lausana), 21 de febrero; 5, 15.

[71] Pankhurst, M. W. *et al.* (2012), «Inhibin B and anti-Müllerian hormone/ Müllerian-inhibiting substance may contribute to the male bias in autism», *Transl Psychiatry*, 14 de agosto; 2(8), e148.

[72] Hadziselimovic, F. *et al.* (2014), «Decreased expression of genes associated with memory and x-linked mental retardation in boys with non-syndromic cryptorchidism and high infertility risk», *Mol Syndromol*, febrero; 5(2), 76-80.

[73] Hadziselimovic, F. *et al.* (2017), «Genes Involved in Long-Term Memory Are Expressed in Testis of Cryptorchid Boys and Respond to gnrha Treatment», *Cytogenet Genome Res*, 152(1), 9-15.

[74] Schaadt, G. *et al.* (2015), «Sex hormones in early infancy seem to predict aspects of later language development», *Brain Language*, 141, 70-76.

[75] Hier D. B. y W. F. Crowley (1982), «Spatial ability in androgen-deficient men», *N Engl J Med*, 306, 1202-1205.

3. Dolores de crecimiento y mariposas en el estómago

[1] Hall, G. S. (1904), *Adolescence. Its psychology and its relations to physiology, anthropology, sociology, sex, crime, religion and education*, Nueva York, D. Appleton & Company.

[2] https://www.theguardian.com/society/2012/oct/21/puberty-adolescencechildhood-onset

[3] Euling, S. Y. *et al.* (2008), «Examination of us puberty-timing data from 1940 to 1994 for secular trends: panel findings», *Pediatrics*, febrero; 121 Supl. 3, S172-191.

[4] Lee, J. M. *et al.* (2016), «Timing of Puberty in Overweight Versus Obese Boys», *Pediatrics*, febrero; 137(2), e20150164.

[5] Tanner, J. M. (2010), *A History of the Study of Human Growth*. Cambridge University Press.

[6] https://es.wikipedia.org/wiki/Las_partes_de_los_animales

[7] Rall, G. F. (1669), *De generatione animalium disquisitio medico-physica in qua celeberrimorum virorum*, Fráncfort, Melchior Klosemann, 164-165.

[8] Protsiv, M. *et al.* (2020), «Decreasing human body temperature in the United States since the industrial revolution», *Elife*, 7 de enero; 9, e49555.

[9] Janssen, D. F. (2021), «Puer Barbatus: Precocious Puberty in Early Modern Medicine», *Journal of the History of Medicine and Allied Sciences*, vol. 76, 1.ª edición, enero, 20-52.

[10] https://www.nrc.nl/nieuws/2008/03/22/ik-ruik-seks-11508699-a160883

[11] McClintock, M. K. (1971), «Menstrual Synchrony and Suppression», *Nature*, 229(5282), 244-245.

[12] Stern, K. y M. K. McClintock (1998), «Regulation of Ovulation by Human Pheromones», *Nature*, 392(6672), 177-179.

[13] Shinohara, K. *et al.* (2001), «Axillary Pheromones Modulate Pulsatile LH Secretion in Humans», *Neuroreport*, 12(5), 893-895.

[14] Daw, S. F. (1970), «Age of Boy's Puberty in Leipzig, 1727-1749, as Indicated by Voice Breaking», «J. S. Bach's Choir Members», *Human Biology*, 42, 1, 87-89.

[15] https://www.jellejolles.nl/kennisarchief/boeken/tienerbrein/

[16] Crone, E. *et al.* (2018), «Media use and brain development during adolescence», *Nat Commun*; 9, 588.

[17] Spielberg, J. M. *et al.* (2015), «Pubertal testosterone influences threat-related amygdala-orbitofrontal cortex coupling», *Soc Cogn Affect Neurosci*, Mar, 10(3), 408-415.

[18] Cardoos, S. L. *et al.* (2017), «Social status strategy in early adolescent girls: Testosterone and value-based decision making», *Psychoneuroendocrinology*, 81, 14-21.

[19] Nave, G. *et al.* (2017), «Single-Dose Testosterone Administration Impairs Cognitive Reflection in Men», *Psychol Sci*, 28(10), 1398-1407.

[20] Chicaiza-Becerra, L., Garcia-Molina, M. *et al.* (2017). *Prenatal testosterone predicts financial risk taking: Evidence from Latin America Personality and Individual Differences*, 116(1), 32-37.

[21] https://en.wikipedia.org/wiki/Coming_of_Age_in_Samoa

[22] Bourbon, N. (Cratander 1533), *Nugae (Bagatelles)*, reimpresión Librarie Droz; edición bilingüe (31 de diciembre de 2008).

23 Goleman, D. (1996), *Emotionele intelligentie*, Ámsterdam, Contact. [Hay trad. cast.: *La inteligencia emocional*, Barcelona, B de Bolsillo, 2018.]

24 Shoda, Y. y W. D. Mischel (1990), «Predicting Adolescent Cognitive and Self-Regulatory Competencies From Preschool Delay of Gratification: Identifying Diagnostic Conditions», *Developmental Psychology*, 26(6), 978-986.

25 Watts, T. W. *et al.* (2018), «Revisiting the Marshmallow Test: A Conceptual Replication Investigating Links Between Early Delay of Gratification and Later Outcomes», *Psychol Sci*, julio; 29(7), 1159-1177.

26 Harris, C. *et al.* (2015), «Changes in dietary intake during puberty and their determinants: results from the GINI plus birth cohort study», *BMC Public Health*, 2 de septiembre; 15, 841.

27 Terry, N y Margolis, K. G. (2017); *Handb Exp Pharmacol*; 239: 319-342.

28 Pease, A. (1999), *Waarom mannen niet luisteren en vrouwen niet kunnen kaartlezen*, Utrecht, Het Spectrum. [Hay trad. cast.: *Por qué los hombres no escuchan y las mujeres no entienden los mapas*, Barcelona, Amat, 2020.]

29 Graf, H. *et al.* (2019), «Serotonergic, Dopaminergic, and Noradrenergic Modulation of Erotic Stimulus Processing in the Male human Brain», *J Clin Med*, marzo; 8(3), 363.

30 Hughes, S. M. *et al.* (2007), «Sex differences in romantic kissing among college students: An evolutionary perspective», *Evolutionary psychology*, 612-631.

31 Wlodarski, R. *et al.* (2014), «What's in a Kiss? The Effect of Romantic Kissing on Mate Desirability», *Evolutionary Psychology* 12(1), 178-199.

32 Prosser, C. G. *et al.* (1983), «Saliva and breast milk composition during the menstrual cycle of women», *Aust J Exp Biol Med Sci*, junio; 61 (Pt 3), 26575.

33 Cerda-Molina, A. L. *et al.* (2013), *Changes in Men's Salivary Testosterone and Cortisol Levels, and in Sexual Desire after Smelling Female Axillary and Vulvar Scents*, Front Endocrinol (Lausana), octubre; 28, 4, 159.

34 Kromer, J. *et al.* (2016), «Influence of HLA on human partnership and sexual satisfaction», *Sci Rep*, 6, 32550.

35 Roberts, S. C. *et al.* (2008), «MHC-correlated odour preferences in humans and the use of oral contraceptives», *Proc Biol Sci*, 7 de diciembre; 275(1652), 271522.

[36] https://www.theguardian.com/lifeandstyle/2013/sep/08/can-you-smell-perfect-partner

[37] https://www.latimes.com/archives/la-xpm-1987-12-02-mn-17142story.html

[38] Ranke, M. B. *et al.* (2018), «Growth hormone – past, present and future», *Nat Rev Endocrinol*, mayo; 14(5), 285-300.

[39] https://www.nemokennislink.nl/publicaties/waarom-nederlanders-zolang-zijn/

[40] Rich-Edwards, J. W. (2007), «Milk consumption and the prepubertal somatotropic axis», *Nutr J*, 27 de septiembre; 6, 28.

[41] https://rarediseases.org/rare-diseases/acromegaly/

[42] https://es.wikipedia.org/wiki/Periplo

[43] Armocida, E. *et al.* (2020), «Hereditary acromegalic gigantism in the family of Roman Emperor Maximinus Thrax», *Med Hypotheses*, marzo; 136, 109525.

[44] Minozzi, S. *et al.* (2012), «Pituitary disease from the past: a rare case of gigantism in skeletal remains from the Roman Imperial Age», *JCEM* 87, 12, 4302-4303.

[45] Chahal, H. S. *et al.* (2011), «AIP mutation in pituitary adenomas in the 18th century and today», *N Engl J Med*, 6 de enero; 364(1), 43-50.

[46] https://en.wikipedia.org/wiki/Trijntje_Keeve

[47] Herder, W. W. De (2004), «Giantism. A historical and medical view», *Ned Tijdschr Geneeskd*, 25 de diciembre; 148(52), 2585-2590.

[48] https://es.wikipedia.org/wiki/Regimiento_de_Infanter%C3%A-Da_n.%C2%BA_6_(Prusia)

[49] LeBourgeois, M. K. *et al.* (2017), «Digital Media and Sleep in Childhood and Adolescence», *Pediatrics*, noviembre; 140 (Supl 2), S92-S96.

[50] Valcavi, R. *et al.* (1993), «Melatonin stimulates growth hormone secretion through pathways other than the growth hormone-releasing hormone», *Clin Endocrinol (Oxf)*, agosto; 39(2), 193-199.

[51] https://www.cbs.nl/nl-nl/nieuws/2021/37/nederlanders-korter-maar-nogsteeds-lang

[52] Wideman, L. *et al.* (2002), «Growth hormone release during acute and chronic aerobic and resistance exercise: recent findings», *Sports Med*, 32(15), 987-1004.

[53] https://www.medicosport.eu/nl/doping/doping1996-os.html

[54] Ho, K. Y. *et al.* (1988), «Fasting enhances growth hormone secretion and amplifies the complex rhythms of growth hormone secretion in man», *J Clin Invest*, abril; 81(4), 968-975.

[55] Boudesteyn, K. *et al.* (2002), «Ghrelin, an important hormone produced by the stomach», *Ned Tijdschr Geneeskd*, 12 de octubre; 146(41), 1929-1933.

[56] Levy, E. *et al.* (2019), «Intermittent Fasting and Its Effects on Athletic Performance: A Review», *Curr Sports Med Rep*, julio; 18(7), 266-269.

[57] Schorr, M. *et al.* (2017), «The endocrine manifestations of anorexia nervosa: mechanisms and management», *Nat Rev Endocrinol*, marzo; 13(3), 174-186.

[58] Muñoz-Hoyos, A. *et al.* (2011), «Psychosocial dwarfism: psychopathological aspects and putative neuroendocrine markers», *Psychiatry Res*, 30 de junio; 188(1), 96-101.

[59] Gohlke, B. C., Frazer, F. L. y R. Stanhope (2004), «Growth hormone secretion and long-term growth data in children with psychosocial short stature treated by different changes in environment», *J Pediatr Endocrinol Metab*, 17(4), 637-643.

[60] Powell-Jackson, J. *et al.* (1985), «Creutzfeldt-Jakob disease after administration of human growth hormone», *The Lancet*, 3 de agosto; 2(8449), 244-246.

4. Homosexualidad y personas transgénero

[1] https://www.boomgeschiedenis.nl/product/100-3527_Transgender-inNederland

[2] Money, J. *et al.* (1955), *Bulletin of the Johns Hopkins Hospital*, vol. 97, nº 4, 301-319.

[3] Dohle, M. J. M. (2008), *Het verwoeste leven van Foekje Dillema*, Ámsterdam, De Arbeiderspers.

[4] https://www.cbc.ca/news/world/gay-penguin-couple-adopts-abandoned-egg-in-german-zoo-1.794702

[5] http://www.bbc.com/earth/story/20150206-are-there-any-homosexualanimals

[6] https://nl.wikipedia.org/wiki/Tweeslachtigheid

[7] https://natuurwijzer.naturalis.nl/leerobjecten/soms-een-man-soms-eenvrouw

8 Spencer-Hall, A. y B. Gutt. (2021), *Trans and Genderqueer Subjects in Medieval Hagiography*, Ámsterdam, Amsterdam University Press.

9 Herman, J. L. *et al.* (2017), «Demographic and Health Characteristics of Transgender Adults in California: Findings from the 2015-2016 California Health Interview Survey», *Policy Brief* (UCLA Center for Health Policy Research), 1 de octubre; (8), 1-10.

10 https://williamsinstitute.law.ucla.edu/publications/global-acceptance-index-lgbt/

11 https://www.ad.nl/show/nikkie-de-jager-dacht-na-coming-out-dat-allesvoorbij-was~abd09f3e/?referrer=https%3A%2F%2Fwww.google.nl%2F

12 Sociaal Cultureel Planbureau (2018), https://www.scp.nl/publicaties/monitors/2018/11/21/lhbt-monitor-2018

13 https://www.smithsonianmag.com/arts-culture/when-did-girls-startwearing-pink-1370097/

14 https://es.wikipedia.org/wiki/Mamie_Eisenhower

15 Jonauskaite, D. *et al.* (2019), «Pink for girls, red for boys, and blue for both genders: Colour preferences in children and adults», *Sex Roles*, 80, 630-642.

16 https://es.wikipedia.org/wiki/Das_lila_Lied

17 https://nos.nl/artikel/2193985-best-wel-stoer-meisje-blij-met-gendervrijekleren-bij-hema

18 Vries, A. L. C. de *et al.* (2014), «Young adult psychological outcome after puberty suppression and gender reassignment», *Pediatrics*, octubre; 134(4), 696-704.

19 Seibel, B. L. *et al.* (2018), «The Impact of the Parental Support on Risk Factors in the Process of Gender Affirmation of Transgender and Gender Diverse People», *Front Psychol*, 27 de marzo; 9, 399.

20 Beusekom G. van *et al.* (2015), «Same-sex attraction, gender nonconformity, and mental health: The protective role of parental acceptance», *Psychology of Sexual Orientation and Gender Diversity*, 2(3), 307-312.

21 https://es.wikipedia.org/wiki/Heliogábalo

22 https://www.ranker.com/list/transgender-people-in-history/devon-ashby

23 Tom Hooper plasmó esta historia en la película *La chica danesa* (2016), basada en la novela homónima de David Ebershoff, que muestra una imagen que a veces resulta un poco increíble.

24 https://es.wikipedia.org/wiki/Christine_Jorgensen

[25] Hamburger, C. (1953), «The desire for change of sex as shown by personal letters from 465 men and women», *Acta Endocrinol* (Copenh), diciembre, 14(4), 361-375.

[26] Zhou, J. N. *et al.* (1995), «A sex difference in the human brain and its relation to transsexuality», *Nature*, 2 de noviembre; 378(6552), 68-70.

[27] https://www.volkskrant.nl/nieuws-achtergrond/het-grootste-compliment-is-ik-heb-een-gewoon-leven-nu~b319de37/

[28] https://nos.nl/artikel/2172194-steeds-meer-mensen-wijzigen-hun-geslacht-na-transgenderwet.html

[29] https://www.scp.nl/publicaties/publicaties/2017/05/09/transgender-personen-in-nederland

[30] Heijer, M. den *et al.* (2017), «Long term hormonal treatment for transgender people», *BMJ*, 359, j5027.

[31] https://www.zilverencamera.nl/jaargang/zc-2018/documentair-nationaalserie/inner-journey-into-manhood/

[32] Lo Galbo, C. (2015), «Ik ben geen George Clooney, maar ik kan ermee door», entrevista a Maxim Februari en la revista *Vrij Nederland*.

[33] Waanders. L. (2014), Crítica *El hombre en construcción* de Maxim Februari. Hanta.nl

[34] Ongenae, C. (2015), «Na de geslachtsverandering: Maxim Februari vertelt wat je wel en niet moet weten over transgenders», entrevista en www.catherineongenae.com.

[35] Februari, M. (1989), *De zonen van het uitzicht*, Ámsterdam: Querido.

[36] Swaab, D. y E. Fliers (1985), «A sexually dimorphic nucleus in the human brain», *Science*, 31 de mayo; 228(4703), 1112-1115.

[37] Swaab, D. F. y M. A. Hofman (1990), «An enlarged suprachiasmatic nucleus in homosexual men», *Brain Res*; 537(1-2), 141-148.

[38] Savic, I., Berglund, H. y P. Lindstrom (2005), «Brain response to putative pheromones in homosexual men», *Proc Natl Acad Sci USA*, 102, 7356-7366.

[39] Berglund, H., Lindström, P. y I. Savic (2006), «Brain response to putative pheromones in lesbian women», *Proc Natl Acad Sci* USA, 103(21), 8269-8274.

[40] Zhou W, *et al.* (2014), «Chemosensory communication of gender through two human steroids in a sexually dimorphic manner», *Curr Biol*, 24(10), 1091-1905.

[41] Jordan-Young, R. (2011), *Brain Storm: The Flaws in the Science of Sex Differences*, Cambridge, Harvard University Press.

42 Ward, I. l. (1972), «Brain response to putative pheromones in homosexual men», *Science*, 7 de enero; 175 (4017), 82-84.
43 Radtke, K. M. *et al.* (2015), «Epigenetic modifications of the glucocorticoid receptor gene are associated with the vulnerability to psychopathology in childhood maltreatment», *Transl Psychiatry*, 5, e571.
44 Waal F., de (2022), *Anders. Gender door de ogen van een primatoloog*, Ámsterdam, Pluim. [Hay trad. cast.: *Diferentes. Lo que los primates nos enseñan sobre el género*, Barcelona, Tusquets, 2022.]
45 Balthazart, J. (2012), *The Biology of Homosexuality*, Oxford University Press, Reino Unido.
46 Terman, L. M. y C. C. Miles (1936), *Sex and Personality: Studies in Masculinity and Femininity*, Nueva York, McGraw-Hill.
47 Blanchard, R. J. (2004), «Quantitative and theoretical analyses of the relation between older brothers and homosexuality in men», *Theor Biol*, 230(2), 173-187.
48 Blanchard, R. (2008), «Review and Theory of Handedness, Birth Order and Homosexuality in Men», *Laterality*, 13, 51-70.
49 Bos, H. W. y T. G. M. Sandfort (2010), «Children's Gender Identity in Lesbian and Heterosexual Two-Parent Families», *Sex Roles*, 62(1), 114-126.
50 Breedlove, S. M. (2017), «Prenatal Influences on Human Sexual Orientation: Expectations versus Data», *Arch Sex Behav*, Aug; 46(6), 1583-1592.
51 Maccoby, E. E. *et al.* (1979), «Concentrations of Sex Hormones in Umbilical-Cord Blood: Their Relation to Sex and Birth Order of Infants», *Child Development*, vol. 50, n.º 3, septiembre de 1979, 632-642.
52 Blanchard, R. y A. F. Bogaert (1996), «Homosexuality in Men and Number of Older Brothers», *Am J Psychiatry*, 153, 27-31.
53 Blanchard, R. *et al.* (1997), «H-Y Antigen and Homosexuality in Men», *Journal of Theoretical Biology*, vol. 185, n.º 3, 7 de abril, 373-378.

5. Viejas opciones en un paraíso nuevo

1 Laar, A. van de (2022), *Onder het mes. de beroemdste patiënten en operaties uit de geschiedenis van de chirurgie*, Ámsterdam, Thomas

Rap. [Hay trad. cast.: *El arte del bisturí: La historia de la cirugía a través de 29 operaciones célebres*. Salamandra, Barcelona.]

[2] https://www.pickle-publishing.com/papers/triple-crown-innocentviii.htm

[3] Reutrakul, S. y E. van Cauter (2018), «Sleep influences on obesity, insulin resistance, and risk of type 2 diabetes», *Metabolism*, julio; 84, 56-66.

[4] Dickens, Ch. (2012), *The Pickwick Papers* (Penguin Classics). Londres, Penguin. [Hay trad. cast.: *Los papeles póstumos del Club Pickwick*, Barcelona, Random House, 2016.]

[5] Almuli, T. (2019), *Knap voor een dik meisje*, Ámsterdam, Nijgh & Van Ditmar.

[6] Hübel, C. *et al.* (2019), «Epigenetics in eating disorders: a systematic review», *Mol Psychiatry*, 24, 901-915.

[7] Booij, L. y H. Steiger (2020), «Applying epigenetic science to the understanding of eating disorders: a promising paradigm for research and practice», *Curr Opin Psychiatry*, noviembre; 33(6), 515-520.

[8] http://psychclassics.yorku.ca/Pavlov/

[9] Dimaline, R. *et al.* (2014), «Novel roles of gastrin», *J Physiol*, 15 de julio; 592(Pt 14), 2951-2958.

[10] Rehfeld, J. F. (2017), «Cholecystokinin – From Local Gut Hormone to Ubiquitous Messenger», *Front Endocrinol* (Lausana), 8, 47.

[11] https://lion-nutrition.weebly.com/digestive-system.html

[12] Broglio, F. *et al.* (2007), «Brain-gut communication: cortistatin, somatostatin and ghrelin», *Trends in Endocrinology & Metabolism*, vol. 18, n.º 6, agosto, 246-251.

[13] Cheng, H. L. *et al.* (2018), «Ghrelin and Peptide YY Change During Puberty: Relationships With Adolescent Growth, Development, and Obesity», *J Clin Endocrinol Metab*, agosto; 103(8), 2851-2860.

[14] Danziger, S., Levav, J. y L. Avnaim-Pesso (2011), «Extraneous factors in judicial decisions», *PNAS USA*, 108(17), 6889-6892.

[15] Linder, J. A. *et al.* (2014), «Time of day and the decision to prescribe antibiotics», *JAMA Intern Med*, 174 (12), 2029-2031.

[16] Tal, A. *et al.* (2013), «Fattening fasting: hungry grocery shoppers buy more calories, not more food», *JAMA Intern Med*, 173(12), 1146-1148.

[17] https://books.google.be/books/about/De_borgelyke_tafel_om_lang_gesond_sonder.html?id=X4lbAAAAQAAJ&redir_esc=y

[18] Walker, M. (2018), *Why We Sleep. The New Science of Sleep and Dreams*, Scribner. [Hay trad. cast.: *Por qué dormimos. La nueva ciencia del sueño*, Madrid, Capitán Swing, 2019.]

[19] Ulhoa, M. A. (2015), «Shift work and endocrine disorders», *Int J Endocrinol*, 826249.

[20] Mitler, M. M. *et al.* (1988), «Catastrophes, sleep, and public policy: consensus report», *Sleep* 11(1), 100-109.

[21] Leroyer, E. *et al.* (2014), «Extended-duration hospital shifts, medical errors and patient mortality», *Br J Hosp Med (Lond)*, 75(2), 96-101.

[22] Ekirch, R. (2006), *Nacht en ontij. De geschiedenis van de nacht in de voorindustriële tijd*, Ámsterdam, De Bezige Bij.

[23] Mattingly, S. M. *et al.* (2021), «The effects of seasons and weather on sleep patterns measured through longitudinal multimodal sensing», *NPJ Digit Med*, abril, 28; 4(1), 76.

[24] Yetish, G. *et al.* (2015), «Natural sleep and its seasonal variations in three pre-industrial societies», *Curr Biol*, noviembre, 2; 25(21), 2862-2868.

[25] Ekirch, R. (2002), *At Day's Close: A History of Nighttime*, Londres, Weidenfeld & Nicolson.

[26] Wehr, T. A. (1992), «In short photoperiods, human sleep is biphasic», *J Sleep Res*, junio; 1(2), 103-107.

[27] Mesarwi, O. *et al.* (2013), «Sleep disorders and the development of insulin resistance and obesity», *Endocrinol Metab Clin North Am*, septiembre; 42(3), 617-634.

[28] Kojima, M. *et al.* (2013), «Ghrelin discovery: a decade after», *Endocr Dev*, 25, 1-4.

[29] Anderberg, R. H. *et al.* (2016), «The Stomach-Derived Hormone Ghrelin Increases Impulsive Behavior», *Neuropsychopharmacology*, abril; 41(5), 1199-1209.

[30] Parikh, S., Parikh, R., Michael, K. *et al.* (2022), «Food-seeking behavior is triggered by skin ultraviolet exposure in males», *Nat Metab*, 4: 883-900.

[31] Theander, C. *et al.* (2006), «Ghrelin action in the brain controls adipocyte metabolism», *J Clin Invest*, julio; 116(7), 1983-1993.

[32] King, W. C. *et al.* (2017), «Alcohol and other substance use after bariatric surgery: prospective evidence from a U.S. multicenter cohort study», *Surg Obes Relat Dis*, agosto; 13(8), 1392-1402.

[33] Hao, Z. *et al.* (2016), «Does gastric bypass surgery change body weight set point?», *Int J Obes Suppl*, diciembre; 6 (Supl 1): S37-S43.

[34] Luchtman, D. W. *et al.* (2015), *PLoS One*, 7 de octubre; 10(10): e0139462.

[35] Peters, A. *et al.* (2004), «The selfish brain: competition for energy resources», *Neurosci Biobehav Rev*, abril; 28(2), 143-180.

[36] Cummings, D. E. *et al.* (2002), «Plasma ghrelin levels after diet-induced weight loss or gastric bypass surgery», *N Engl J Med*, 23 de mayo; 346(21), 1623-1630.

[37] German, A. J. *et al.* (2006), «The growing problem of obesity in dogs and cats», *The Journal of Nutrition*, vol. 136, n.º 7, 1 de julio, 1940S-1946S.

[38] Ingalls, A. M. *et al.* (1950), «Obese, a new mutation in the house mouse», *J Hered*, diciembre; 41(12), 3 17-18.

[39] O'Rahilly, S. (2014), «20 years of leptin: what we know and what the future holds», *J Endocrinol*, octubre; 223(1), E1-3.

[40] Tausk, M. (1978), *Organon. De geschiedenis van een bijzondere Nederlanse onderneming*, Dekker & van de Vegt Nijmegen.

[41] Goldschmidt, S. (2012), *De hormoonfabriek*, Ámsterdam: Cossee.

[42] Gershon, M. (1998), *The Second Brain*, Harper; publisher, Estados Unidos.

[43] Reiter, S. *et al.* (2017), «On the Value of Reptilian Brains to Map the Evolution of the Hippocampal Formation», *Brain Behav Evol*, 90(1), 41-52.

[44] O'Neill, P. M. *et al.* (2018), «Efficacy and safety of semaglutide compared with liraglutide and placebo for weight loss in patients with obesity: a randomised, double-blind, placebo and active controlled, dose-ranging, phase 2 trial», *The Lancet*, 25 de agosto; 392(10148), 637-649.

[45] https://nl.wikipedia.org/wiki/Naturalis_historia

[46] Véase también nota 1.

[47] https://en.wikipedia.org/wiki/Ivo_Pitanguy

[48] https://medicine.uiowa.edu/surgery/content/memory-dr-edward-e-mason

[49] Adams, T. D. *et al.* (2017), «Weight and Metabolic Outcomes 12 Years after Gastric Bypass», *N Engl J Med*, 377, 1143-1155.

6. Elementos clave del equilibrio hormonal

1 Eiseman, B. *et al.* (1958),«Fecal enema as an adjunct in the treatment of pseudomembranous enterocolitis», *Surgery*, noviembre; 44(5), 854-859.

2 Nood, E. van (2013), «Duodenal infusion of donor feces for recurrent *Clostridium difficile*», NEJM, 368(5), 407-415.

3 Enders, G. (2015), *De mooie voedsemachine*, Luitingh-Sijthoff, Ámsterdam. [Hay trad. cast.: *La digestión es la cuestión*, Urano, Barcelona, 2007.]

4 Knudsen, L. B. *et al.* (2019), «The Discovery and Development of Liraglutide and Semaglutide», *Front Endocrinol* (Lausana), 12 de abril; 10, 155.

5 Covasa, M. *et al.* (2019), «Intestinal Sensing by Gut Microbiota: Targeting Gut Peptides», *Review Front Endocrinol* (Lausana), 19 de febrero; 10, 82.

6 Pijper, P. (2020), *Schatgravers en Scheppers*, Uitgeverij De Woordenwinkel, Zierikzee (Países Bajos).

7 Engeland, C. G. *et al.* (2016), «Psychological distress and salivary secretory immunity», *Brain Behav Immun*, febrero; 52, 11-17.

8 Madsen, K. B. *et al.* (2013), «Acute effects of continuous infusions of glucagon-like peptide (glp)-1, GLP-2 and the combination (glp-1+glp-2) on intestinal absorption in short bowel syndrome (sbs) patients. A placebo controlled study», *Regul Pept*, 10 de junio; 184, 30-39.

9 Fung, T. C. *et al.* (2019), «Intestinal serotonin and fluoxetine exposure modulate bacterial colonization in the gut», *Nat Microbiol*, diciembre; 4(12), 2064-2073.

10 Kim, D. Y. *et al.* (2000), «Serotonin: a mediator of the brain-gut connection», *Am J Gastroenterol*, octubre; 95(10), 2698-2709.

11 Neuman, H. *et al.* (2015), «Microbial endocrinology: the interplay between the microbiota and the endocrine system», FEMS *Microbiol Rev*, julio; 39(4), 509-521.

12 Gershon, M. (1999), *The Second Brain*, HarperCollins.

13 Fan, Y. *et al.* (2021), «Gut microbiota in human metabolic health and disease», *Nat Rev Microbiol*, enero; 19(1), 55-71.

14 Bullmore, E. (2018), *Het ontstoken brein. Een radicaal nieuwe aanpak van depressie*, Ámsterdam: Prometheus. [Hay trad. cast.: *La inflamación de la mente*, Barcelona, Paidós, 2023.]

15 https://www.nobelprize.org/prizes/medicine/1958/lederberg/biographical/

16 Groot, P. F. de, *et al.* (2017), «Fecal Microbiota Transplantation in Metabolic Syndrome: History, Present and Future», *Gut Microbes*, 4 de mayo; 8(3), 253-267.

17 Koopman, N. *et al.* (2022), «History of fecal transplantation; camel feces contains limited amounts of Bacillus subtilis spores and likely has no traditional role in the treatment of dysentery», *PLoS One* 17(8), e0272607. https://doi.org/10.1371/journal.pone.0272607

18 Antonelli, G. *et al.* (2016), «Evolution of the Koch postulates: towards a 21st-century understanding of microbial infection», *Clin Microbiol Infect*, julio; 22(7), 583-584.

19 Smits, L. P. *et al.* (2013), «Therapeutic potential of fecal microbiota transplantation», *Gastroenterology*, noviembre; 145(5), 946-953.

20 Hanssen, N. M. J. *et al.* (2021), «Fecal microbiota transplantation in human metabolic diseases: From a murky past to a bright future?», *Cell Metab*, 1 de junio; 33(6), 1098-1110.

21 Hartstra *et al.* (2020), «Infusion of donor feces affects the gut-brain axis in humans with betabolic syndrome», *Mol Metab*, diciembre; 42:101076.

22 Lyte, J. M. *et al.* (2020), «Gut-brain axis serotonergic responses to acute stress exposure are microbiome-dependent», *Neurogastroenterol Motil*, noviembre; 32(11), e13881.

23 Meijnikman *et al.* (2022), «Microbiome- derived ethanol in nonalcoholic fatty liver disease», *Nature Medicine*, octubre; 28(10), 2100-2106.

24 Chen, L. *et al.* (2021), «Tryptophankynurenine metabolism: a link between the gut and brain for depression in inflammatory bowel disease», *J Neuroinflammation*, 18, 135.

25 Esplugues, E. *et al.* (2011), «Control of TH17 cells occurs in the small intestine», *Nature*, 28 de julio; 475(7357), 514-518.

26 Knezevic, J. *et al.* (2020), «Thyroid-Gut-Axis: How Does the Microbiota Influence Thyroid Function?», *Nutrients*, junio; 12(6), 1769.

27 Heiss, C. N. *et al.* (2018), «Gut Microbiota-Dependent Modulation of Energy Metabolism», *J Innate Immun*, 10(3), 163-171.

28 Groot, P. F. de *et al.* (2020), «Donor metabolic characteristics drive effects of faecal microbiota transplantation on recipient

insulin sensitivity, energy expenditure and intestinal transit time», *Gut*, marzo; 69(3), 502-512.

[29] Chevalier, C. *et al.* (2015), «Gut Microbiota Orchestrates Energy Homeo stasis during Cold», *Cell*, 3 de diciembre; 163(6), 1360-1374.

[30] Smith, R. P. *et al.* (2019), «Gut microbiome diversity is associated with sleep physiology in humans», *PloS One*, 7 de octubre; 14(10), e0222394.

[31] Taiss,C. A. *et al.* (2014), «Transkingdom control of microbiota diurnal oscillations promotes metabolic homeostasis», *Cell*, 23 de octubre; 159(3), 514-529.

[32] Kumar Dogra, S. *et al.* (2020), «Gut Microbiota Resilience: Definition, Link to Health and Strategies for Intervention», *Front Microbiol*, 11, 572921.

[33] García-Gutiérrez, E. *et al.* (2019), «Gut microbiota as a source of novel antimicrobials», *Gut Microbes*, 10(1), 1-21.

[34] Munger, E. *et al.* (2018), «Reciprocal Interactions Between Gut Microbiota and Host Social Behavior», *Front Integr Neurosci*, 12, 21.

[35] Koren, O. *et al.* (2012), «Host remodeling of the gut microbiome and metabolic changes during pregnancy», *Cell*, 3 de agosto; 150(3), 470-480.

[36] Fenneman A. (2023), «A Comprehensive Review of Thyroid Hormone Metabolism in the Gut and Its Clinical Implications», *Trhyroid*, enero; 33(1): 32-44.

[37] Korpela, K. *et al.* (2020), «Maternal Fecal Microbiota Transplantation in Cesarean-Born Infants Rapidly Restores Normal Gut Microbial Development: A Proof-of-Concept Study», *Cell*, 15 de octubre; 183(2): 324-334.

[38] Elsen, L. W. J. van den, *et al.* (2019), «Shaping the Gut Microbiota by Breastfeeding: The Gateway to Allergy Prevention?», *Front Pediatr*, 7, 47.

[39] Song, S. J. *et al.* (2013), «Cohabiting family members share microbiota with one another and with their dogs», *Elife*, 16 de abril; 2, e00458.

[40] Costea, P. I. *et al.* (2018), «Enterotypes in the landscape of gut microbial community composition», *Nat Microbiol*, enero; 3(1), 8-16.

[41] Yao, Z. *et al.* (2020), «Relation of Gut Microbes and L-Thyroxine Through Altered Thyroxine Metabolism in Subclinical Hypothyroidism Subjects», *Front Cell Infect Microbiol*, 10, 495.

42 Krogh Pedersen, H. *et al.* (2016), «Human gut microbes impact host serum metabolome and insulin sensitivity», *Nature*, 21 de julio; 535(7612), 376-381.
43 Blaser, M. (2015), *Missing Microbes. How Killing Bacteria Creates Modern Plagues*, One World Publications. [Hay trad. cast.: *SOS microbios. Cómo nuestro abuso de los antibióticos aviva las plagas modernas*, Barcelona, Debate, 2019.]
44 Clemente, J. C. *et al.* (2015), «The microbiome of uncontacted Amerindians», *Sci Adv*, 3 de abril; 1(3), e1500183.
45 Blaser, M. (2015), *Missing Microbes: How Killing Bacteria Creates Modern Plagues*, Londres, Oneworld Publications.
46 https://taymount.com
47 Niazi, A. K. *et al.* (2011), «Thyroidology over the ages», *Indian J Endocrinol Metab*, julio; 15(Suppl2), S121-S126.

7. Las hormonas hacen o deshacen al hombre y a la mujer

1 Golden, S. H. *et al.* (2009), «Clinical review: Prevalence and incidence of endocrine and metabolic disorders in the United States: a comprehensive review», *J Clin Endocrinol Metab*, 1 de junio; 94(6), 1853-1878.
2 Mantel, H. (2016), *Giving up the Ghost*, Londres, Fourth Estate. [Hay trad. cast.: *Los fantasmas de una vida*, Barcelona, Destino, 2023.]
3 Djerassi, C. (2001), *This Man's Pill. Reflections on the 50th Birthday of the Pill*, Oxford, Oxford University Press.
4 Rosing, J., Middeldorp, S. *et al.* (1999), «Low-dose oral contraceptives and acquired resistance to activated protein C: a randomised cross-over study», *The Lancet*, 11 de diciembre; 354(9195): 2036-2040.
5 Pletzer, B. A. y Kerschbaum, H. H. (2014), «50 years of hormonal contraception-time to find out, what it does to our brain», *Front Neurosci*, 21 de agosto; 8, 256.
6 Schaffir, J. *et al.* (2016), «Combined hormonal contraception and its effects on mood: a critical review», *Eur J Contracept Reprod Health Care*, octubre; 21(5), 347-355.
7 Skovlund, C. W. *et al.* (2018), «Association of Hormonal Contraception With Suicide Attempts and Suicides», *Am J Psychiatry*, 1 de abril; 175(4), 336-342.

[8] Zimmerman, Y. *et al.* (2014), «The effect of combined oral contraception on testosterone levels in healthy women: a systematic review and meta-analysis», *Hum Reprod Update*, enero; 20(1), 76-105.

[9] Panzer, C. *et al.* (2006), «Impact of oral contraceptives on sex hormonebinding globulin and androgen levels: a retrospective study in women with sexual dysfunction», *J Sex Med*, enero; 3(1), 104-113.

[10] Nielsen, S. E. *et al.* (2011), «Hormonal contraception usage is associated with altered memory for an emotional story», *Neurobiol Learn Mem*, septiembre; 96(2), 378-384.

[11] Mordecai, K. L. *et al.* (2017), «Cortisol reactivity and emotional memory after psychosocial stress in oral contraceptive users», *J Neurosci Res*, 2 de enero; 95(1-2), 126-135.

[12] Toni, R. (2000), «Ancient views on the hypothalamic-pituitary-thyroid axis: an historical and epistemological perspective», *Pituitary*, octubre; 3(2), 83-95.

[13] Janicki-Deverts, D. *et al.* (2016), «Basal salivary cortisol secretion and susceptibility to upper respiratory infection», *Brain Behav Immun*, marzo; 53, 255-261.

[14] Fröhlich, E. *et al.* (2017), «Thyroid Autoimmunity: Role of Anti-thyroid Antibodies in Thyroid and Extra-Thyroidal Diseases», *Front Immunol*, 8, 521.

[15] https://endodc.com/news/thyroid-conditions-and-digestive-problems#:~:text=Hypothyroidism%2C%20or%20too%20little%20thyroid,constipation%2C%20forgetfulness%20and%20weight%20gain

[16] Chaker, L. *et al.* (2017), «Hypothyroidism», *The Lancet*, 23 de septiembre; 390(10101), 1550-1562.

[17] Martino, E. (2012), «Endocrinology and Art. Madonna del Rosario (Lady of the rosary) – Michelangelo Merisi called Caravaggio (1571-1610)», *Journal of Endocrinological Investigation*, vol. 35, 243.

[18] Papapetrou, P. D. (2015), «The philosopher Socrates had exophthalmos (a term coined by Plato) and probably Graves' disease», *Hormones* (Athens), enero-marzo; 14(1), 167-171.

[19] https://thyroidwellness.com/blogs/default-blog/president-bushs-gravesdisease-story-and-the-potential-triggers-of-his-thyroid-condition

[20] https://columbiasurgery.org/news/2015/09/03/history-medicine-leonardo-da-vinci-and-elusive-thyroid-0

21 Laios, K. *et al.* (2019), «From thyroid cartilage to thyroid gland», *Folia Morphol*, vol. 78, n.º 1, 171-173.

22 Niazi, A. K. *et al.* (2011), «Thyroidology over the ages», *Indian J Endocrinol Metab*, julio; 15 (Supl. 2): S121-S126.

23 Ibid.

24 Leung, A. M. *et al.* (2012), «History of U.S. iodine fortification and supplementation», *Nutrients*, noviembre; 4(11), 1740-1746.

25 Meijer van Putten, J. B. (1997), «Jodiumtekort», *Ned Tijdschr Geneeskd*, 141, 453-454.

26 Loos, V. (2008), «A thyrotoxicosis outbreak due to dietary pills in Paris», *Ther Clin Risk Manag*, diciembre; 4(6), 1375-1379.

27 Parmar, M. *et al.* (2003), «Recurrent hamburger thyrotoxicosis», CMAJ, 2 de septiembre; 169(5), 415-417.

28 Renabir, S. *et al.* (2011), «Stress and hormones», *Indian J Endocrinol Metab*, enero-marzo; 15(1), 18-22.

29 Bérard, L. (1916), «La maladie de Basedow et la guerre», *Bull. Acad. de méd*, 76, 428.

30 Weisschedel-Freiburg, E. (1953), «Characteristics of Basedow's disease and hyperthyreoses after the war; therapy with radioiodine», *Langenbecks Arch. u. Dtsch. Z. Clair*, 273 (Kongressbericht), S. 817-819.

31 Paunkovic, N. *et al.* (1998), «The significant increase in incidence of Graves' disease in eastern Serbia during the civil war in the former Yugoslavia (1992 to 1995)», *Thyroid*, enero; 8(1), 37-41.

32 https://www.brainimmune.com/caleb-parry-and-the-relations-hipbetween-hyperthyroidism-and-stress/

33 https://www.schilddruesengesellschaft.at/sites/osdg.at/files/upload/15%20Weissel%20-%20Schilddruese%20und%20Stressful%20Life%20 Events.pdf

34 Vita, R. *et al.* (2009), «A patient with stress-related onset and exacerbations of Graves disease», *Nat Clin Pract Endocrinol Metab*, enero; 5(1), 55-61.

35 https://www.thyroid.org/thyroid-disease-pregnancy/

36 Michels, A.W. *et al.* (2010), «Immunologic endocrine disorders», *J Allergy Clin Immunol*, febrero; 125(2 supl. 2), S226-S237.

37 https://neuroendoimmune.wordpress.com/2013/04/16/horror-autotoxicus-the-story-of-autoimmunity/

38 Ngo, S. T. *et al.* (2014), «Gender differences in autoimmune disease», *Frontiers in Neuroendocrinology*, 35(3), 347-369.

39 Quintero, O. *et al.* (2012), «Autoimmune disease and gender: plausible mechanisms for the female predominance of autoimmunity», *J Auto immun*, mayo; 38(2-3), J109-19.

40 Flak, M. B. *et al.* (2013), «Immunology. Welcome to the microgenderome», *Science*, 1 de marzo; 339(6123), 1044-1045.

41 Fuhri Snethlage, C. M. *et al.* (2021), «Auto-immunity and the gut microbiome in type 1 diabetes: Lessons from rodent and human studies», *Best Pract Res Clin Endocrinol Metab*, mayo; 35(3), 101544.

42 http://www.endocrinesurgery.net.au/adrenal-history/

43 Owen, D. (2008), *Zieke wereldleiders. Hoe overmoed, depressie en andere aandoeningen politieke beslissingen sturen*, Ámsterdam, Nieuw Amsterdam.

44 Horby, P. *et al.* (2021), «Dexamethasone in Hospitalized Patients with COVID-19», *N Engl J Med*, 25 de febrero; 384(8), 693-704.

45 Lee, D. *et al.* (2015), «Technical and clinical aspects of cortisol as a biochemical marker of chronic stress», *BMB Rep*, abril; 48(4), 209-216.

46 https://www.historynet.com/jack-kennedy-dr-feelgood.htm

47 http://www.history.com/topics/us-presidents/kennedy-nixon-debates

48 Mandel, L. R. (2009), «Endocrine and autoimmune aspects of the health history of John F. Kennedy», *Ann Intern Med*, 1 de septiembre; 151(5), 350-354.

49 Carney, J. A. (1995), «The Search for Harvey Cushing's Patient, Minnie G., and the Cause of Her Hypercortisolism», *Am J Surg Path*, 19(1), 100-108.

50 Lupien, S. (2014), *Well Stressed. Manage Stress Before It Turns Toxic*, Harper Collins Canadá.

51 https://www.nobelprize.org/prizes/medicine/1950/hench/facts/

52 Lord Owen (2005), «The effect of Prime Minister Anthony Eden's illness on his decision-making during the Suez crisis», *QJM*, junio; 98(6),387-402. doi: 10.1093/qjmed/hci071.

53 Hinz, L. *et al.* (2011), «Why did Harvey Cushing misdiagnose Cushing's disease? The enigma of endocrinological diagnoses», en *UWOMJ*, 79: 1, 43-46.

54 Househam, A. M. *et al.* (2017), «The Effects of Stress and Meditation on the Immune System, Human Microbiota, and Epigenetics», *Adv Mind Body Med*, otoño; 31(4), 10-25.

55 Keown, D. (2014), *The spark in the machine*, Jessica Kingsley Publishers.

56 Ma, X. (2017), «The Effect of Diaphragmatic Breathing on Attention, Negative Affect and Stress in Healthy Adults», *Front Psychol*, 8; 874.

57 Benvenutti, M. J. *et al.* (2017), «A single session of hatha yoga improves stress reactivity and recovery after an acute psychological stress task-A counterbalanced, randomized-crossover trial in healthy individuals», *Complement Ther Med*, diciembre; 35: 120-126.

58 Thind, H. *et al.* (2017), «The effects of yoga among adults with type 2 diabetes: A systematic review and meta-analysis», *Prev Med*, diciembre; 105, 116-126.

59 Nilakanthan, S. *et al.* (2016), «Effect of 6 months intense Yoga practice on lipid profile, thyroxine medication and serum level in women suffering from hypothyroidism: A pilot study», *J Complement Integr Med*, 1 de junio; 13(2), 189-193.

60 Chu, P. *et al.* (2016), «The effectiveness of yoga in modifying risk factors for cardiovascular disease and metabolic syndrome: A systematic review and meta-analysis of randomized controlled trials», *European Journal of Preventive Cardiology*, 23(3), 291-307.

61 Lequin, R. M. *et al.* (2002), «Marius Tausk (1902-1990), influential endocrinologist and producer of medicines; a retrospect to mark the centenary of his birth», *Ned Tijdschr Geneeskd*, 16 de febrero; 146(7), 327-330.

62 Knegtmans, P. J. (2014), *Geld, ijdelheid en hormonen. Ernst Lacqueur (1880-1947), hoogleraar en ondernemer*, Ámsterdam, Boom.

63 https://www.nobelprize.org/prizes/chemistry/1939/butenandt/biographical/

64 Anónimo (1896), «The brown-sequard method of testicular extract therapy», *JAMA*, xxvi(10), 488.

65 https://historianet.nl/oorlog/tweede-wereldoorlog/hitler/hitler-was-inde-tweede-wereldoorlog-aan-de-drugs

66 Williams, B. R. *et al.* (2017), «Hormone Replacement: The Fountain of Youth?», *Prim Care*, septiembre; 44(3), 481-498.

67 Wade, N. (1972), «Anabolic Steroids: Doctors Denounce Them, but Athletes Aren't Listening», *Science*, 30 de junio; 176(4042), 1399-1403.

68 Nieschlag, E. y E. Voron (2015), «Mechanisms in endocrinology: Medical consequences of doping with anabolic androge-

nic steroids: effects on reproductive functions», *Eur J Endocrinol*, agosto; 173(2), R47-58.

69 Tod, D. *et al.* (2016), «Muscle dysmorphia: current insights», *Psychol Res Behav Manag*, 9, 179-188.

70 https://wgs160.wordpress.com/2014/10/13/the-evolution-of-gi-joe/

71 Herman, C. W. *et al.* (2014), «The very high premature mortality rate among active professional wrestlers is primarily due to cardiovascular disease», *PLoS One*, 9 de noviembre; 9(11): e109945.

72 Achar, S. *et al.* (2010), «Cardiac and metabolic effects of anabolic-androgenic steroid abuse on lipids, blood pressure, left ventricular dimensions, and rhythm», *American Journal of Cardiology*, septiembre; 106(6): 893-901.

73 https://www.fda.gov/consumers/consumer-updates/teens-and-steroidsdangerous-combo

74 http://www.europarl.europa.eu/news/en/press-room/20120314 ipr40752/ win-win-ending-to-the-hormone-beef-trade-war

8. La menopausia

1 Lobo, R. (2003), «Early ovarian ageing: a hypothesis. What is early ovarian ageing?», *Hum Reprod*, septiembre; 18(9), 1762-1764.

2 Buckler, H. (2005),«The menopause transition: endocrine changes and clinical symptoms», *J Br Menopause Soc*, junio; 11(2), 61-65.

3 Greenblatt, R. B. *et al.* (1976), «Estrogen-androgen levels in aging men and women: therapeutic considerations», *J Am Geriatr Soc*, abril; 24(4), 173-178.

4 Alpanes, M. *et al.* (2012), «Management of postmenopausal virilization», *The Journal of Clinical Endocrinology & Metabolism*, 97 (8), 2584-2588.

5 Aristoteles editado por Ogle, W. (2010), *De Partibus Animalium*, Bibliolife.

6 https://nl.wikipedia.org/wiki/Trotula

7 Muscat Baron, Y. (2012), *A History of the Menopause*, Editado por el Departamento de Obstetricia y Ginecología de la Facultad de Medicina y Cirugía, University of Malta.

8 https://en.wikipedia.org/wiki/Climacteric_year

[9] https://www.laphamsquarterly.org/roundtable/significant-life-event

[10] Livesley, B. (1977), «The climacteric disease», *J Am Geriatr Soc*, abril; 25(4), 162-166.

[11] Rees, M. *et al.* (2021), «Global consensus recommendations on menopause in the workplace: A European Menopause and Andropause Society (EMAS) position statement», *Maturitas*, septiembre; 151, 55-62.

[12] https://www.nrc.nl/nieuws/2011/01/08/de-overgang-is-de-weg-naar-dedood-11986165-a21417

[13] Ayranci, U. *et al.* (2010), «Menopause status and attitudes in a Turkish midlife female population: an epidemiological study», *BMC Womens Health*, 11 de enero; 10, 1.

[14] Jones, E. K. *et al.* (2012), «Menopause and the influence of culture: another gap for Indigenous Australian women?», *BMC Womens Health*, 12, 43.

[15] Flint, M. (1975), «The menopause: reward or punishment?», *Psychosomatics*, 16, 161-163.

[16] Hoga, L. *et al.* (2015), «Women's experience of menopause: a systematic review of qualitative evidence», *JBI Database System Rev Implement Rep*, 16 de septiembre; 13(8): 250-337.

[17] Beyene, Y. (1986), «Cultural significance and physiological manifestations of menopause. A biocultural análisis», *Cult Med Psychiatry*. Mar; 10(1), 47-71.

[18] Mar, S. O. (2020), «Rural urban difference in natural menopausal age», *International Journal of Women's Health and Reproduction Sciences*, vol. 8, n.º 2, 112-118.

[19] Peccei, J. S. (1995), «A hypothesis for the origin and evolution of menopause», *Maturitas*, febrero; 21(2), 83-89.

[20] Kuhle, B. X. (2007), «An evolutionary perspective on the origin and ontogeny of menopause», *Maturitas*, 20 de agosto; 57(4), 329-337.

[21] Ellis, S. *et al.* (2018), «Postreproductive lifespans are rare in mammals», *Ecol Evol*, 31 de enero; 8(5), 2482-2494.

[22] Stockwell, S. (1983), «Classics in oncology. George Thomas Beatson, M.D. (1848-1933)», *Cancer J Clin*, marzo-abril; 33(2), 105-121.

[23] https://www.nobelprize.org/prizes/medicine/1966/huggins/facts/

[24] Wilson, R. A. (1966), *Femine forever*, Nueva York, Evans. [Hay trad. cast.: *Siempre femenina*, México, Diana, 1967.]
[25] Chung, H. F. *et al.* (2021), «Age at menarche and risk of vasomotor menopausal symptoms: a pooled analysis of six studies», *BJOG*, febrero; 128(3), 603-613.
[26] Saccomani, S. *et al.* (2017), «Does obesity increase the risk of hot flashes among midlife women?: a population-based study», *Menopause*, septiembre; 24(9), 1065-1070.
[27] Ameye, L. *et al.* (2014)«Menopausal hormone therapy use in 17 European countries during the last decade», *Maturitas*, noviembre; 79(3), 287-291.
[28] Rossouw, J. E. *et al.* (2002), «Risks and benefits of estrogen plus progestin in healthy postmenopausal women: principal results From the Women's Health Initiative randomized controlled trial», *JAMA*, 17 de julio; 288(3), 321-333.
[29] Beral V. *et al.* (2015), «Menopausal hormone use and ovarian cancer risk: individual participant meta-analysis of 52 epidemiological studies», *The Lancet*, 9 de mayo; 385(9980): 1835-1842.
[30] Chen, M. N. *et al.* (2015), «Efficacy of phytoestrogens for menopausal symptoms: a meta-analysis and systematic review», *Climacteric*, marzo; 18(2), 260-269.
[31] Spalek, K. *et al.* (2019), «Women using hormonal contraceptives show in creased valence ratings and memory performance for emotional information», *Neuropsychopharmacology*, 2019, vol. 44, 1258-1264.
[32] Weber, M. T. *et al.* (2014), «Cognition and mood in perimenopause: a systematic review and meta-analysis», *J Steroid Biochem Mol Biol*, julio; 0: 9098.
[33] Caldwell, B.M. *et al.* (1954), «An evaluation of sex hormone replacement in aged women», *J Genet Psychol*, diciembre; 85(2): 181-200.
[34] Berg, J. S. *et al.* (2000), «Early menopause presenting with mood symptoms in a student aviator», *Aviat Space Environ Med*, marzo; 71(3), 251-254.
[35] Henderson, V. W. (2011), «Gonadal hormones and cognitive aging: a midlife perspective», *Womens Health* (Londres), enero; 7(1), 81-93.
[36] Luine, V. N. (2014), «Estradiol and cognitive function: past, present and future», *Horm Behav*, septiembre; 66(4), 602-618.

37 https://en.wikipedia.org/wiki/Jubilee_(biblical)

38 Ginsberg, J. (1991), «What determines the age at the menopause?», *BMJ*, 1 de junio; 302(6788), 1288-1289.

39 Haller-Kikkatalo, K. *et al.* (2015), «The prevalence and phenotypic characteristics of spontaneous premature ovarian failure: a general population registry-based study», *Human Reproduction*, vol. 30, n.º 5, mayo, 1229-1238.

40 http://www.dailymail.co.uk/femail/article-2125245/I-went-menopause-Hot-flushes-classroom-hrt-shed-kiss-Knowing-d-baby-But-shocking-Amanda-s-ordeal-far-unique.html

41 Bentzen, J. G. *et al.* (2013), «Maternal menopause as a predictor of antiMullerian hormone level and antral follicle count in daughters during reproductive age», *Hum Reprod.*, enero; 28(1), 247-255.

42 Evans, D. G. *et al.* (2014), «The Angelina Jolie effect: how high celebrity profile can have a major impact on provision of cancer related services», *Breast Cancer Res*, 19 de septiembre; 16(5), 442.

43 Depmann, M. *et al.* (2016), «Can we predict age at natural menopause using ovarian reserve tests or mother's age at menopause? A systematic literature review», *Menopause*, febrero; 23(2), 224-232.

44 Murabito, J. M. *et al.* (2005), «Heritability of age at natural menopause in the Framingham Heart Study», *J Clin Endocrinol Metab*, junio; 90(6), 3427-3430.

45 Snieder, H. *et al.* (1998), «Genes control the cessation of a woman's reproductive life: a twin study of hysterectomy and age at menopause», *J Clin Endocrinol Metab*, junio; 83(6), 1875-1880.

46 Schmidt, C. W. (2017), «Age at Menopause: Do Chemical Exposures Play a Role?», *Environ Health Perspect*, junio; 125(6): 062001.

47 https://es.wikipedia.org/wiki/Desastre_de_Seveso

48 Eskenazi, B. *et al.* (2005), «Serum dioxin concentrations and age at menopause», *Environ Health Perspect*, julio; 113(7), 858-862.

49 Ding, N. (2020), «Associations of Perfluoroalkyl Substances with Incident Natural Menopause: The Study of Women's Health Across the Nation», *J Clin Endocrinol Metab*, 105 (9); e3169-3182.

[50] Coperchini, F. (2020), «Thyroid Disrupting Effects of Old and New Generation pfas», *Front Endocrinol* (Lausanne), 11, 612320.

[51] Chevrier, J. (2014), «Serum dioxin concentrations and thyroid hormone levels in the Seveso Women's Health Study», *Am J Epidemiol*, 1 de septiembre; 180(5), 490-498.

[52] Chow, E.T. *et al.* (2016), «Cosmetics use and age at menopause: is there a connection?» En: *Fertil Steril*, 15 de septiembre; 106(4), 978-990.

[53] Bonneux, L. *et al.* (2008), «Sensible family planning: do not have children too late, but not too early either», *Ned Tijdschr Geneeskd*, 152, 1507-1512.

[54] Wang, J. *et al.* (2006), «In vitro fertilization (IVF): a review of 3 decades of clinical innovation and technological advancemen», *Ther Clin Risk Manag*, diciembre; 2(4), 355-364.

[55] Kawamura, K. *et al.* (2016), «Activation of dormant follicles: a new treatment for premature ovarian failure?», *Curr Opin Obstet Gynecol*, junio; 28(3), 217-222.

[56] Zhang, L. *et al.* (2021), «Autotransplantation of the ovarian cortex after invitro activation for infertility treatment: a shortened procedure», *Human Reproduction*, vol. 36, n.º 8, agosto, 2134-2147.

[57] Farquhar, C. *et al.* (2013), «Assisted reproductive technology: an overview of Cochrane Reviews», *Cochrane Database Syst Rev*, 22 de agosto; (8), CD010537.

[58] https://www.nytimes.com/1984/04/11/us/first-baby-born-of-frozen-embryo.html

[59] Véase nota 52.

[60] http://www.businessinsider.com/egg-freezing-at-facebook-apple-googlehot-new-perk-2017-9

[61] https://www.theatlantic.com/technology/archive/2012/06/the-ivf-panicall-hell-will-break-loose-politically-and-morally-all-over-the-world/ 258954/

[62] https://www.nvog.nl/wp-content/uploads/2017/12/Anovulatie-en-kinderwens-2.0-12-11-2004.pdf

[63] Sandin, S. *et al.* (2013), «Autism and mental retardation among offspring born after in vitro fertilization», *JAMA*, 3 de julio; 310(1), 75-84.

[64] Zhu, J. L. *et al.* (2009), «Parental infertility and sexual maturation in children», *Hum Reprod*, febrero; 24(2), 445-450.

[65] Lyngsø, J. *et al.* (2019), «Impact of female daily coffee consumption on successful fertility treatment: a Danish cohort study», *Fertil Steril*, julio; 112(1), 120-129.

[66] https://www.huffingtonpost.co.uk/2015/01/19/worlds-oldest-mother-omkali-singh_n_6501268.html

[67] https://www.timesnownews.com/health/article/meet-tiantian-the-babyboy-who-was-born-four-years-after-his-parents-died-in-a-car-crash-inchina/216924.

[68] http://www.bbc.com/news/world-asia-china-43724395

[69] https://www.independent.co.uk/life-style/health-and-families/embryo24-years-frozen-born-baby-longest-ever-tina-benjamin-gibson-emmawren-nedc-tennessee-a8119776.html

[70] Véase nota 10.

[71] Bribiescas, R. (2016), *How Men Age*, Princeton University Press.

[72] Karasik, D. *et al.* (2005), «Disentangling the genetic determinants of human aging: biological age as an alternative to the use of survival measures», *J Gerontol A Biol Sci Med Sci*, mayo; 60(5), 574-587.

[73] Wu, F. C. W. *et al.* (2008), «Hypothalamic-pituitary-testicular axis disruptions in older men are differentially linked to age and modifiable risk factors: the European Male Aging Study», *J Clin Endocrinol Metab*, 93(7), 2737.

[74] Amore, M. *et al.* (2012), «Partial androgen deficiency, depression, and testosterone supplementation in aging men», *Int J Endocrinol*, 280724.

[75] Wolffers, I. (2006), *Heimwee naar de lust. Over seks en ziekte*. Ámsterdam, Contact.

[76] Jones, G. H. *et al.* (2015), «Traumatic andropause after combat injury», *BMJ Case Rep*, bcr2014207924.

[77] Tajar, A. *et al.* (2012), «Characteristics of androgen deficiency in late-onset hypogonadism: results from the European Male Aging Study (emas)», *J Clin Endocrinol Metab*, mayo; 97(5), 1508-1516.

[78] Snyder, P. J., Bauer, D. C., Ellenberg, S. S. *et al.* (2024), *New England Journal of Medicine*, 390(3): 203–211.

[79] De Kruif, P. (1945), *The Male Hormone*, Nueva York, Harcourt, Brace and Company.

[80] https://lowtcenter.com

[81] Bachmann, E. *et al.* (2014), «Testosterone induces erythrocytosis via increased erythropoietin and suppressed hepcidin: evi-

dence for a new erythropoietin/hemoglobin set point», *J Gerontol A Biol Sci Med Sci*, junio; 69(6), 725-735.

82 Nieschlag, E. *et al.* (2014), «Testosterone deficiency: a historical perspective», *Asian J Androl*, marzo-abril; 16(2), 161-168.

83 Herman, C. W. *et al.* (2014), «The very high premature mortality rate among active professional wrestlers is primarily due to cardiovascular disease», PLO*S One*, noviembre; 9(11). e109945.

84 Achar, S. *et al.* (2010), «Cardiac and metabolic effects of anabolic-androgenic steroid abuse on lipids, blood pressure, left ventricular dimensions, and rhythm», *American Journal of Cardiology*, septiembre; 106(6), 893-901.

85 Gentil, P. *et al.* (2017), «Nutrition, Pharmacological and Training Strategies Adopted by Six Bodybuilders: Case Report and Critical Review», *Eur J Transl Myol*, 24 de febrero; 27(1), 6247.

86 Kelly, D. M. *et al.* (2015), «Testosterone and obesity», *Obes Rev*, julio; 16(7), 581-606.

87 Smith, G. *et al.* (2004), «Treatments of homosexuality in Britain since the 1950s – an oral history: the experience of patients», *BMJ*, 21 de febrero; 328(7437), 427.

9. Un nuevo equilibrio

1 Gray, J. (1992), *Men are from Mars, Women are from Venus*, Nueva York, Harper Collins. [Hay trad. cast.: *Los hombres son de Marte, las mujeres son de Venus. La guía definitiva para entender a tu pareja*, Barcelona, Destino, 2010.]

2 Karastergiou, K. *et al.* (2012), «Sex differences in human adipose tissues – the biology of pear shape», *Biol Sex Differ*, 3, 13.

3 Tomassoni, D. *et al.* (2014), «Gender and age related differences in foot morphology», *Maturitas*, diciembre; 79(4), 421-427.

4 Sforza, C. *et al.* (2008), «Spontaneous blinking in healthy persons: an optoelectronic study of eyelid motion», *Ophthalmic Physiol Opt*, julio; 28(4), 345-353.

5 https://www.nytimes.com/2020/04/27/well/live/car-accidents-deathsmen-women.html

6 Pataky, M. W. *et al.* (2021), «Hormonal and Metabolic Changes of Aging and the Influence of Lifestyle Modifications», *Mayo Clin Proc*, marzo; 96(3), 788-814.

[7] Ali, L. *et al.* (2011), «Physiological changes in scalp, facial and body hair after the menopause: a cross-sectional population-based study of subjective changes», *Br J Dermatol*, marzo; 164(3), 508-513.

[8] https://es.wikipedia.org/wiki/Librada

[9] New, M. I. (1993), «Pope Joan: a recognizable syndrome», *Clin Endocrinol Metab*, enero; 76(1), 3-13.

[10] https://www.nomadbarber.com/blogs/barbering/masai-male-grooming

[11] https://www.telegraph.co.uk/health-fitness/body/finasteride-does-donald-trumps-favourite-hair-loss-treatment/

[12] Gunn, D. A. *et al.* (2009), «Why some women look young for their age», *PLoS One*, 1 de diciembre; 4(12), e8021.

[13] Mandal, S. *et al.* (2017), «Automated Age Prediction using Wrinkles Features of Facial Images and Neural Network», *International Journal of Emerging Engineering Research and Technology*, vol. 5, n.º 2, febrero; 12-20.

[14] Stevenson, S., Thornton, J. (2007), «Effect of estrogens on skin aging and the potential role of serms», *Clin Interv Aging*, septiembre; 2(3), 283-297.

[15] Thornton, M. J. (2013), «Estrogens and aging skin», *Dermatoendocrinol*, 1 abril; 5(2), 264-270.

[16] Vermeulen, A. *et al.* (2002), «Estradiol in elderly men», *Aging Male*, junio; 5(2), 98-102.

[17] Mydlova, M. *et al.* (2015), «Sexual dimorphism of facial appearance in ageing human adults: A cross-sectional study», *Forensic Sci Int*, diciembre; 257, 519.

[18] Verdonck, A. *et al.* (1999), «Effect of low-dose testosterone treatment on craniofacial growth in boys with delayed puberty», *Eur J Orthod*, abril; 21(2), 137-143.

[19] Teede, H. J. *et al.* (2018), «Recommendations from the international evidence-based guideline for the assessment and management of polycystic ovary syndrome», *Clin Endocrinol* (Oxford), septiembre; 89(3): 251-268.

[20] Urban, J. E. *et al.* (2016), «Evaluation of morphological changes in the adult skull with age and sex», *J Anat*, diciembre; 229(6): 838-846.

[21] Robertson, J. M. *et al.* (2017), «Sexually Dimorphic Faciometrics in Humans From Early Adulthood to Late Middle Age: Dynamic, Declining, and Differentiated», *Evol Psychol*, julio-septiembre; 15(3), 1474704917730640.

22 Zube, M. (1982), «Changing Behavior and Outlook of Aging Men and Women: Implications for Marriage in the Middle and Later Years», *Family Relations*, 31(1): 147-156, enero.

23 http://www.psychiatrictimes.com/geriatric-psychiatry/geriatric-depression-does-gender-make-difference

24 Coren, S. *et al.* (1999), «Sex differences in elderly suicide rates: Some predictive factors», *Aging & Mental Health*, Vol. 3, (2), 112-118.

25 Hahn, T. *et al.* (2017), «Facial width-to-height ratio differs by social rank across organizations, countries, and value systems», *PLoS One*, 9 de noviembre; 12(11): e0187957.

26 Re, D.E. *et al.* (2013), «Looking like a leader-facial shape predicts perceived height and leadership ability», *PLoS One*, 8(12): e80957.

27 Antonaik, J. *et al.* (2009), «Predicting elections: child's play!» En: *Science*, 27 de febrero; 323(5918): 1183.

28 Overbeek, B. (2016), *Mannen en/of Vrouwen*, Libris, Veghel.

29 Morrison, M. D. *et al.* (1986), «Voice disorders in the elderly», *J Otolaryngol*, agosto; 15(4), 231-234.

30 https://www.webmd.com/menopause/news/20040316/voice-change-isoverlooked-menopause-symptom#2

31 Pavela Banai, L. (2017), «Voice in different phases of menstrual cycle among naturally cycling women and users of hormonal contraceptives», *PLoS One*, 12(8), e0183462.

32 Puts, D. A. (2005), «Mating context and menstrual phase affect women's preferences for male voice pitch», *Evolution and Human Behavior*, vol. 26, n.º 5, septiembre, 388-397.

33 Schild, C. *et al.* (2020), «Linking human male vocal parameters to perceptions, body morphology, strength and hormonal profiles in contexts of sexual selection», *Sci Rep*, 4 de diciembre; 10(1), 21296.

34 Aung, T. *et al.* (2020), «Voice pitch: a window into the communication of social power», *Curr Opin Psychol*, junio; 33, 154-161.

35 Mody, L. *et al.* (2014), «Urinary tract infections in older women: a clinical review», *JAMA*, 26 de febrero; 311(8), 844-854.

36 Jung, J. *et al.* (2012), «Clinical and functional anatomy of the urethral sphincter», *Int Neurourol J*, septiembre; 16(3), 102-106.

37 Heidari, B. (2011), «Knee osteoarthritis prevalence, risk factors, pathogenesis and features: Part I», *Caspian J Intern Med*, primavera; 2(2), 205-212.

38 Souza, A. A. *et al.* (2013), «Association between knee alignment, body mass index and physical fitness variables among students: a cross-sectional study», *Rev Bras Ortop*, 11 de junio; 48(1), 46-51.

39 Milic, J. *et al.* (2018), «Menopause, ageing, and alcohol use disorders in women», *Maturitas*, mayo; 111, 100-109.

40 Devries, M. C. *et al.* (2006), «Menstrual cycle phase and sex influence muscle glycogen utilization and glucose turnover during moderate-intensity endurance exercise», *Am J Physiol Regul Integr Comp Physiol*, octubre; 291(4), R1120-8.

41 Carter, S. L. *et al.* (2001), «Substrate utilization during endurance exercise in men and women after endurance training», *Am J Physiol Endocrinol Metab*, junio; 280(6): E898-907.

42 https://www.hartstichting.nl/hart-en-vaatziekten/vrouwen-en-hart-envaatziekten

43 Mehta, L. (2016), «Acute Myocardial Infarction in Women: A Scientific Statement From the American Heart Association», *Circulation*, 133(9), 916-947.

44 Wittekoek, J. (2017), *Het vrouwenhart*, Hilversum: Lucht.

45 Lansky, A. J. *et al.* (2012), «Gender and the extent of coronary atherosclerosis, plaque composition, and clinical outcomes in acute coronary síndromes», JACC *Cardiovasc Imaging*, marzo; 5(3 Suppl): S62-72.

46 Grundtvig, M. *et al.* (2009), «Sex-based differences in premature first myocardial infarction caused by smoking: twice as many years lost by women as by men», *Eur J Cardiovasc Prev Rehabil*, abril; 16(2), 174-179.

47 Mieszczanska, H. *et al.* (2008), «Gender-related differences in electrocar diog raphic parameters and their association with cardiac events in patients after myocardial infarction», *Am J Cardiol*, 1 de enero; 101(1), 20-24.

48 Brenner, H. *et al.* (2010), «Sex differences in performance of fecal occult blood testing», *Am J Gastroenterol*, noviembre; 105(11), 2457-2464.

49 Glezerman, M. (2017), *Ook getest op vrouwen*, Libris, Veghel. [Hay trad. cast.: *Medicina de género*. Plataforma editorial, Barcelona, 2017.]

50 Westergaard, D. *et al.* (2019), «Population-wide analysis of differences in disease progression patterns in men and women», *Nat Commun*, 8 de febrero; 10(1), 666.

51 Tamargo, J. *et al.* (2017), «Gender differences in the effects of cardiovascular drugs», *Eur Heart J Cardiovasc Pharmacother*, 1 de julio; 3(3), 163-182.

52 Pinn, V. W. (2013). «Women's Health Research: Current State of the Art», *Glob Adv Health Med*, septiembre; 2(5), 8-10.

53 https://thoughtcatalog.com/lorenzo-jensen-iii/2015/06/14-real-physicaldifferences-between-men-and-women-besides-the-obvious/

54 Healy, B. (1991), «The Yentl síndrome», *N Engl J Med*, 25 de julio; 325(4), 274-276.

55 Santin, A. P. *et al.* (2011), «Role of estrogen in thyroid function and growth regulation», *J Thyroid Res*, 875125.

56 Baumgartner, R. N. *et al.* (1999), «Age-related changes in sex hormones affect the sex difference in serum leptin independently of changes in body fat», *Metabolism*, marzo; 48(3), 378-384.

57 Shi, H. *et al.* (2009), «Diet-induced obese mice are leptin insufficient after weight reduction», *Obesity (Silver Spring)*, septiembre; 17(9), 1702-1709.

58 Jenks, M. Z. *et al.* (2017), «Sex Steroid Hormones Regulate Leptin Transcript Accumulation and Protein Secretion in 3T3-L1», Cells *Sci Rep*, 15 de agosto; 7(1), 8232.

59 Vermeulen, A. *et al.* (1999), «Testosterone, body composition and aging», *J Endocrinol Invest*, 22 (5 Supl.), 110-116.

60 Toss, F. *et al.* (2012), «Body composition and mortality risk in later life», *Age and Ageing*, septiembre; 41(5), 677-681.

61 Beld, A. W. van den, *et al.* (2018), «The physiology of endocrine systems with ageing», *Lancet Diabetes Endocrinol*, agosto; 6(8), 647-658.

62 Junnila, R. K. *et al.* (2013), «The GH/IGF-I axis in ageing and longevity», *Nat Rev Endocrinol*, junio; 9(6), 366-376.

63 Jones, C. M. *et al.* (2015), «The Endocrinology of Ageing: A Mini-Review», *Gerontology*, 61(4), 291-300.

64 Nunn, A. V. W. *et al.* (2009), «Lifestyle-induced metabolic inflexibility and accelerated ageing syndrome: insulin resistance, friend or foe?», *Nutr Metab (Lond)*, 6, 16.

65 Zaidi, M., *et al.* (2018), «Actions of pituitary hormones beyond traditional targets», *J Endocrinol*, junio; 237(3), R83-R98.

66 Lamberts, S. W. *et al.* (1997), «The endocrinology of aging», *Science*, 17 de octubre; 278(5337), 419-424.

[67] Liu, P. *et al.* (2017), «Blocking fsh induces thermogenic adipose tissue and reduces body fat», *Nature*, 1 de junio; 546(7656), 107-112.

[68] Pincus, S. (1996), «Older males secrete luteinizing hormone and testosterone more irregularly, and jointly more asynchronously, than younger males», *PNAS*, 93 (24), 14100-14105.

[69] Verdile, G. *et al.* (2014), «Associations between gonadotropins, testosterone and β amyloid in men at risk of Alzheimer's disease», *Mol Psychiatry*, enero; 19(1), 69-75.

[70] Bhatta, S. *et al.* (2018), «Luteinizing Hormone Involvement in Aging Female Cognition: Not All Is Estrogen Loss», *Front Endocrinol* (Lausana), 24 de septiembre; 9, 544.

[71] Vinogradova, Y. *et al.* (2021), «Use of menopausal hormone therapy and risk of dementia: nested case-control studies using QResearch and CPRD databases», *BMJ*, 29 de septiembre; 374: n2182.

[72] Bribiescas, R. (2010), *Evolutionary endocrinology*, Cambridge University Press.

[73] Charkoudian, N. *et al.* (2004), «Reproductive hormone influences on thermoregulation in women», *Compr Physiol*, abril; 4(2), 793-804.

[74] Bartke, A. (2008), «Growth hormone and aging: a challenging controversy», *Clin Interv Aging*, diciembre; 3(4), 659-665.

[75] https://en.wikipedia.org/wiki/Hara_hachi_bun_me

[76] Marston, H. R. *et al.* (2021), «A Commentary on Blue Zones®: A Critical Review of Age-Friendly Environments in the 21st Century and Beyond», *Int J Environ Res Public Health*, 19 de enero; 18(2): 837.

[77] Willcox, B. J. *et al.* (2007), «Caloric restriction, the traditional Okinawan diet, and healthy aging: the diet of the world's longest-lived people and its potential impact on morbidity and life span», *Ann N Y Acad Sci*, octubre; 1114, 434-455.

[78] Karishma, K. K. *et al.* (2002), «Dehydroepiandrosterone (dhea) stimulates neurogenesis in the hippocampus of the rat, promotes survival of newly formed neurons and prevents corticosterone-induced suppression», *Eur J Neurosci*, agosto; 16(3): 445-453.

[79] Krokakai, K. *et al.* (2021), «Correlation of age and sex with urine dehydroepiandrosterone sulfate level in healthy Thai volunteers», *Pract Lab Med*, marzo; 24: e00204.

[80] Sreekumaran Nair, K. *et al.* (2006), «DHEA in elderly women and DHEA or testosterone in elderly men», *N Engl J Med*, 19 de octubre; 355(16), 1647-1659.

10. Viejo y gastado

[1] Billman, G. E. (2020), «Homeostasis: The Underappreciated and Far Too Often Ignored Central Organizing Principle of Physiology», *Front Physiol*, 10 de marzo; 11, 200.
[2] Beld, A.W. van den, *et al.* (2018), «The physiology of endocrine systems with ageing», *Lancet Diabetes Endocrinol*, agosto; 6(8): 647-658.
[3] Ennis, G. E. *et al.* (2017), «Long-term cortisol measures predict Alzheimer disease risk», *Neurology*, 24 de enero; 88(4), 371-378.
[4] Schoorlemmer, R. M. M. *et al.* (2009), «Relationships between cortisol level, mortality and chronic diseases in older persons», *Clin Endocrinol* (Oxf), diciembre; 71(6), 779-786.
[5] Shin M. J. *et al.* (2018), «Testosterone and sarcopenia.» *World J. Mens Health*, septiembre, 36(3), 192-198.
[6] Vajaranant, T. S. *et al.* (2012), «Estrogen deficiency accelerates aging of the optic nerve», *Menopause*, agosto; 19(8), 942-947.
[7] Frisina, R. D. *et al.* (2021), «Translational implications of the interactions between hormones and age-related hearing loss», *Hear Res*, Mar 15; 402, 108093.
[8] https://singularityhub.com/2018/05/03/is-the-secret-to-significantly-longer-life-hidden-in-our-cells/#sm.0001rlq-28qruaef311rukgyhfsv5t
[9] Huxley, A. (1939), *After Many a Summer*. Londres. Chatto & Windus. [Hay trad. cast.: *Viejo muere el cisne*, Barcelona, Seix Barral, 1987.]
[10] Grey, A. D. N. J. de. (2015), «Do we have genes that exist to hasten aging? New data, new arguments, but the answer is still no», *Curr Aging Sci*, 8(1), 24-33.
[11] https://es.wikipedia.org/wiki/Gilgamesh
[12] https://es.wikipedia.org/wiki/Utnapishtim
[13] https://www.nytimes.com/2012/12/02/magazine/can-a-jellyfish-unlockthe-secret-of-immortality.html?src=me&ref=general
[14] Piraino, S. *et al.* (1996), «Reversing the Life Cycle: Medusae Transforming into Polyps and Cell Transdifferentiation in

Turritopsis nutricula (Cnidaria, Hydrozoa)», *Biol Bull*, junio; 190(3), 302-312.

[15] Lisenkova, A. A. *et al.* (2017), «Complete mitochondrial genome and evolutionary analysis of Turritopsis dohrnii, the "immortal" jellyfish with a reversible life-cycle», *Mol Phylogenet Evol*, febrero; 107: 232-238.

[16] https://opendata.cbs.nl/statline/#/cbs/nl/dataset/37360ned/table

[17] https://www.ancient-origins.net/news-evolution-human-origins/life-expectancy-myth-and-why-many-ancient-humans-lived-long-077889

[18] Nelson, P. *et al.* (2017), «Intercellular competition and the inevitability of multicellular aging», *Proc Natl Acad Sci USA*, 5 de diciembre; 114(49), 12982-12987.

[19] Bliss, M. (2007), *Harvey Cushing, a life in surgery*, Oxford: Oxford University Press.

[20] Descartes, R. (1664), *Traité de l'homme*, París. [Hay trad. cast.: *El tratado del hombre*, Madrid, Alianza, 1990.]

[21] Zhang, Y. *et al.* (2017), «Hypothalamic stem cells control ageing speed partly through exosomal miRNAs», *Nature*, 3 de agosto; 548(7665), 52-57.

[22] Spalding, K. L. *et al.* (2008), «Dynamics of fat cell turnover in humans», *Nature*, 5 de junio; 453(7196), 783-787.

[23] Zhang, G. *et al.* (2013), «Hypothalamic programming of systemic ageing involving ikk-β, nf-kb and GnRH», *Nature*, 9 de mayo; 497(7448), 211-216.

[24] Mendelsohn, A. R. *et al.* (2017), «Inflammation, Stem Cells, and the Aging Hypothalamus», *Rejuvenation Res*, agosto; 20(4), 346-349.

[25] Yoo, J. *et al.* (2017), «Disability, Frailty and Depression in the communitydwelling older adults with Osteosarcopenia», *BMC Geriatr*, 5 de enero; 17(1), 7.

[26] https://nl.wikipedia.org/wiki/Je_Echte_Leeftijd

[27] Jia, L. *et al.* (2017), «Common methods of biological age estimation», *Clin Interv Aging*, 12, 759-772.

[28] Willcox, B. J. *et al.* (2007), «Caloric restriction, the traditional Okinawan diet, and healthy aging: the diet of the world's longest-lived people and its potential impact on morbidity and life span», *Ann N Y Acad Sci*, octubre; 1114, 434-455.

[29] Orentreich, N. *et al.* (1984), «Age changes and sex differences in serum dehydroepiandrosterone sulfate concentrations throu-

ghout adulthood», *J Clin Endocrinol Metab*, septiembre; 59(3), 551-555.

30 Sreekumaran Nair, K. *et al.* (2006), «DHEA in elderly women and DHEA or testosterone in elderly men», *N Engl J Med*, 19 de octubre; 355(16), 1647-1659.

31 Ohayon, M. M. *et al.* (2004), «Meta-analysis of quantitative sleep parameters from childhood to old age in healthy individuals: developing normative sleep values across the human lifespan», *Sleep*, 1 de noviembre; 27(7), 1255-1273.

32 Feng, R. *et al.* (2016), «Melanopsin retinal ganglion cell loss and circadian dysfunction in Alzheimer's disease», *Mol Med Rep*, abril; 13(4), 3397-3400.

33 Scholtens, R. M. *et al.* (2016), «Physiological melatonin levels in healthy older people: A systematic review», *J Psychosom Res*, julio; 86, 20-27.

34 Lockley, S. W. *et al.* (2007), «Visual impairment and circadian rhythm disorders. Dialogues», *Clin Neurosci*; 9(3), 301-314.

35 Kocesvka, D. *et al.* (2021), «Sleep characteristics across the lifespan in 1.1 million people from the Netherlands, United Kingdom and United States: a systematic review and meta-analysis», *Nat Hum Behav*, enero; 5(1), 113-122.

36 Klein, L. *et al.* (2017), «Association between Sleep Patterns and Health in Families with Exceptional Longevity», *Front Med* (Lausana), 8 de diciembre; 4, 214.

37 Pierce, M. *et al.* (2019), «Optimal Melatonin Dose in Older Adults: A Clinical Review of the Literature», *Sr Care Pharm*, 1 de julio; 34(7), 419-431.

38 Aarts, M. P. J. *et al.* (2018), «Exploring the impact of natural light exposure on sleep of healthy older adults: A field study», *Journal of Daylighting*, 5, 14-20.

39 Tähkämö, L. *et al.* (2019), «Systematic review of light exposure impact on human circadian rhythm», *Chronobiol Int*, febrero; 36(2), 151-170.

40 Buxton, O. M. *et al.* (1997), «Acute and delayed effects of exercise on human melatonin secretion», *J Biol Rhythms*, diciembre; 12(6), 568-574.

41 Lanfranco, F. *et al.* (2003), «Ageing, growth hormone and physical performance», *J Endocrinol Invest*, septiembre; 26(9), 861-872.

42 Rowe, J. W. *et al.* (1987), «Human aging: usual and successful», *Science*, 10 de julio; 237(4811), 143-149.

[43] Faulkner, J. A. *et al.* (2007), «Age-related changes in the structure and function of skeletal muscles», *Clin Exp Pharmacol Physiol*, noviembre; 34(11), 1091-1096.

[44] Volaklis, K. A. *et al.* (2015), «Muscular strength as a strong predictor of mortality: A narrative review», *Eur J Intern Med*, junio; 26(5), 303-310.

[45] https://deadline.com/2021/01/worlds-oldest-marathon-runner-faujasingh-biopic-indian-creative-trio-1234676075/

[46] https://www.idfa.nl/nl/film/c8d5cdde-bf25-488f-81ed-586422d5ffa8/autumn-gold46.

[47] Leon, J. *et al.* (2015), «A combination of physical and cognitive exercise improves reaction time in persons 61-84 years old», *J Aging Phys Act*, enero; 23(1), 72-77.

[48] Forster, E. S. (1927), *The Works of Aristotle. Volume VII: Problemata*. (Traducido al inglés bajo la dirección de W. D. Ross.) Clarendon Press, Oxford, Reino Unido.

[49] Martin, J. (2010), «A functional ABCC11 allele is essential in the biochemical formation of human axillary odor», *Journal of Investigative Dermatology*, 130 (2), 529-540.

[50] Honorat, M. *et al.* (2008), «ABCC11 expression is regulated by estrogen in MCF7 cells, correlated with estrogen receptor alpha expression in postmenopausal breast tumors and overexpressed in tamoxifen-resistant breast cancer cells», *Endocr Res Cancer*, 15(1), 125-138.

[51] Lundstrom, J. *et al.* (2013), «Maternal status regulates cortical responses to the body odor of newborns», *Front Psychol*, 4, 597.

[52] Fleming, A. S. *et al.* (1997), «Cortisol, hedonics, and maternal responsiveness in human mothers», *Horm Behav*, 32(2), 85-98.

[53] Tang, W. H. (2013), «Intestinal microbial metabolism of phosphatidylcholine and cardiovascular risk», *NEJM*, 368: 1575-1584.

[54] Kootte, R. S. (2017), «Improvement of Insulin Sensitivity after Lean Donor Feces in Metabolic Syndrome Is Driven by Baseline Intestinal Microbiota Composition», *Cell metabolism*, 26(4), 611-619.

[55] Meijers, B. K. I. *et al.* (2010), «p-Cresol and cardiovascular risk in mild-tomoderate kidney disease», *Clin J Am soci Neprhol*, 5(7), 1182-1189.

[56] Fluitman, K. *et al.* (2018), «Potential of butyrate to influence food intake in mice and men», *Gut*, 67(7), 1203-1204.

[57] Jalal, A. H. *et al.* (2018), «Prospects and Challenges of Volatile Organic Compound Sensors in Human Healthcare», *ACS Sens*, 27; 3(7), 1246-1263.

[58] Mitro, S. *et al.* (2012), «The smell of age: perception and discrimination of body odors of different ages», PLoS *One*, 795); e38110.

[59] Kimura, K. (2016), «Measurement of 2-nonenal and diacetyl emanating from human skin surface employing passive flux sampler-GCMS system», *J Chromatogr B Analyt Biomed Life*, 1028, 181-185.

[60] Yamazaki, S. *et al* (2010), «Odor Associated with Aging», *Anti-Aging Medicine*, 7(6), 60-65.

[61] McGee, H. (2020), *Nose Dive: A Field Guide to the World's Smells*, Londres, John Murray (Publishers). [Hay trad. cast.: *Aromas del mundo. Una guía para narices inquietas*, Barcelona, Debate, 2021.]

[62] Lundstrom, J. (2010), «Functional neuronal processing of human body odors», *Vitam Horm*, 83, 1-23.

[63] Mogilnicka, L. *et al.* (2020), «Microbiota and Malodor-Etiology and Management», *Int J Mol Sci*, abril; 21(8), 2886.

[64] Boesveldt, S. *et al* (2011), «Gustatory and olfactory dysfunction in older adults: a national probability study», *Rhinology*, 49(3), 324-330.

[65] Suzuki, K. *et al.* (2010), «The role of gut hormones and the hypothalamus in appetite regulation», *Endocr J*, 57(5), 359-372.

[66] Castro, J. M. De (1993), «Age-related changes in spontaneous food intake and hunger in humans», *Appetite*, diciembre; 21(3), 255-272.

[67] Pelchat, M. L. *et al.* (2000), «Dietary monotony and food cravings in young and elderly adults», *Physiol Behav*, enero; 68(3), 353-359.

[68] MacIintosh, C. G. *et al.* (1999), «Effects of age on concentrations of plasma cholecystokinin, glucagon-like peptide 1, and peptide YY and their relation to appetite and pyloric motility», *Am J Clin Nutr*, 69, 999-1006.

[69] Atalayer, D. *et al.* (2013), «Anorexia of aging and gut hormones», *Aging Dis*, octubre; 4(5), 264-275.

[70] Amitani, M. *et al.* (2017), «The Role of Ghrelin and Ghrelin Signaling in Aging», *Int J Mol Sci*, julio; 18(7), 1511.

[71] Villa, A. *et al.* (2015), «Diagnosis and management of xerostomia and hyposalivation», *Ther Clin Risk Manag*, 11, 45-51.

[72] Ohara, Y. *et al.* (2020), «Association between anorexia and hyposalivation in community-dwelling older adults in Japan: a 6-year longitudinal study», *BMC Geriatr*, 20, 504.

[73] Fluitman K. *et al.* (2021), «Poor Taste and Smell Are Associated with Poor Appetite, Macronutrient Intake, and Dietary Quality but Not with Undernutrition in Older Adults», *J Nutr*, 11 de marzo; 151(3), 605-614.

[74] Zemel, M. B. *et al.* (1988), «Salt sensitivity and systemic hypertension in the elderly», *Am J Cardiol*, 81, 7H-12H.

[75] Park, S. Y. *et al.* (2018), «Weight change in older adults and mortality: the Multiethnic Cohort Study», *Int J Obes (Lond)*, febrero; 42(2), 205-212.

[76] Veldhuis, J. D. (2008), «Aging and hormones of the hypothalamo-pituitary axis: gonadotropic axis in men and somatotropic axes in men and women», *Ageing Res Rev*, julio; 7(3), 189-208.

[77] Katsimpardi, L. *et al.* (2014), «Vascular and neurogenic rejuvenation of the aging mouse brain by young systemic factors», *Science*, 9 de mayo; 344(6184), 630-634.

[78] https://unitybiotechnology.com

[79] https://www.calicolabs.com

[80] https://www.cnbc.com/2018/08/29/-jeff-bezos-is-backing-this-scientistwho-is-working-on-a-cure-for-aging.html

[81] Scudellari, M. (2017), «To stay young, kill zombie cells», *Nature*, 24 de octubre; 550(7677), 448-450.

[82] Xiao, Y. Z. *et al.* (2020), «Reducing Hypothalamic Stem Cell Senescence Protects against Aging-Associated Physiological Decline», *Cell Metab*, 3 de marzo; 31(3), 534-548.e5.

[83] Baker, D. J. *et al.* (2011), «Clearance of p16Ink4a-positive senescent cells delays ageing-associated disorders», *Nature*, 2 de noviembre; 479(7372): 232-236.

[84] Pajvani, U. B. *et al.* (2005), «Fat apoptosis through targeted activation of caspase 8: a new mouse model of inducible and reversible lipoatrophy», *Nat Med*, julio; 11(7), 797-803.

[85] https://www.ted.com/talks/aubrey_de_grey_a_roadmap_to_end_aging/ transcript

[86] https://www.vpro.nl/programmas/tegenlicht/lees/bijlagen/2017-2018/deonsterfelijken/Pioniers-van-de-onsterfelijkheid-.html

[87] Deursen, J. M. van (2014), «The role of senescent cells in ageing», *Nature*, 22 de mayo; 509(7501): 439-446.

[88] Skloot, R. (2010), *Het onsterfelijke leven van Henrietta Lacks*. Ámsterdam, Nieuw Amsterdam.

[89] https://www.livescience.com/henrietta-lacks-hela-cell-lawsuit-thermo-fisher

[90] https://www.nobelprize.org/prizes/medicine/2009/illustrated-information/

[91] Shammas, M. A. (2011), «Telomeres, lifestyle, cancer, and aging», *Curr Opin Clin Nutr Metab Care*, enero; 14(1), 28-34.

[92] Zglinicki, T. von, *et al.* (2005), «Telomeres as biomarkers for ageing and age-related diseases», *Curr Mol Med*, marzo; 5(2): 197-203.

[93] Epel, E. S. *et al.* (2004), «Accelerated telomere shortening in response to life stress», *Proc Natl Acad Sci USA*, 7 de diciembre; 101(49): 17312-5.

[94] Movérare-Skrtic, S. *et al.* (2009), «Serum insulin-like growth factor-I concentration is associated with leukocyte telomere length in a populationbased cohort of elderly men», *J Clin Endocrinol Metab*, diciembre; 94(12): 5078-5084.

[95] Verburgh, K. (2012), *De Voedselzandloper. Over afvallen en langer jong blijven*, Ámsterdam, Prometheus.

[96] Johnson, R. J. *et al.* (2020), «Fructose metabolism as a common evolutionary pathway of survival associated with climate change, food shortage and droughts», *J Intern Med*, marzo; 287(3), 252-262.

[97] Zheng, J. *et al.* (2017), «Lower Doses of Fructose Extend Lifespan in Caenorhabditis elegans», *J Diet Suppl*, 4 de marzo; 14(3): 264-277.

[98] Stephan, B. C. M. *et al.* (2010), «Increased fructose intake as a risk factor for dementia», *J Gerontol A Biol Sci Med Sci*, agosto; 65(8): 809-814.

[99] Leung, C. W. *et al.* (2014), «Soda and cell aging: associations between sugarsweetened beverage consumption and leukocyte telomere length in heal thy adults from the National Health and Nutrition Examination Surveys», *Am J Public Health*, diciembre; 104(12), 2425-2431.

[100] Sato, T. *et al.* (2019), «Acute fructose intake suppresses fasting-induced hepatic gluconeogenesis through the akt-FoxO1 pathway», *Biochem Biophys Rep*, julio; 18: 100638.

[101] Marissal-Arvy, N. *et al.* (2014), «Effect of a high-fat–high-fructose diet, stress and cinnamon on central expression of genes

related to immune system, hypothalamic-pituitary-adrenocortical axis function and cerebral plasticity in rats», *Br J Nutr*, 14 de abril; 111(7): 1190-1201.

102 Dobson, A. J. *et al.* (2017), «Nutritional Programming of Lifespan by foxo Inhibition on Sugar-Rich Diets», *Cell Rep*, 10 de enero; 18(2), 299-306.

103 Boehm, A. M. *et al.* (2012), «FOXO is a critical regulator of stem cell maintenance in immortal Hydra», *Proc Natl Acad Sci* USA, 27 de noviembre; 109(48), 19697-19702.

104 Hsin, H. *et al.* (1999), «Signals from the reproductive system regulate the lifespan of C. elegans», *Nature*, 27 de mayo; 399(6734), 362-366.

105 Jasienska, G. *et al.* (2006), «Daughters increase longevity of fathers, but daughters and sons equally reduce longevity of mothers», *Am J Hum Biol*, mayo-junio; 18(3), 422-425.

106 Jasienka, G. (2009), «Reproduction and lifespan: Trade-offs, overall energy budgets, intergenerational costs, and costs neglected by research», *Am J Hum Biol*, julio-agosto; 21(4), 524-532.

107 Endendijk, J. J. *et al.* (2016), «Gender-Differentiated Parenting Revisited: Meta-Analysis Reveals Very Few Differences in Parental Control of Boys and Girls», *PLoS One*, 14 de julio; 11(7): e0159193.

108 Arantes-Oliveira, N. *et al.* (2003), «Healthy animals with extreme longevity», *Science*, 24 de octubre; 302(5645).

109 Chopik, W. J. (2018), «Age Differences in Age Perceptions and Developmental Transitions», *Front Pyschol*, 9:67.

110 Lee, L. O. (2019), «Optimism is associated with exceptional longevity in 2 epidemiologic cohorts of men and women», *Proc Natl Acad Sci* USA, 10 de septiembre; 116(37), 18357-18362.

111 Li, S. *et al.* (2016), «Association of Religious Service Attendance With Mortality Among Women», *JAMA Intern Med*, 1 de junio; 176(6), 777-785.

112 Seidman, S. N. *et al.* (2002), «Low testosterone levels in elderly men with dysthymic disorder», *Am J Psychiatry*, marzo; 159(3), 456-459.

113 Hogervorst, E. (2013), «Effects of gonadal hormones on cognitive behaviour in elderly men and women», *J Neuroendocrinol*, 25(11); 1182-1195.

[114] Zarrouf, F. *et al.* (2009), «Testosterone and depression: systematic review and meta-analysis», *J Psychiatr Pract*, julio; 15(4), 289-305.
[115] Yalamanchili, V. (2012), «Treatment with hormone therapy and calcitriol did not affect depression in older postmenopausal women: no interaction with estrogen and vitamin D receptor genotype polymorphisms», *Menopause*, junio; 19(6): 697-703.
[116] Epel, E. (2009), «Can meditation slow rate of cellular aging? Cognitive stress, mindfulness, and telomeres», *Ann N Y Acad Sci*, agosto; 1172, 34-53.

Epílogo

[1] Ikegami, K. *et al.* (2019), «Interconnection Between Circadian Clocks and Thyroid Function», *Nat Rev Endocrinol*, octubre; 15(10), 590-600.
[2] Wilson, L. *et al.* (2020), «Dual-Hormone Closed-Loop System Using a Liquid Stable Glucagon Formulation Versus Insulin-Only Closed-Loop System Compared With a Predictive Low Glucose Suspend System: An Open-Label, Outpatient, Single-Center, Crossover, Randomized Controlled Trial», *Diabetes Care*, noviembre; 43(11), 2721-2729.
[3] Upton T. J., Zavala, E., Methlie, P. *et al.* (2023), «High-resolution daily profiles of tissue adrenal steroids by portable automated collection», *Science Translational Medicine*, 15(701): eadg8464
[4] Juramento de los médicos neerlandeses (incluido el juramento hipocrático/Declaración de Ginebra), directriz de 2003.

Lista de hormonas

adrenalina
AFSH amilasa
aldosterona
bacteriocinas (hormonas antiinflamatorias)
colecistoquinina (CCK)
cortisol (hormona del estrés)
CRH
dehidroepiandrosterona (DHEA)
dopamina
eritropoyetina (EPO)
estradiol
estrógenos
feromonas
fitohormonas
gastrina
GLP-1 (péptido similar al glucagón)
glucagón
GnRH (hormona liberadora de gonadotropina)
gonadotropina coriónica humana (hCG)
ghrelina (hormona del hambre)
hormona adrenocorticotrófica (ACTH)
hormona antidiurética (ADH)
hormona antimülleriana (AMH)
hormona del crecimiento (hormona del crecimiento humano o HGH)
hormona del amor, *véase* oxitocina
hormona del embarazo, *véase* hormona del crecimiento (hCG)
hormona digestiva, véase GLP-1
hormona foliculoestimulante (FSH)
hormona paratiroidea (PTH)
hormona suprarrenal, *véase* dehidroepiandrosterona (DHEA)

Índice de nombres y conceptos

(Los números de página en cursiva remiten a las imágenes.)